エビデンスをもとに答える

妊産婦・授乳婦の疑問 92

[総編集]
堀内成子

[分担編集]
飯田真理子・中村幸代
永森久美子・八重ゆかり

南江堂

編集・執筆者一覧

■ 総編集

堀内　成子　　ほりうち　しげこ　　聖路加国際大学大学院 研究所長・教授

■ 分担編集（五十音順）

飯田真理子　　いいだ　まりこ　　横浜市立大学医学部看護学科 准教授
中村　幸代　　なかむら　さちよ　　横浜市立大学医学部看護学科 教授
永森久美子　　ながもり　くみこ　　公益社団法人 日本助産師会
八重ゆかり　　やじゅう　ゆかり　　聖路加国際大学 准教授

■ 執　筆（執筆順）

八重ゆかり　　やじゅう　ゆかり　　聖路加国際大学 准教授
堀内　成子　　ほりうち　しげこ　　聖路加国際大学大学院 研究所長・教授
遠藤亜貴子　　えんどう　あきこ　　東邦大学看護学部
加藤　千穂　　かとう　ちほ　　日本赤十字看護大学看護学部 講師
中田かおり　　なかだ　かおり　　天使大学看護栄養学部看護学科 教授
篠原枝里子　　しのはら　えりこ　　東京医療保健大学東が丘・立川看護学部 助教
竹内　翔子　　たけうち　しょうこ　　横浜市立大学医学部看護学科 助教
下田　佳奈　　しもだ　かな　　聖路加国際大学 助教
中村　幸代　　なかむら　さちよ　　横浜市立大学医学部看護学科 教授
髙畑　香織　　たかはた　かおり　　聖路加国際大学大学院看護学研究科 客員研究員
馬場　香里　　ばば　かおり　　聖路加国際大学大学院 助教
増澤　祐子　　ますざわ　ゆうこ　　東京医療保健大学千葉看護学部 助教
岡村　麻子　　おかむら　あさこ　　つくばセントラル病院産婦人科 部長／東邦大学薬学部 客員講師
飯田真理子　　いいだ　まりこ　　横浜市立大学医学部看護学科 准教授
田所由利子　　たどころ　ゆりこ　　東京医療保健大学千葉看護学部 講師
青木美紀子　　あおき　みきこ　　聖路加国際大学大学院 准教授
東原亜希子　　ひがしはら　あきこ　　埼玉県立大学保健医療福祉学部看護学科 助教
永森久美子　　ながもり　くみこ　　公益社団法人 日本助産師会
長田知恵子　　おさだ　ちえこ　　日本赤十字豊田看護大学 准教授
中川　有加　　なかがわ　ゆか　　静岡県立大学看護学部 准教授

はじめに

　妊娠・出産・育児の経験は，女性にとって身体的にも心理的にも劇的な変化をもたらす貴重な経験です．誰もが，できるだけ健康的に暮らしたいと願います．妊婦は，日常生活で生じるさまざまな身体の変化に戸惑い，妊婦健診においていろいろな疑問を助産師や看護師に投げかけます．妊娠中は，食事のこと，薬のこと，日常生活での疑問，検査に対する疑問など，また出産後は，赤ちゃんとの暮らしという未知の世界に入るため，小さな赤ちゃんの変化に戸惑い，これは健康のサインなのか，病気のサインなのか判断に迷うこともあります．良い親になろうとするあまり，育児方法によっては子どもの成長や発達に影響があるのではないかと些細なことも不安に思います．現代は，インターネットが普及し，どこでも誰でもが簡単にたくさんの情報に触れることが可能になっています．しかし，自分で膨大な情報の中から選択していくという意思決定は，意外に難しい道のりなのです．

　周産期医療に携わる助産師，看護師そして学生は，妊婦健診において妊婦や家族に身体の症状や日常生活上の悩みがあるかどうかを探ります．24時間対応の電話相談などでは，子どもの便秘，泣き止まないことの理由，母乳が足りているかなど，あらゆる場面に関する相談が突然始まります．相談内容の中には，些細な健康問題でも重大な病気が潜んでいることもあるため，ひとつひとつの電話対応は慎重にならざるを得ません．助産師や看護師は，相手が何を欲しているのかを探り，症状を聞き出し，診療へつなぐ必要があるか，そのまま様子をみることで大丈夫なのか，また不安な気持ちを聴くこと自体に意味があるかなど，重要性や緊急性の程度をアセスメントする必要があります．容易に回答できる場合もありますが，いくつかの選択肢を提示して妊産婦に選んでもらうことも多くあります．また，より専門的知識が必要と判断して，医師の診察を勧めることもあります．

　助産師や看護師は，専門職として常に最新の知識を確かめながら対応することが望まれますが，自身が持っている情報の確からしさが不明な場合もあります．自分の持っている知識は最新の情報なのか，もしかしてすでに更新されたものではないだろうかといった疑問を感じることもあります．また学生は，実習の場面で予め用意してきた資料では不十分で，答えに窮してしまう場面もあります．曖昧にしか回答できず，実習後に最新の情報を得たいと思うこともあるでしょう．

　そのような多忙な臨床現場において，手を止めて本を開いて妊婦と話し合う時間は限られています．そんな場面で，助産師，看護師，そして学生の皆さんに参考資料として手に取ってもらえればと願い，この本を製作しました．

2015年4月

堀内　成子

目 次

- ●統計関連用語の解説一覧……………………………………………………八重ゆかり xi
- ●本書を読む前に………………………………………………………………堀内成子 xix
- ●エビデンスの強さ…………………………………………………………………… xxvi

第1章　くすりに関する質問　　　　　　　　　　　　　　　　　　　　1

Q1 妊娠中にくすりを飲むと，胎児への影響や危険性はありますか？
　　　　　　　　　　　　　　　　　　　　遠藤亜貴子，加藤千穂，八重ゆかり　2

Q2 授乳中にくすりを飲むと，赤ちゃんへの影響や危険性はありますか？
　　　　　　　　　　　　　　　　　　　　遠藤亜貴子，加藤千穂，八重ゆかり　5

Q3 妊娠中・授乳中に予防接種は受けられますか？ また，妊娠前に受けて
おいたほうがよい予防接種はありますか？　遠藤亜貴子，加藤千穂，八重ゆかり　6

第2章　妊娠中の食物・嗜好品に関する質問　　　　　　　　　　　　　9

Q4 妊娠初期に葉酸のサプリメントを飲むと，胎児の健康状態に影響が
ありますか？　　　　　　　　　　　　　　　　　　　　　　　中田かおり　10

Q5 妊娠中にハーブのサプリメントやお茶を飲むと，どのような効果が
ありますか？　　　　　　　　　　　　　　　　　　　　　　　中田かおり　12

Q6 妊娠中にビタミンAのサプリメントを飲むと，胎児に奇形を起こす
ような影響はありますか？　　　　　　　　　　　　　　　　　中田かおり　14

Q7 妊娠中の魚の食べ方で注意することはありますか？　　　　　　中田かおり　18

Q8 妊娠中に生肉，生ハムを食べると，トキソプラズマ症にかかりますか？　篠原枝里子　20

Q9 妊娠中に鉄分の多い食品を摂ることで，貧血が予防できますか？　篠原枝里子　22

Q10 妊娠中に食物繊維を摂取すると，便秘を予防できますか？　　　　竹内翔子　24

Q11 妊娠中にカフェインを含む飲み物（コーヒー，紅茶，緑茶など）
を摂ると，胎児の成長に影響がありますか？　　　　　　　　　中田かおり　26

Q12 妊娠中にお酒を飲むと，胎児の成長・発達に影響がありますか？　中田かおり　28

Q13 妊娠前・妊娠中の喫煙は，胎児の成長・発達に影響がありますか？　中田かおり　32

Q14 同じ家に住む家族の喫煙は，胎児の成長・発達に影響がありますか？　中田かおり　34

目次

第3章　妊娠中のマイナートラブルに関する質問　37

- Q15　つわりはどのように対応するとよくなりますか？　下田佳奈　38
- Q16　妊娠してからおりものが増えたのですが，どうしてでしょうか？　中村幸代　40
- Q17　妊娠中に痔が悪化する要因は何ですか？　竹内翔子　42
- Q18　便秘になりました．どうすればよいですか？　下田佳奈　44
- Q19　妊娠してから全身がかゆいのですが，どうしてでしょうか？　中村幸代　46
- Q20　お腹（子宮）が張ります．張るときはどうしたらよいですか？　下田佳奈　48
- Q21　足がつる（こむら返り）のですが，どうすればよいですか？　下田佳奈　50
- Q22　妊娠末期に腰痛（骨盤痛）になりました．どうすればよいですか？　下田佳奈　52
- Q23　妊娠末期に動悸・息切れが多くなりました．どうしてでしょうか？　中村幸代　56
- Q24　冷え症だと，早産しやすくなりますか？　中村幸代　58
- Q25　冷え症だと，破水しやすくなりますか？　中村幸代　60
- Q26　冷え症だと，お産が長引きますか？　中村幸代　62

第4章　妊娠中の生活に関する質問　65

- Q27　妊娠中の腹帯はしたほうがよいでしょうか？　中村幸代　66
- Q28　妊娠中に性交を行っても問題はないですか？　髙畑香織　68
- Q29　妊娠してから自転車に乗ることで，どのような危険がありますか？　馬場香里　70
- Q30　妊娠してからの車の運転には，どのような危険がありますか？　馬場香里　72
- Q31　妊娠中期以降（安定期）に海外旅行に行ってもよいですか？　馬場香里　74
- Q32　放射線が心配ですが，放射線はどのような影響がありますか？　髙畑香織　76

第5章　妊娠中のセルフケアに関する質問　79

- Q33　妊娠中にエッセンシャルオイルを芳香浴やマッサージに使うと，胎児に影響はありますか？　増澤祐子　80
- Q34　妊娠中に有酸素運動をすると，どのようなメリットがありますか？　髙畑香織　82
- Q35　下肢の浮腫への対策には何が効果的ですか？　馬場香里　86
- Q36　妊娠末期に下肢に静脈瘤ができました．下肢の静脈瘤対策には何が効果的ですか？　馬場香里　88
- Q37　妊娠中に会陰マッサージをすると，会陰裂傷を防ぎますか？　竹内翔子　90

| Q38 | 腰が痛いとき，磁気治療器具（ピップエレキバン®）を貼ってもよいですか？ | 岡村麻子 | 92 |
| Q39 | 妊娠中に体重がほとんど増加しないと，胎児の成長・発達にどのような影響がありますか？ | 篠原枝里子 | 94 |

第6章　母体の年齢に関する質問　97

Q40	高年齢妊娠・出産には，どのようなリスクがありますか？	飯田真理子	98
Q41	35歳以上の初めての妊娠では，帝王切開になる確率は高くなりますか？	下田佳奈	100
Q42	35歳以上の妊娠では，早産しやすいですか？	田所由利子	102
Q43	35歳以上の妊娠では，ダウン症の確率は高くなりますか？	田所由利子	104

第7章　検査・治療に関する質問　107

Q44	母体血を用いた新しい出生前遺伝学的検査（新型出生前診断）では，どのくらいの確率で胎児の病気や障害がわかるのでしょうか？	田所由利子，青木美紀子	108
Q45	羊水検査をすると，流産する可能性は高くなりますか？	田所由利子	110
Q46	遺伝カウンセリングを受けると，どのような効果がありますか？	田所由利子	112
Q47	妊娠初期にX線検査を受けてしまいました．胎児に影響はありますか？	田所由利子	114
Q48	妊娠中につぼ療法・鍼灸治療を受けることで，胎児に影響はありますか？	東原亜希子	116
Q49	妊娠中に鍼灸治療を受けることで，逆子は治りますか？	東原亜希子	118

第8章　出産に関する質問　121

Q50	助産師から受ける継続ケアには，どのようなメリットがありますか？	飯田真理子	122
Q51	妊娠中に体重が増えすぎると，分娩時にどのような影響やリスクがありますか？	篠原枝里子	124
Q52	帝王切開を受けるにあたり，自己血は採血しておいたほうがよいですか？	飯田真理子	126
Q53	フリースタイル出産には，どのようなメリットがありますか？	飯田真理子	128
Q54	自然に陣痛が来るようにするために，自分でできることはありますか？	髙畑香織	130

Q55	破水しましたが，陣痛が始まりません．分娩誘発をしなければなりませんか？	飯田真理子	132
Q56	分娩第1期にお風呂に入ると，どのようなメリットがありますか？	永森久美子	134
Q57	分娩第2期に水中出産すると，赤ちゃんにどのような影響がありますか？	永森久美子	136
Q58	出生直後のskin-to-skin contactには，どのようなメリットがありますか？	飯田真理子	138

第9章　生まれた赤ちゃんに関する質問　　141

Q59	げっぷがうまく出なくて，母乳（ミルク）を吐いてしまいます．どうしたらよいでしょうか？	永森久美子	142
Q60	アトピー性皮膚炎が心配です．予防する方法はありますか？	増澤祐子	144
Q61	赤ちゃんの肌がかさかさしています．どのようなケアをしたらよいですか？	増澤祐子	146
Q62	赤ちゃんの顔があぶらっぽく，ニキビができてきました．どうしてあげたらよいですか？	増澤祐子	148
Q63	赤ちゃんが黄色っぽくなりました．大丈夫ですか？治りますか？	増澤祐子	150
Q64	赤ちゃんが便秘になってしまいました．どのように対処したらよいでしょうか？	増澤祐子	152
Q65	同じ家に住む家族の喫煙は，乳幼児突然死症候群（SIDS）の発症リスクに影響がありますか？	中田かおり	154
Q66	赤ちゃんが寝てくれなくて睡眠不足ですが，いつ頃から夜眠ってくれるようになるでしょうか？	永森久美子	156
Q67	1歳未満で赤ちゃんに卵や牛乳，小麦を食べさせると，アレルギーになりやすいですか？	長田知恵子	158

第10章　授乳に関する質問　　161

Q68	母乳をあげることは，赤ちゃんにとってどのような利点がありますか？	長田知恵子	162
Q69	母乳をあげることは，母親にとってどのような利点がありますか？	長田知恵子	164
Q70	授乳前に乳頭の消毒は必要ですか？	長田知恵子	166
Q71	母乳分泌を良くするために，どのようなことが必要ですか？	中川有加	168
Q72	母乳が足りているかどうか不安です．足りているかは，どのように判断したらよいですか？	長田知恵子	171

Q73	母乳分泌を良くするために，乳房マッサージは効果的ですか？	長田知恵子	174
Q74	母乳分泌を良くするために，ハーブティーは効果的ですか？	中川有加	176
Q75	赤ちゃんが1時間おきに泣いてしまいます．母乳が足りていないのでしょうか？	永森久美子	178
Q76	ストレスと母乳の分泌は関係ありますか？	田所由利子	180
Q77	授乳中に乳頭に傷ができてしまいました．どうすればよいですか？また，乳頭トラブルを予防する方法はありますか？	中川有加	182
Q78	乳房の一部が赤く腫れて痛みがあります．悪寒と39℃の発熱で倦怠感もあります．どのように対処すればよいですか？	中川有加	185
Q79	風邪をひきました．母乳から赤ちゃんに風邪はうつりますか？	中川有加	188
Q80	ケーキやてんぷらを食べると，乳腺炎になりやすいですか？	長田知恵子	190
Q81	授乳中に卵や小麦粉，乳製品を食べると，赤ちゃんはアレルギーになりやすいですか？	長田知恵子	192
Q82	授乳中に喫煙をすると，赤ちゃんの成長・発達に影響がありますか？	竹内翔子	194
Q83	授乳中にお酒を飲むと，母乳に影響しますか？	竹内翔子	196
Q84	断乳・卒乳後にマッサージなどのケアは必要ですか？	永森久美子	198

第11章　産後の身体に関する質問　　205

Q85	会陰切開（裂傷）の痛みは，どのくらい続きますか？	竹内翔子	206
Q86	会陰切開（裂傷）の痛みを緩和するために，鎮痛薬以外の効果的な方法はありますか？	竹内翔子	208
Q87	尿漏れがありますが，骨盤底筋運動は効果的ですか？	東原亜希子	210
Q88	産後の体型や体重を戻すために，どのような運動が効果的な方法ですか？	東原亜希子	212
Q89	生理が来なくても，妊娠しますか？	東原亜希子	214
Q90	もう子どもを産むつもりはないのですが，良い避妊方法はありますか？	東原亜希子	216

第12章　漢方に関する質問　　219

Q91	妊娠中に漢方薬を飲むと，胎児への影響や危険性はありますか？	岡村麻子	220
Q92	授乳中に漢方薬を飲むと，赤ちゃんへの影響や危険性はありますか？	岡村麻子	226

資　料　　　　　　　　　　　　　　　　　　　　　　　　　　　229

1	妊娠中・授乳中の薬のリスク（症状別薬剤一覧）	
	遠藤亜貴子，加藤千穂，八重ゆかり	230
2	妊娠前・妊娠中・授乳中の予防接種可否・推奨一覧	
	遠藤亜貴子，加藤千穂，八重ゆかり	236
3	妊娠中・授乳中の薬剤服用リスクに関する情報が得られる主なウェブサイト等	
	遠藤亜貴子，加藤千穂，八重ゆかり	239
4	妊娠中の生薬および漢方製剤のリスク	岡村麻子 241
5	授乳中の生薬および漢方製剤のリスク	岡村麻子 243

索　引　　　　　　　　　　　　　　　　　　　　　　　　　　　245

■コラム

●葛根湯の主成分の乳汁への移行量	岡村麻子	4
●薏苡仁（はと麦）	岡村麻子	17
●妊娠出産と東洋医学	岡村麻子	25
●遺伝：ママ似？パパ似？	篠原枝里子	31
●温泉法改正：エビデンスがないことが法律を変えた	中村幸代	55
●腹帯の言い伝え	中村幸代	67
●男女の産み分けはできますか？	篠原枝里子	78
●私の仕事続けてよいですか？	篠原枝里子	85
●歯周病の妊婦は，低体重児早産のリスクが高くなる？	堀内成子	96
●経産婦のリスクは初産婦と違う？：妊娠期のBMI（やせ）と出産アウトカムの関係	堀内成子	140
●なぜ離乳食は卵黄から始めるの？	長田知恵子	149
●産後の漢方の選び方と食養生	岡村麻子	170
●断乳と卒乳	永森久美子	200
●体操で「授乳中の肩こり」を解消	東原亜希子	201
●ガスケ・アプローチの効果	篠原枝里子	218
●妊娠中の禁忌生薬の漢詩	岡村麻子	225
●東洋医学，中医学，韓医学，漢方医学とは	岡村麻子	228

統計関連用語の解説一覧

本書で使用される主な統計関連用語を解説しています.

(八重ゆかり)

用語	解説
臨床試験 （臨床研究）	新薬や新医療機器，また新しい手術方法やケア技術など，医療技術の開発を目的とし，ヒトを対象として行う研究．主に医療技術としての介入の有効性や危険性の評価につながる研究であり，科学的妥当性と高い倫理性が求められる研究である．2015年4月1日から「人を対象とする医学系研究に関する倫理指針」が施行され，あらゆる臨床研究は本指針に準拠して行うことが求められる．
実験研究・ 準実験研究	看護研究において，介入効果の検証を目的とした研究デザインを実験研究と呼ぶ．①研究者による介入のコントロールを厳密に行うこと，②対象者を介入群と非介入群にランダムに割り付けること，により比較群を置くことが条件となり，これは疫学研究におけるランダム化（比較）試験と同じ研究デザインである． 看護研究には準実験研究という分類もあるが，こちらは①だけが必要条件となるため，比較群を置かず介入群単群のみで行う場合や，比較群を置くがランダムな割り付けは行わない場合などがある．
症例報告	ある特定のイベントに注目し，それを発症した1症例の詳細について報告するもの．同様の症例を複数例まとめた症例集積研究では，それらの症例に共通する特徴を浮き彫りにすることで，単一の症例報告では明確にならない，原因や治療法などの解明につながる情報を得ることを目的とする．
介入研究・ 観察研究	臨床研究のうち，研究実施のために研究対象者に対しある介入（予防や治療，検査，ケアなど）を行い，研究者がその介入の方法などをコントロールする場合を介入研究という． 一方，臨床現場で実際に治療やケアなどが実施されている状況において，その介入（予防や治療，検査，ケアなど）を受けた人，または受けていない人などから研究に必要な情報収集のみを行う場合を観察研究という．

(次ページに続く)

統計関連用語の解説一覧

用語	解説
症例対照研究	ある疾患や症状を持つケース（症例）と持たないコントロール（対照）をある時点において特定し，それぞれについて過去にさかのぼって，疾患の原因になり得る因子，あるいは疾患の発生に関連し得る因子の有無を調べ，それらの因子へのばく露の程度をケース群とコントロール群で比較することにより，疾患の原因や関連要因を見出す研究である． イベント発生（疾患や症状の発生）時点から過去にさかのぼってばく露情報を取得することから，後ろ向き研究と分類されることもある．
コホート研究	研究開始時点において，ある疾患や症状を持たない人を特定し，疾患の原因や関連要因となる可能性のある因子の情報を取得したうえで将来に向かって時間経過に沿って観察し，その疾患や症状の発生を調べるため，一般的には前向き研究と分類される．観察開始時点でのある因子のばく露の有無と，観察開始時点にはなかった疾患などの発生の有無の情報が得られるため，疾患発生率をばく露の有無の2群で比較することが可能となり，疾患の原因を特定することができる． なお，医療データベースを用いて過去のある時点における対象者を特定し，因子へのばく露情報も取得したうえで，その後に発生した疾患などの発生情報から同様の解析を行うコホート研究は，ばく露時点，イベント発生時点ともに研究開始時点よりも前であり，後ろ向き研究（後ろ向きコホート研究）と分類される．
前向き研究	疫学研究デザインの分類の一つとして，縦断的な（時系列での）追跡を行い，原因と結果の因果推論を目的とした分析疫学研究があり，コホート研究，症例対照研究，ケースコホート研究など，さまざまな研究デザインが含まれる． このうち前向き研究と分類されるものでは，注目するアウトカムが研究開始時点では発生しておらず，これから発生するそのアウトカムを将来に向かって追跡することから，「前向き」という用語が用いられる．代表的なものがコホート研究であり，介入研究としてのランダム化比較試験などもコホート研究に含まれる．
後ろ向き研究	後ろ向き研究では，注目するアウトカムが研究開始時点ですでに発生しており，それが前向き研究との違いである．代表的な研究デザインは症例対照研究であり，ある疾患（アウトカム）が発生した症例と発生していない症例について，（後ろ向きに）過去におけるある因子へのばく露状況を調べて比較するものである．

用語	解説
	なお，コホート研究で解説しているとおり，コホート研究は本来，前向き研究であるが，過去のある時点において対象集団の特定を行う場合は，後ろ向きコホート研究とされる．
メタアナリシス	医療介入の効果検証などに関する複数の研究結果を統計学的に統合する（統合値を求める）手法．複数の研究データを用いるため，単独研究の場合よりも全体での対象者数が増加し，結果の精度が高まり，また複数研究の結果にばらつきがある場合に，それらをまとめたうえでの平均的な結果を推定することができる，という利点がある．ただし，対象者や介入条件などが同じかほぼ似ている複数研究で，かつそれぞれが質の高い研究である場合には統合値の妥当性は高いが，逆に対象者や介入条件などが大きく異なる研究を統合したり，質の低い研究を統合した場合には統合値そのものの質も低下し，結果の妥当性は低くなるという特徴があるなど，結果の解釈には注意が必要である． なお，ランダム化比較試験を用いることが主であるが，コホート研究，症例対照研究など観察研究で行われる場合もある．
システマティックレビュー	あるテーマに対して，既存の研究結果をレビューすることにより，そのテーマについての総合的知見を明らかにする手法の一つ．ナラティブレビューに対比してシステマティックという用語が用いられている．レビューがシステマティックであるためには，レビューテーマが明示的であること，既存研究を網羅的検索により抽出すること，一定の基準に基づく各研究の評価と分析およびその統合結果の提示がなされることが求められる．レビューテーマが介入効果に関するものであり，得られた複数研究について統計学的統合の妥当性がある場合にはメタアナリシスによる統合値が示される．
ランダム化比較試験	医療介入の効果を検証する手法として，最も結果の妥当性が高いとされる研究デザインである．その最大の特徴は，研究者が対象者を無作為に（研究者・対象者，どちらの考えや希望も考慮せずに，ランダムに）介入を行う群と行わない群に割り付けることである．このような特徴を満たすことで，介入群と非介入群は（予測できないものも含めて）介入以外の条件が同等になることが期待され，つまり2群の比較可能性が担保されるので，介入効果の検証の妥当性が保持されるというものである．

（次ページに続く）

統計関連用語の解説一覧

用語	解説
オッズ比, リスク比, ハザード比	オッズ比は, 2群比較研究での各群で求められるオッズ（ある事象が起こった頻度を起こらなかった頻度で割った値）の比の値である. リスク比は, 2群比較研究での各群において, ある事象が起こった頻度（人数）を各群の総対象者数で割った値を求め（リスク）, それら2つのリスクの比の値として求められる. ハザード比は, 個々の対象者の観察時間も加味して求めるリスク比のような値である. すなわち総対象者数という頻度だけでなく, 対象者個々の観察時間を考慮するために, 観察総時間数（人－時間）という値を用いることにより, リスクではなく各群におけるハザード（事象の起こりやすさのスピード）を求め, この比の値としてハザード比が計算される.
95%信頼区間	研究で得られたデータから効果などの値を推定する場合に, 真の値が含まれると合理的に確信できる範囲として示すものである. たとえば95%信頼区間であれば, 仮に, 無限に同じ条件の研究を繰り返した場合に, その都度得られる結果（効果の推定値）はある程度ばらつくが, そのうちの95%が真値を含むであろうと推定する, そのような範囲を示す. 信頼区間は狭いほうが効果推定値（そのときに得られた研究結果での効果の値）の精度が高いことを意味し, 広い場合は精度が低いことを意味する.
P値	仮説検定において, 帰無仮説（2群の値に差がない）が真実であった場合に, そのときの研究で得られた2群間の差の値およびそれ以上の大きな差が研究結果として起こる確率を示す. 一般的にはこのP値が0.05よりも小さい場合に, 帰無仮説からかけ離れた（帰無仮説が正しいとしたのでは, 説明がつきにくい）事象が研究結果として得られたと判断して, 帰無仮説を棄却する（帰無仮説を正しいとしたことを否定する）, すなわち研究結果で得られた値は統計学的に有意な差であると判断する.
標準偏差	身長, 体重のような連続的な値（連続変数）を取り得るデータ集合（たとえばある集団で測定されたデータの集まり）の, ばらつきの程度を表す指標. 各データについて平均値との差の二乗を計算し, その合計をデータ数（標本分散の場合）またはデータ数から1を引いた値（普遍分散の場合）で割った値を求め, その値の平方根が標準偏差となる. 正規分布するデータの場合には, 平均値±2SDの値の範囲にデータの約95%が存在する.

統計関連用語の解説一覧

用語	解説
平均差，重み付け平均差，標準化平均差	平均差は，1研究における2群間での平均値の差として求められる値である． 重み付け平均差は，複数研究それぞれにおいて2群間の平均値の差が得られる場合に，研究ごとにその精度に応じた重み付けを決め（精度の高い研究ほど重くする），その重み付けを考慮したうえで，複数研究での平均差の平均値（統合値）を求める方法である． 標準化平均差は，たとえば異なる尺度で測定したスコア値の平均値がある場合，それぞれの平均スコア値をそのまま異なるスコア間で比較したり統合したりすることは意味がないため，平均差をそれぞれの標準偏差で割った値にする（標準化する）ことで，異なる尺度間での比較や値の統合を可能にするものである．
χ^2検定（χ^2値）	2つの要因について，その関連性をみるための検定方法であり，それぞれの要因の分類に当てはまる事象の度数（たとえば2カテゴリーと3カテゴリーの要因であれば，2×3＝6種類の分類に当てはまる事象の度数が得られる）を用いて，2つの要因間に関連があるか，関連がないか（2つの要因は独立であるか）を検定する手法である．
交絡因子	ある要因（原因）とアウトカム（結果）との関連をみたいときに，ある要因（原因）と関連し，かつアウトカムとも関連しているようなその他の要因が存在している場合，そのような第三の要因の存在を無視したままでは，ある要因とアウトカムとの真の関連を観察することはできない．このような第三の要因を交絡因子と呼ぶ．すなわち交絡因子は，ある要因（原因）とアウトカム（結果）との関連をみる場合に，結果に偏り（バイアス）をもたらす原因の一つとなるものである． たとえば年齢が食塩摂取量，血圧の両方と関連があるとすると，年齢は食塩摂取量と血圧の関連をみる場合の交絡因子となり得る．
傾向スコア	観察研究における交絡因子の調整を行う場合に用いる手法．たとえばある因子（介入）とアウトカムとの関係（介入効果の大きさ）をみたい場合に，観察研究では介入あり・なしの群がランダム割り付けで作成されていないため，2群比較から得られる介入効果の値は交絡因子の影響を排除することができない．そこで，想定される交絡因子の値を用いて傾向スコア（ロジスティック回帰分析により介入の受けやすさ，介入を受ける確率の値として計算する．交絡因子

（次ページに続く）

統計関連用語の解説一覧

用語	解説
	の影響を吸収した値ともいえる）を求め，この値を用いてマッチング，層別解析，回帰分析を行うことで，結果として交絡因子の調整を行うものである．
層別解析	交絡因子の調整を行う場合に用いる手法の一つ．たとえば食塩摂取量と高血圧との関連をみる場合に，年齢が交絡因子となる可能性があると想定し，対象者を年齢階級（層）で分けて年齢階級ごとに解析を行う．どのような層に分けるかは，対象者におけるその要因の分布を考慮して決める必要がある（ある層の人数が極端に少ない場合には，信頼性の高い結果は得られない）．
共分散分析	分散分析（3群以上の平均値の差の検定）を行う場合に，連続変数や順序変数を組み込むことで，それらの影響を除いたうえでの検定結果を求める手法．たとえば，ある検査平均値の3群の値がすべて同じであるという帰無仮説をおいて分散分析を行うときに，年齢の値を組み込み，年齢の影響を除いたうえで検定を行うような場合である．
感度，特異度，陽性的中率	疾患などの検査や診断では，完璧に正確な検査法や診断法でないかぎり，疾患があって検査で陽性と出る場合と，疾患があっても陰性と出る場合の両方があり得るし，また真に疾患がない場合に検査で陽性と出る場合，陰性と出る場合の両方があり得る．このような検査あるいは診断特性を示す値として，感度，特異度，陽性的中率が用いられる． 感度は真に疾患がある人のなかで陽性（疾患あり）と判断される人の割合であり，特異度は真に疾患がない人のなかで陰性（疾患なし）と判断される人の割合である．感度が高い検査法は疾患の可能性がある人を広く見つけ出すのでスクリーニング検査に向いており，一方，特異度の高い検査法は，疾患のない人を間違って疾患ありとすることが少ないので確定診断に適した検査になる．感度や特異度は有病割合の影響を受けず（ただし重症度分布の影響は受ける），検査法の性能評価が可能となる値である． 陽性的中率は，陽性と出る人の中で真に疾患がある人の割合である．臨床判断の場においては，この陽性的中率の高い検査法，診断法が役立つと考えられるが，感度，特異度と異なり，陽性的中率は有病割合の影響を受け，有病割合の高い疾患ほど陽性的中率は高くなることに注意が必要である．
判別的中率	ある尺度値や測定値を用いて，判別関数による何らかの状態の予測（判別）を行う場合，対象者全体の中で正しく判別された者の割合である． たとえば，運動習慣・食習慣・身体の不調の程度などに関する複数項目につい

用語	解説
	て，それぞれ得点化する尺度項目と年齢，BMI などの測定値から判別関数を求め，高血圧かどうかを判別する場合を想定する．判別関数から高血圧と判別されたなかで，実際に高血圧であった群，または高血圧ではないと判別されたなかで実際に高血圧でなかった群，これら2群の合計が全体人数の中で何割かを求めたものが判別的中率である．
共分散構造分析（構造方程式モデリング）	何らかの測定データから因子（変数，または概念も含むため構成概念と呼ぶ場合もある）を見つけ出すための多変量解析の方法．変数間の共分散（相関）を想定して，どのような因子が見い出されるかを探索する点においては因子分析と同じであるが，因子間の関係性や影響の仕方という構造をあらかじめ決めたうえで，分析を行う点が共分散構造分析の特徴である．構造を式の形で指定する，すなわち構造方程式を立てることから「構造方程式モデリング」とも呼ばれる．

本書を読む前に
――妊産婦が納得してケアを受けるための意思決定支援に必要な情報――

(堀内成子)

　この本を作るにあたって，できるだけ「根拠に基づくヘルスケア（EBHC）」の手順に則って製作することを心がけました．この本を作ったプロセスはすなわち読者の皆さんが新たな疑問にあたったときに役立ちますので，そのプロセスの一例を紹介します．

1. 根拠に基づくヘルスケア（evidence-based health care : EBHC）

　再生医療が夢でなくなった今日，研究者は，新しい治療，新しい検査，新しいケアを開発し，検証することにしのぎを削っています．毎分，毎時，毎日，新たな研究成果が世界中のどこかで発表されています．人間の創造力は果てしなく，人間の探究心が追い求める科学技術の進歩は目覚ましいものがあります．個人の特性に合った治療法を選択するということが最適なことだとわかってはいますが，選択肢が多くあるなかで当事者にとって最善のケアを選ぶことはとても難しいものです．

　周産期医療においては，その中心に女性がいると考えます．女性を中心としたケアの概念の主要素[1,2]では，「尊重」「安全」「相互作用」「全体性」の4つの基本概念を基にケアを提供することができれば，女性をエンパワーメントする（力づける）ことができると考えます．そして同時にケアを提供する医療者自身もエンパワーメントすることができると考えています．

　助産師や看護師は，対象者である妊産婦や授乳婦との相互作用を通じて，疑問を整理し，対象者が欲している回答に近づくにはどの分野の情報を探せばよいか，その水脈を探すことが求められます．「根拠に基づくヘルスケア（EBHC）」の手法を知っていれば，そのステップを踏むことによって，相手の疑問への回答に近い情報を提供することができ，相手の意思決定の後押しができる可能性が増すと考えます．

　妊婦にあらためて問われたときや，新人助産師や看護学生に問われたとき，また他職種の専門家に説明するときに，最新のエビデンスへの接近方法，あるいは最新のエビデンスを紹介したいと誰もが考えます．

　たとえば，
「妊婦は睡眠薬を飲んでもよいですか？」（本書のQ1に含む）
「妊娠してからおりものが増えたのですが，どうしてでしょうか？」（Q16）
「フリースタイルの出産には，どのようなメリットがありますか？」（Q53）
「風邪をひきました．母乳から赤ちゃんに風邪はうつりますか？」（Q79）
などの疑問は尽きません．

　本書では，執筆者にEBHCのステップに基づいて，情報を検索し，研究論文を選択して吟味したのちに，最善と考えられるエビデンスを紹介してもらっています．この方法論を用い

て，提供するケアに幅を持たせ，ケアを受ける主人公が自身で最善のケアを選択できるような情報提供をすることを目指しています．

2. EBHCのステップ

　EBHCの全体像は「つくる」「つたえる」「つかう」の3要素で説明できます．エビデンスを「つくる」とは，研究者が研究そのものを推進することを指します．「つたえる」とは，あるテーマに関する研究を網羅的に収集して一定のルールに沿って吟味し，結論を導くシステマティックレビューや，その結果を基に診療ガイドラインを作成することを指します．これには，データベース製作を行う研究者や，医療情報や臨床疫学の専門家がその役割を担います．そして最後に「つかう」というのは，適切な臨床研究の結果，エビデンスと呼ばれるものを実践に応用することであり，患者，家族，看護師や助産師という医療者，行政，企業など多くの人々が行うことになります．

　ここでは，「つかう」ことに必要な方法論としてのEBHCの以下のステップ*を，周産期領域の現場で起こり得る場面を想定して簡単に紹介します[2,3]．

> ステップ1：疑問をつくる（問題の定式化）．
> ステップ2：エビデンスを探す（文献検索）．
> ステップ3：エビデンスを見分ける（批判的吟味）．
> ステップ4：実際にやってみる（実践と評価）．

■ ステップ1：疑問をつくる（問題の定式化）

　周産期の実践の現場で疑問に思ったこと，妊産婦や授乳婦，家族から質問されたことから疑問をつくっていきます．疑問をつくる際は，問いのカテゴリーをまず考えると組み立てやすいでしょう．

　効果のある治療やケア，処置を知りたいのなら「治療」「予防」「ケア」が当てはまります．それとも，介入や人々が出合う病気や健康問題についてどんな「害」や「副作用」があるのかを知りたいのでしょうか．健康問題の「予後」が知りたいのでしょうか，疾病や健康問題の「原因」や「リスク要因」について知りたいのでしょうか，人々のある状態を判断するための「診断基準」や「検査方法」などの基準が知りたいのでしょうか．治療や検査に伴う「費用」や「経済効果」を知りたいのでしょうか．自分の疑問のカテゴリーをこのように考えていくと，次のPICOによる問題の定式化へと進みやすいでしょう．

---

*本書においては，このステップはそれぞれの小見出しが該当します．つまり，ステップ1は「疑問の背景や傾向」に含まれます．ステップ2と3の実際は，その詳細は記載されていませんが，「答えの根拠」「Answer」の内容が確定するまでの作業となります．ステップ4は，目の前にいる妊産婦や母親との関わりのプロセスを指しますが，部分的には「伝えるときのポイント」「こんなとき医師にコンサルテーション」の項目が参考になるでしょう．

本書を読む前に

　以下のPICOの各要素によって問題を定式化することは，問題点を整理して次のステップである文献検索のキーワードを得るための手がかりとなります．

> P：Person, Participant, Problem, Patient（人，参与者，課題，患者）
> I（E）：Intervention（Care）［介入（ケアや処置）］，Exposure（ばく露）
> C：Comparison（比較対照）
> O：Outcome（成果，転帰）

　田所由利子氏，青木美紀子氏によるQ44からその実際を紹介しましょう．
　初診で健診に来た妊婦から，助産師に以下の質問がありました．
「血液検査でわかる出生前診断は，どのくらいの確率で胎児の病気や障害がわかるのでしょうか？」
　この疑問の形を変えると，次のようにも考えられます．
「母体血を用いた新しい出生前遺伝学的検査（新型出生前検査）では，どのくらいの確率で胎児の病気や障害がわかるのでしょうか？」
　PICOの形式にこの疑問を当てはめると，以下のようになります．

> P：妊婦
> I：血液検査（新型出生前検査）をすると
> C：しない場合に比べて
> O：染色体異常，新生児の疾患の発生率がわかる．

　同じく田所由利子氏の別の例（Q76）も紹介しましょう．
　授乳婦から助産師に次のような質問がありました．
「ストレスがあると母乳の出が悪くなりますか？」
　この疑問の形を変え，次のように考えます．
「ストレスと母乳の分泌は関係がありますか？」
「災害など大きなストレスがあると母乳は出なくなりますか？」
　PICO（この場合はPECO）の形式に当てはめると，以下のようになります．

> P：授乳婦
> E：ストレス，災害を体験すると
> C：体験しない場合に比べて
> O：泌乳量が減る．

■ ステップ2：エビデンスを探す（文献検索）

　このステップでは，必要な情報源を知って使い分けること，データベース検索の基本的な技術を身につけ，できるだけ網羅的に検索を行い，検索したリストの中から最も重要な文献を選び出すこととなります．

　情報源としては，教科書，ガイドライン，研究成果を掲載した専門雑誌（原著論文，総説，システマティックレビューなどが含まれます），文献データベースおよびインターネットがあります．情報源は必要に応じて使い分けてエビデンスを探していきますが，次の手順が参考になります．

> ①エビデンスの集大成である教科書，ハンドブックをみる．
> ②エビデンスレベルの高い文献を集めているデータベース（Cochrane Library[*1]，Evidence-based Nursingなど）にあたる．
> ③広く文献を収録してあるデータベース（PubMed，CINAHL，医学中央雑誌など）から，エビデンスレベルの高い論文をデザインなどから探す．
> ④インターネットで，診療ガイドライン[*2]，クリティカルパスがないかを探す．

　Q76の疑問に対し前項でPECOを作成したので，ここではその文献検索の例を紹介します．

　まず，検索するデータベースは，検索する内容から医学中央雑誌とPubMed，Cochrane Library，CINAHLとしました．

　検索に使用したキーワードは表1をご参照ください．まず，「E」と「O」について，普段使う言葉，自分が読みたい文献で使われていそうな言葉を挙げることにしました（「O」である「泌乳量」によって「P」は「授乳婦」に限られるため，あえて「P」のキーワードは設定しませんでした）．そこから，検索するデータベースがそれらをどの言葉で統制しているかを調べました．

　そして，普段使う言葉とそれぞれのデータベースで統制されている語を組み合わせ，検索を行いました．その際には，対象や検索結果の出版年，論文の種類，研究デザインで検索結果を絞っていきました．

　表2は心理的・身体的ストレスに関してPubMedで行った実際の検索過程・結果の抜粋です．この検索では，対象と出版年を限定したところで，結果に表示されたタイトル・アブストラクトから適切な文献をスクリーニングできる数になったので，文献の種類・研究デザインで

[*1] コクラン共同計画（Cochrane Collaboration；120ヵ国，34,000人のボランティアで構成されるグローバルな非営利団体で，疾患テーマごとの53のレビューグループ等が活動主体となっている）により編纂された，システマティックレビューおよびランダム化試験を中心とするデータベース（http://www.cochranelibrary.com/）．コクラン共同計画では，ランダム化試験を中心に世界中から臨床試験を収集，質評価し，それらを用いたシステマティックレビューおよびメタアナリシスを実施してCochrane Libraryに収載している．

[*2] 本書の文献検索では，日本産科婦人科学会（http://www.jsog.or.jp/activity/publication/index.html），NICE［National Institute for Health and Clinical Excellence（英国国立医療技術評価機構）；http://www.nice.org.uk/guidance/］の各ガイドラインを主に参照した．

表1　Q76の疑問に対する検索キーワード

	普段使う言葉	医学中央雑誌	PubMed/ Cochrane library	CINAHL
E：ストレス	「心理的ストレス」 「身体的ストレス」	「心理的ストレス」 「生理的ストレス」	"Stress, Physiological" "Stress, Psychological"	"Stress, Physiological" "Stress, Psychological"
E：災害	「災害」「地震」 「震災」「火事」 「死亡」	「災害」「地震」 「火災」「死亡」	"Disasters" "Earthquakes" "Fires" "Death"	"Fires" "Mass Casualty Incidents" "Natural Disasters (earthquake含む)" "Death"
O：泌乳量	「乳汁分泌量」「母乳量」「直母量」 「哺乳量」「泌乳量」	「泌乳量」	"Milk Ejection" "Milk, Human" "Breast Milk Expression" "Lactation"	"Milk, Human" "Milk Expression" "Lactation"

表2　Q76の疑問に対するPubMedによる文献検索過程・結果の例（2014年6月4日検索）

	検索式	検索結果
検索1	Eの検索："Stress, Physiological [MeSh]" or "Stress, Psychological [MeSh]" or "stress"	587,122件
検索2	Oの検索："Milk Ejection [MeSH]" or "Milk, Human [MeSH]" or "Breast Milk Expression [MeSH]" or "Lactation [MeSH]" or "milk volume" or "breast milk volume" or "milk release"	48,995件
検索3	検索1の検索式 and 検索2の検索式	1,158件
検索4	検索3の対象者を"Human"で限定	352件
検索5	10年以内に出版された論文で限定	165件

検索結果を絞ることはしませんでした．

　心理的・身体的ストレスについての検索結果は，このようにPubMedで165件，医学中央雑誌で6件，Cochrane Libraryで81件，CINAHLで58件の，計310件でした（2014年6月4日検索）．しかし，一つの文献が異なるデータベースに重複して登録されていることがあり，それを調べるとこの中には39件の重複がありました．したがって，この重複を除去すると271件となりました．

　ここから，タイトルとアブストラクトをチェックし，関係のありそうな文献をピックアップし，要約および全文を確認しました．また，検索結果に含まれなかった研究でも，全文を確認した文献に多く引用されていたり，重要であると判断した文献については取り寄せ，その内容を検討しました．

　最終的に，本書を書くうえで採用した論文は6件となりました（根拠となる文献はそのうち5件）．

■　ステップ3：エビデンスを見分ける（批判的吟味）
　見つかった論文は自分の目で確かめ，批判的に吟味することが重要です．批判的吟味の方法は研究デザインによって異なりますが，共通しているのは次の4点となります．

①目的が明確に示されているか．
②目的にあった研究方法が取られているか．
③方法論で対象の選択方法やデザインが適合しているか．
④目的に示されたものが結果や結論と一致しているか．

本書を読む前に

　研究デザインごとの吟味は，エビデンスがレベルの高いものであるか，低いものであるかを見分けることです．

　手引きとしては，CASP（Critical Appraisal Skills Program）Japanによる批判的吟味のチェックシート（「CASPワークシート」）が参考になります（http://caspjp.umin.ac.jp）．また，EBM（evidence-based medicine）関連の情報サイトThe SPELLで公開されている吟味シートも参考になります（http://spell.umin.jp）．

　批判的吟味の結果，信頼してよい研究成果であるのか，信頼するには物足らない研究論文であるかを見定めます．ランダム化比較試験（RCT）であったとしても，総合的に判断してエビデンスとして採用することが困難な場合もある一方で，限界のあるなかで取り入れる場合もあります．

　本書では，各項目のエビデンスの強さをAnswer欄で3つのレベルに分類して提示しています（次項「エビデンスの強さ」（xxviページ）参照）．

　このレベル分類に基づき，ガイドラインや教科書の記述は参照文献をたどり，元になった論文を「強」か「中」に振り分け，元になった論文をたどることができなければ「弱」としました．また，生理学的知識なども，元になった研究（マウスやラットなどの研究でも）を探しました．

　そして，Answerが参照する文献の中で，最もエビデンスが強い文献に合わせて「強」「中」「弱」をつけていきました．

■ ステップ4：実際にやってみる（実践と評価）

　このステップは，臨床への応用であり，最も難しい段階です．ここでは以下のような点に気をつけることが重要となります．

> ①目の前の妊産婦や授乳婦（対象者）と研究論文の対象とが同じではない場合，どのようにエビデンスを用いることができるかを対象者と一緒に考える．
> ②主人公である対象者はどのように考えるか，その意向を聞く．
> ③エビデンスに示されている状況は，目の前の対象者の状況に似ているか確かめる．
> ④示されている治療法やケアと同様な効果がある他のケアを検討したいか，対象者の希望を確認する．
> ⑤エビデンスで示された害は，対象者にとって受け入れられるものであるか聞く．
> ⑥確率で示されているエビデンスの場合は，現実感を持って決めることができるか時間をかけて考えてもらい，納得のいく意思決定を促す．

　探していた疑問の回答がガイドラインにあったとしても，そこから意思決定をするには医療者と，妊産婦，授乳婦や家族との検討の時間が必要です．

　いったん決めたことでも，迷いが生じて撤回する場合もあるでしょう．効果が明白でない場

合には，それを選ばないという選択肢もあるでしょう．どのような選択にしても，助産師や看護師は，相手の意思決定を尊重する姿勢が重要です．

　たとえば，「分娩期には，臍帯拍動が停止してから臍帯を結紮してほしい」という妊婦の要望（注：新生児の貧血の可能性はなくなりますが，新生児黄疸の発生率が高くなります）があったとします．この妊婦が外国人であった場合はどうでしょうか．人種による新生児黄疸の発生率は異なります．白人はアジア人より発生頻度が低く，その場合，このエビデンスの与える影響は異なってきます．あなたはどちらを選ぶでしょうか．

　助産師や看護師が，すでに方針を出してから選択肢を説明する場合と，中立の立場で選択肢を説明し，相手の迷いに寄り添いながら意思決定を支援する場合とでは，このステップ4の意味も異なります．筆者は対象者の迷いに寄り添い，相手が最善と思うような納得いく意思決定を支えていきたいと考えています．

　エビデンスの適用には限界があり，効果が明白になっている部分と，なっていない部分とがあります．エビデンスをどのように現実の目の前にいる人々に提示するかについての回答は一つではありません．多くの実践例を通じて累積されていくもので，ケアに関わる人々すべてに考えてほしいことです．

　このステップは，助産師・看護師がケアの主人公である妊産婦や授乳婦との話し合いで，本人の意思決定を後押しする段階なのです．

・・・

　妊産婦が納得してケアを受けるためには，さまざまな意思決定をしなければなりませんが，その前提としてまず自分の欲しい情報を得ることが大切となります．この情報収集と吟味の段階のステップ1～3では，科学者としての力量が問われることになり，そこでは専門的見地から情報検索を行い，吟味していくための分析力が必要になります．また，できるだけ網羅的にかつ厳密な分析力や論理性も求められます．

　以上で情報を得た後に，そこから行動を決定していくには，もう一段階のステップが必要です．そこでは，妊産婦の優先順位の考え方，好み，家族の意見との折り合い，経済的側面など，それらの要素が複雑に関連して最終的な意思決定がなされることになります．これがステップ4で，そこではケアを行う者としての観察力や忍耐強さ，寛容の心が試されます．

　筆者は，これらの一連のプロセスに専門家として共に歩くのが，助産師や看護師であると考えます．そして，その傍らに常に本書があることを願い，本項のまとめとさせていただきます．

文献

1) Horiuchi S et al: Two case studies of capacity‐building for maternal health through international collaboration. Japan Journal of Nursing Science **3**: 143-150, 2006
2) 堀内成子：根拠に基づく助産活動．助産学講座5，助産診断・技術学Ⅰ，堀内成子（編），医学書院，東京，p33-57，2015
3) 名郷直樹（編）：気負わず毎日使えるEBM超実践法，金原出版，東京，2002

エビデンスの強さ

　本書では，各項目のAnswer欄（1章，12章除く）において，エビデンスの強さを以下の「強」「中」「弱」の3つのレベルに分類して，記載しています．

強

介入効果についてはランダム化比較試験（RCT），またはそのシステマティックレビュー（SR）があること，また，介入の害や要因ばく露の影響，疾病の原因や予後に関するエビデンスについてはコホート研究があることを条件とし，いずれも，良質な研究（バイアスのリスクが少ない）であって信頼できる研究成果があると判断される場合に，強いエビデンスがあるとした．

中

研究デザインに関する条件は「強」と同じであるが，個々の研究の質に関してはやや低い（バイアスのリスクが一定程度ある）と判断される場合に，中程度のエビデンスがあるとした．

弱

「強」または「中」に相当する研究結果がない場合は，すべて弱いエビデンスとした．したがって，上記に該当しない臨床研究論文や動物実験研究論文がある場合，また参照文献が示されていない教科書やガイドラインの記載，生理学的知識として言われていること，専門家や執筆者の経験則などは，すべてがここに含まれる．

第1章

くすりに関する質問

第1章　くすりに関する質問

Q1 妊娠中にくすりを飲むと，胎児への影響や危険性はありますか？

Answer

妊娠中の薬の使用は，胎児への影響を考えて十分慎重であるべきですし，原則としては使用しないという姿勢が重要です．しかし，胎児への影響を懸念するあまり必要な治療（薬）が提供されないことにより，母体や胎児へ不利益がもたらされることは避けなければいけません．そのためには，その薬が治療上どれだけ必要かという点とともに，妊娠中に使用した場合の危険性をできるだけ正確に評価し，使用するかどうか判断することが求められます．

（遠藤亜貴子，加藤千穂，八重ゆかり）

1. 妊娠時期と薬の影響[1-3]

- 妊娠中に使用した場合の胎児への影響や危険性は，一概に危険，または安全といえるものではなく，どのような薬をいつ使用するかによって異なります．また危険性といっても，奇形，胎児死亡，新生児期の疾患発症などの種類があります．それぞれの時期における胎児への影響は一般的には次のように考えられています．

a 妊娠3週末まで

- 卵子と精子が受精してから2週間（妊娠3週末まで）は「無影響期」とも呼ばれ，この時期は，薬を使用したことによる胎児奇形の増加はないと考えられています．受精前に薬の影響を受けた卵子は受精できないか，受精しても着床せずに流産となるため，また受精直後に強い影響を受けた場合も流産を引き起こすため，結果として奇形は起こらないとされています．したがって，この時期の薬の使用については，胎児への影響を基本的には考慮しなくてよいことになります．なお，薬によっては体内に長期間蓄積され，影響がその後の期間にまで及ぶ場合がありますが，エトレチナート（チガソン® カプセル；乾癬や掌蹠角化症などの治療薬）やリバビリン（コペガス®錠，レベトール®カプセル；C型慢性肝炎の治療薬）などごく一部の医薬品です．

b 妊娠4週以降，7週末まで

- この時期は器官形成期といって胎児の中枢神経，心臓，消化器，四肢などの臓器が作られる時期にあたり，催奇形という意味において胎児が最も薬物の影響を受けやすい時期です．つまり薬の使用に関しては，妊娠期間中で最も慎重になるべき時期といえます．ただし，明らかに催奇形性があると確認されている医薬品は抗がん剤，抗てんかん薬，ワルファリン，ビタミンAなど一部の医薬品に限られますので，医師に確認します．

c 妊娠8週以降，12週末まで

- 妊娠8週以降になると，胎児の重要な臓器の形成は終わっていますが，生殖器の形成や口蓋閉鎖などは継続している時期のため，催奇形性についてはまだ十分注意が必要な時期です．たとえば，子宮内膜症や乳腺症に用いられるダナゾール（ボンゾール®）による女性外性器

の男性化が一例として挙げられます．

d 妊娠13週以降，分娩まで

- この時期は，奇形のような形態的異常ではなく，胎児の機能的発育や発育の抑制，子宮内胎児死亡などのリスクに注意が必要となります．危険性が指摘されている代表的医薬品には，抗菌薬［アミノグリコシド系薬剤による第8脳神経障害（聴覚・平衡感覚の障害），テトラサイクリン系薬剤による歯牙着色・エナメル質形成不全］，降圧薬（ACE阻害薬およびARBによる胎児腎障害・羊水過少症・肺低形成など），非ステロイド系消炎鎮痛薬（アセトアミノフェンやインドメタシンなどによる胎児動脈管収縮と新生児肺高血圧症）などがあります．なお，胃潰瘍や十二指腸潰瘍の治療に使用されるミソプロストール（サイトテック®）には，妊娠初期に使用した場合の催奇形性とともに，妊娠後期には子宮収縮作用に伴う流産，早産の危険があり，妊婦には禁忌の薬物です．

2．パートナーの男性が薬を使用した場合

- パートナーの男性が使用した薬による胎児への影響は，基本的にはないと考えられています．精子が薬剤の影響を受けた場合，受精能力を失うか，受精しても着床せずに早期に流産するためです．一方，精液を介して女性に移行することで催奇形性が問題となる薬には，サリドマイド（サレド®カプセル；多発性骨髄腫の治療薬），レナリドミド（レブラミド®カプセル；多発性骨髄腫の治療薬），リバビリン（コペガス®錠，レベトール®カプセル；C型慢性肝炎の治療薬）があります．これらの薬をパートナーの男性が使用している場合には，性交を控える，コンドームを使用する，などの避妊が必要です．

3．市販薬について

- ドラッグストアなどで売られているいわゆる市販薬は，医療機関で医師が処方する医療用医薬品に対して一般用医薬品といわれるもので，単一成分からなる製品もありますが，その多くは複数成分の配合剤として作られています．また，これら一般用医薬品に含まれる成分は，医療用医薬品に比べ比較的作用が緩和なものとされていますが，医療用医薬品として使われていた成分が一般用に転用された製品も増えてきていますので，医療用医薬品と同様，使用するときには安全性への十分な注意が必要です．

- 前述の「妊娠13週以降，分娩まで」の項で，非ステロイド系消炎鎮痛薬の危険性について触れましたが，2012年4月には，アセトアミノフェン製剤使用による動脈管早期閉鎖関連症例3例の国内報告を受けて「妊娠後期の婦人への投与により胎児に動脈管収縮を起こすことがある」との注意喚起がなされました[4]．また2014年4月には，ケトプロフェン外用薬（モーラス®テープなど）を妊娠中期～後期に使用したことによる胎児動脈管収縮や羊水過少症の報告があったことが，厚生労働省からの「重要な副作用等に関する情報（医薬品・医療機器等安全性情報No.312）」として周知されました[5]．これらはいずれも医療用医薬品での症例報告に基づいた注意喚起ですし，ケトプロフェン製剤の副作用報告は，飲み薬では

第1章 くすりに関する質問

なく貼り薬（外用薬）によるものでした．しかし，ケトプロフェンを成分とする一般用医薬品の外用薬（オムニードケトプロフェン®パップ）もありますし，アセトアミノフェンをはじめ，他の非ステロイド系消炎鎮痛薬（イブプロフェン，インドメタシン，ピロキシカム，ロキソプロフェンなど）についても，内服薬，外用薬として多くの一般用医薬品があります．そして，これら一般用医薬品の添付文書には，「妊婦または妊娠していると思われる方は，医師または薬剤師に相談する」，あるいは「妊婦または妊娠していると思われる人は使用しない」と記載されています．いずれも妊娠中期〜後期には原則使用しないか，どうしても必要な場合には医師に相談し，市販薬の安易な使用は避けなければいけません．

文献

1) 日本産科婦人科学会・日本産婦人科医会（編・監）：CQ104-1 〜 CQ104-4．産婦人科診療ガイドライン産科編2014，p62-74，杏林舎，東京，2014
2) 林　昌洋：学際領域の診療，妊娠と薬物．日産婦会誌 58（6）：N77-N85，2006
3) ファーマフレンド：おくすり110番：妊娠と薬，男性が使用した薬の影響．http://www.okusuri110.com/kinki/ninpukin/ninpukin_02-06.html
4) 医薬品医療機器総合機構：使用上の注意の改訂指示，平成24年度指示分：アセトアミノフェン含有製剤（医療用）の「使用上の注意」の改訂について，2012．http://www.info.pmda.go.jp/kaitei/file/20120424frepno16-23.pdf
5) 厚生労働省医薬食品局：医薬品・医療機器等安全性情報No.312，ケトプロフェン（外皮用剤）の妊娠中における使用について，2014．http://www1.mhlw.go.jp/kinkyu/iyaku_j/iyaku_j/anzenseijyouhou/312_1.pdf

---

コラム　葛根湯の主成分の乳汁への移行量

葛根湯は，葛根，大棗，麻黄（エフェドリン含有），甘草（グリチルリチン含有），桂皮，芍薬，生姜の7つの生薬からなる代表的な感冒薬であると同時に，乳汁うっ滞や乳腺炎にも処方されます．

葛根湯服用後に母乳中にエフェドリンが移行した例は10例中1例，グリチルリチンが移行した例は10例中5例に認められましたが，きわめて微量（0.009 〜 0.570 μg）であり，哺乳児への臨床的影響はなかったと報告されています[i]．

（岡村麻子）

文献

i) 佐藤芳昭ほか：葛根湯成分の乳汁移行濃度．産婦漢方研のあゆみ 1：1722，1985

第1章　くすりに関する質問

Q2 授乳中にくすりを飲むと，赤ちゃんへの影響や危険性はありますか？

Answer

母乳には人工乳に比べ，児の感染症を予防する，免疫機能や神経発達を促すなど，多くの優れた点があります．可能な限り母乳育児をすることが勧められますが，母乳にするか人工乳にするかは，授乳婦が正しい情報を得て主体的に判断することが大切です．

(遠藤亜貴子，加藤千穂，八重ゆかり)

1. 授乳中の薬の影響[1,2]

- 授乳中の薬の影響として注意すべきことには，実は2種類あります．一つは母乳分泌そのものへの影響で，もう一つは薬が母乳へ移行することによる児への影響です．

[a] 母乳分泌に影響する薬

- 母乳の分泌を低下させてしまう薬には，パーキンソン病治療薬のカベルゴリン（カバサール®錠など）やブロモクリプチン（パーロデル®など），片頭痛治療薬のエルゴタミン（ジヒデルゴット®，クリアミン®配合錠など），月経困難症などに用いられる卵胞ホルモン・黄体ホルモン剤（ソフィアA®など）があります．

[b] 母乳移行による胎児への影響

- 薬の母乳移行による児への影響についても考えてみましょう．ほとんどすべての薬剤が，程度の違いはあるものの母乳中に分泌されて児に移行しますが，約80％の薬では，児に移行する量はごくわずかだとされています．したがって，多くの薬剤は授乳婦が摂取しても児への悪影響はほとんどないと考えられます．しかし一部の薬剤については，ごくわずかの移行でも児が母乳を通して摂取することにより悪影響が危惧される薬剤があり，授乳中の服用は避けなければいけません．たとえば，抗がん剤，甲状腺機能亢進症に用いる放射性ヨウ素製剤がこれにあたります．また，抗てんかん薬，抗うつ薬，抗不安薬については，授乳婦の病気の状態を悪化させないことが優先される場合には，児への影響に注意しつつ（哺乳状況，体重増加，傾眠傾向など），なるべく安全性の高い成分を選んで授乳婦でも使用します．

2. 母乳育児をあきらめる前に

- 授乳中の服薬では，安易な服用は避けなければいけませんが，児への影響を心配するあまり母乳育児をあきらめてしまうことのデメリットも考える必要があります．心配な場合は，授乳を止める前に，まずは医師や「妊娠と薬情報センター」などの支援機関に相談しましょう．

文献

1) 日本産科婦人科学会・日本産婦人科医会（編・監）：CQ104-5 授乳中に服用している薬物の児への影響について尋ねられたら？ 産婦人科診療ガイドライン産科編2014, p75-77, 杏林舎，東京，2014
2) 国立成育医療研究センター（妊娠と薬情報センター）：ママのためのお薬情報，授乳とお薬．http://www.ncchd.go.jp/kusuri/lactation/index.html

第1章 くすりに関する質問

Q3 妊娠中・授乳中に予防接種は受けられますか？ また，妊娠前に受けておいたほうがよい予防接種はありますか？

Answer

　日本で接種可能なワクチンは多くの種類がありますが［巻末資料2「妊娠前・妊娠中・授乳中の予防接種可否・推奨一覧」の表1（236ページ）参照］，そのなかで妊娠可能年齢の女性が対象となり得るワクチンは，巻末資料2の表2（237ページ）に示すとおりです．

（遠藤亜貴子，加藤千穂，八重ゆかり）

1. 妊娠中のワクチン接種

- 妊娠中に感染すると胎児に影響を及ぼす感染症のなかで，ワクチンで予防可能な疾患には麻疹，風疹，流行性耳下腺炎，水痘，B型肝炎があります．このなかで，B型肝炎以外は生ワクチンと呼ばれる種類のワクチンです．生ワクチンは，ワクチン成分が経胎盤性に胎児に移行する可能性を考慮して，妊娠中には接種を行わないことになっています（黄熱ワクチンを除く）．ただし，この可能性はあくまで理論上のものであって，胎盤移行したワクチン成分が原因で胎児に先天性の異常が生じたという報告はありません．そのため，妊娠に気づかずに生ワクチンを接種してしまった場合でも妊娠中断を考慮する必要はありません．

- なお，不活化ワクチンは生ワクチンと異なり病原性をもたないため，妊娠中でも接種は可能とされています．ただし，日本で妊娠中に積極的に接種が行われている不活化ワクチンはインフルエンザワクチンのみです．妊娠中は心肺機能や免疫機能の変化により，非妊時に比べインフルエンザに罹患した場合に重症化しやすいことがわかっているため，妊娠週数を問わず，流行時期の開始に合わせ10～11月の接種が勧められています[16]．

- 巻末資料2の表2に挙げるワクチンのなかには，小児期に接種を済ませているはずのものも多いのですが，ワクチンの抗体陽性率は100％ではなく，またいったん陽性となっても，昨今では自然感作の機会が減っていることから，時間の経過とともに基礎免疫が低下してくることがわかっています．そのため，米国では百日咳など新生児に感染すると重症化しやすく成人での流行が確認されている疾患については，妊娠中もしくは分娩直後にワクチンの追加接種を推奨しています（日本では，百日咳を含む成人用の三種混合ワクチンは未承認）[7]．

2. 出産後（授乳中）のワクチン接種

- 出産後に関しては，授乳中に接種禁忌のワクチンはありません．風疹ワクチンについては，母親に接種したワクチン株ウイルスが乳汁中に分泌される可能性が指摘されていますが，児への感染性はないと考えられています．妊娠中に接種できない生ワクチンは，次の妊娠に備えて，また周囲の生ワクチンを接種できない人（妊婦，乳児，免疫抑制状態にある者）に感染させないためにも，産後できるだけ早めに接種を勧めたいワクチンです．米国では，妊娠中に風疹抗体価が陰性だった場合，産褥入院中に麻疹・流行性耳下腺炎・風疹の混合ワクチ

ン（MMR）を接種することを勧告しており，水痘ワクチンも同様に退院前の接種が推奨されています[8]．

3. 妊娠を希望する女性のワクチン接種

- 妊娠を予定している女性には，小児期からこれまでに接種対象となっているワクチンの規定回数の接種が完了しているかどうか，また感染症の罹患歴も合わせて，感受性者（免疫のない者）か否かを確認し，妊娠前に必要な追加接種を受けておくことを勧めます．
- オーストラリア保健省の予防接種ハンドブックでは，特に麻疹，風疹，流行性耳下腺炎，水痘，B型肝炎，三種混合ワクチンの接種完了を妊娠前に確認しておくことを勧めています[2]．日本では，主に生ワクチンの対象疾患である風疹，麻疹，水痘，流行性耳下腺炎に関してのワクチンの接種完了あるいは抗体価の確認を勧められることが多いようです．
- 生ワクチンは，妊娠中の接種が原則禁忌であること，また接種後には一定期間（通常は1～2ヵ月間程度）の避妊が必要なことから，妊娠前に余裕をもって接種を済ませたいワクチンです．生ワクチンの対象疾患のなかで，特に風疹は妊娠20週までの感染で児に白内障，先天性心疾患，難聴を主徴とする先天性風疹症候群（congenital rubella syndrome：CRS）を引き起こすことで知られています（12週までが80％以上と高い発症リスクを示す）[16]．不顕性感染のほとんどない麻疹や水痘と異なり，風疹は感染者の15～30％が不顕性感染となるため，罹患に気づかないまま周囲に感染が拡大していきます[12]．また，母体が不顕性感染した場合でもCRSは発生するとされています[16]．対策は予防接種以外にないため，妊娠前の接種が強く推奨されるワクチンです．
- 麻疹は，風疹のように先天性異常のリスクは増加させないものの，流・早産のリスクを高めることがわかっています．妊娠中に麻疹に感染したケースの30％前後が流・早産に至ったという報告があります[1,10]．また，妊婦が麻疹に罹患すると重症化しやすいこともわかっています．風疹の抗体価の低い人は麻疹抗体価も低い傾向にあることから，接種を考慮する際には風疹単味ワクチンよりも麻疹風疹混合ワクチン（MRワクチン）を勧めるようにします[11]．
- 水痘は，妊娠20週以前の感染で先天性水痘症候群（四肢低形成，神経系の異常，眼球異常など）を起こしますが，その頻度は低く2％以下とされています[3,15]．特に問題となるのは妊娠後期以降の感染で，母体の水痘肺炎は子宮の増大による呼吸機能の低下も加わって重症化しやすく，分娩前後の発症で新生児に感染する「周産期水痘」の致死率は30％に及ぶという報告もあります[13]．治療薬の進歩に伴い死亡率は改善されてきているものの，妊娠中の感染には注意が必要な疾患です．
- 流行性耳下腺炎は，妊娠初期に感染すると流産のリスクが増加するとされてきましたが，最近ではこれを否定する報告も出てきています[6]．経胎盤性にウイルスが胎児に移行はするものの，催奇形性はないとされています．新生児が罹患した場合でも軽症であることが多いようですが，周産期の母体の感染から児が肺炎や脳炎に至った重症例の報告もあります[17]．流行性耳下腺炎は，疾患それ自体は重症化しにくいのですが，種々の合併症（髄膜炎，不可

第1章　くすりに関する質問

逆性難聴，思春期以降の感染で精巣炎や卵巣炎など）を起こすことで知られています．

4．パートナーや同居者のワクチン接種

- 妊娠予定あるいは妊娠中の女性のパートナーにも，同じようにこれまでのワクチンの接種歴や感染症の罹患歴を確認して，必要があれば追加でワクチンの接種を勧めます．特に2012年頃より流行がみられている風疹に関しては，ワクチン接種の機会のなかったもしくは接種率が低く自然感作の機会も少なかった世代である20〜50歳代前半の男性を中心に感染が拡大していった経緯があり，早めの確認と接種勧奨が重要です[14]．接種歴や罹患歴が不明な場合，抗体価を確認せずに接種することも可能です[12]．以前に風疹ワクチンの接種を済ませていても，また罹患していたとしても，追加接種によって特別な副反応が生じるようなことはありません．ちなみに米国では，麻疹，流行性耳下腺炎，風疹に関して，罹患歴は免疫を保有している証明とみなされず[9]，抗体価の測定をせずに接種することを勧めています[4]．

- 同居者に小児がいる場合には，年齢相当のワクチンがもれなく接種されているかどうかを確認し，もれがあれば接種を勧めます．同居妊婦がいることで小児のワクチン接種スケジュールを変更する必要はなく，経口生ワクチンであるロタウイルスワクチンに関しても接種が推奨されています[2,5]．

文献

1) Ali ME et al: Measles in pregnancy: Maternal morbidity and perinatal outcome. Int J Gynaecol Obstet **59**（2）：109-113, 1997
2) Australian Technical Advisory Group on Immunisation（ATAGI）: Groups with special vaccination requirements. The Australian Immunisation Handbook, 10th ed, 2013. http://www.immunise.health.gov.au/internet/immunise/publishing.nsf/Content/handbook10-3-3
3) Center for Disease Control and Prevention（CDC）: Prevention of varicella: Recommendations of the Advisory Committee on Immunization Practices（ACIP）. Centers for Disease Control and Prevention. MMWR Recomm Rep **45**（RR-11）：1-36, 1996
4) Center for Disease Control and Prevention（CDC）: Measles, mumps, and rubella--vaccine use and strategies for elimination of measles, rubella, and congenital rubella syndrome and control of mumps: recommendations of the Advisory Committee on Immunization Practices（ACIP）. MMWR Recomm Rep **47**（RR-8）：1-57, 1998
5) Center for Disease Control and Prevention（CDC）: Epidemiology and Prevention of Vaccine-Preventable Diseases, The Pink Book: Course Textbook, 12th ed, 2nd printing, 2012
6) Centers for Disease Control and Prevention（CDC）: Chapter 9: Mumps. Manual for the Surveillance of Vaccine-Preventable Diseases, 5th ed, 2012. http://www.cdc.gov/vaccines/pubs/surv-manual/chpt09-mumps.html
7) Centers for Disease Control and Prevention（CDC）: Guidelines for Vaccinating Pregnant Women, 2013. http://www.cdc.gov/vaccines/pubs/downloads/b_preg_guide.pdf
8) Centers for Disease Control and Prevention（CDC）: Immunization and Pregnancy Vaccines Chart. http://www.cdc.gov/vaccines/pubs/downloads/f_preg_chart.pdf
9) Centers for Disease Control and Prevention（CDC）: Adult Immunization Schedules-United States-2015. http://www.cdc.gov/vaccines/schedules/hcp/adult.html
10) Eberhart-Phillips JE et al: Measles in pregnancy: a descriptive study of 58 cases. Obstet Gynecol **82**（5）：797-801, 1993
11) 厚生労働省：風しんについて．http://www.mhlw.go.jp/seisakunitsuite/bunya/kenkou_iryou/kenkou/kekkaku-kansenshou/rubella/
12) 国立感染症研究所：風疹Q&A（2012年改訂）．http://www.nih.go.jp/niid/ja/rubellaqa.html
13) 国立感染症研究所：成人水痘：妊婦の水痘などを中心に．IASR **34**（10）：293-294: 2013．http://www.nih.go.jp/niid/ja/allarticles/surveillance/2256-iasr/related-articles/related-articles-404/4010-dj4044.html
14) 国立感染症研究所：職場における風しん対策ガイドライン，2014．http://www.nih.go.jp/niid/images/idsc/disease/rubella/kannrenn/syokuba-taisaku.pdf
15) 中野貴司：女性診療のための感染症のすべて，周産期，水痘の母子感染と対策．産婦治療**90**（増刊）：600-604，2005
16) 日本産科婦人科学会・日本産婦人科医会（編・監）：産婦人科診療ガイドライン産科編2014，杏林舎，東京，2014
17) 砂川新平ほか：周産期のウイルス感染症，ムンプスウイルス．産と婦**72**（8）：1037-1040，2005

第2章

妊娠中の食物・嗜好品に関する質問

第2章 妊娠中の食物・嗜好品に関する質問

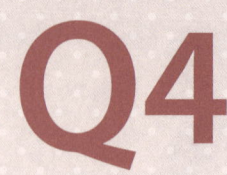

Q4 妊娠初期に葉酸のサプリメントを飲むと,胎児の健康状態に影響がありますか?

Answer　エビデンスの強さ　強

妊娠初期の葉酸サプリメントの服用には,胎児の神経管閉鎖障害（NTDs）の予防効果があります.しかし,ほかの先天異常や妊娠・分娩経過への影響については十分なエビデンスはありませんでした.NTDsの予防効果を期待するためには,妊娠を計画する2ヵ月前から妊娠12週までの葉酸サプリメントの服用（1日摂取量400μg）が推奨されています.

(中田かおり)

1. 疑問の背景や傾向

- 葉酸はビタミンB群の水溶性ビタミンで,緑黄色野菜や豆類,果物,レバーなどに多く含まれます[1].葉酸は,核酸,アミノ酸,細胞分裂,組織の増殖,DNAのメチル化などの合成に必要な栄養素です[2].胎児の成長は,急激で多量な細胞分裂を伴うため,妊娠中は非妊時よりも多く葉酸を摂取する必要があります[2].
- 胎児の神経管閉鎖障害（neural tube defects：NTDs；無脳症,二分脊椎,脳ヘルニアなど）は,神経管の器官形成期に発生する障害で,この期間は受精から約28日間とされています.受胎の時期に葉酸のサプリメントを服用すると,胎児のNTDsの発症予防につながることが知られています.しかし,ほかの先天異常や母体への影響,最適な葉酸の摂取頻度,形態,期間などはわかっていません[1].

2. 答えの根拠

a 受胎期（受胎前〜妊娠12週まで）の葉酸サプリメントの効果

- 受胎期の葉酸サプリメントによる胎児の先天異常の予防効果を検討したコクランシステマティックレビュー論文から主な結果を紹介します[1].この論文では,妊娠を計画している6,105人の女性を対象とした,5つのランダム化比較試験（RCT）をレビューしています.その結果,葉酸には単独あるいはほかのビタミンやミネラルとの混合摂取でもNTDsの予防効果は認められるものの,ほかの先天異常への明らかな影響は認められなかったと述べられています[1].しかし,レビューしたRCTはいずれも葉酸サプリメントの1日推奨摂取量［folic acid 400μg（0.4 mg）］[3]が国際的に示される以前に実施されたもので,今後,上記の推奨摂取量での評価が必要と考えられます.
- 受胎前から妊娠12週までの葉酸サプリメントの服用［0.36 mg（360μg）〜4 mg（4,000μg）/日］には,単独でも,ほかのビタミンやミネラルとの混合であっても,NTDsの予防効果があります（リスク比0.28,95％信頼区間0.15-0.52）.また,NTDsの児を出産したことのある女性に対しては,次子へのNTDs発症予防の効果が認められました（リスク比0.32,95％信頼区間0.17-0.60）.

第2章　妊娠中の食物・嗜好品に関する質問

- 葉酸サプリメントの服用による口蓋裂，口唇裂，先天性心疾患，流産，あるいは他の先天異常への予防効果については，統計的な有意性はありませんでした．
- 葉酸サプリメントの服用による，副作用（短期間）のエビデンスはありませんでした．

b 葉酸サプリメントに関するガイドライン

- 葉酸の耐容上限量はわかっていませんが，葉酸サプリメントを服用している人の血清葉酸値が高いことに起因する有害作用の報告があります．
- 世界保健機関（WHO）では妊娠を考えている女性に対して，葉酸サプリメント（folic acid）の1日摂取量を400μgとし，妊娠を計画する2ヵ月前から妊娠12週まで継続することを勧めています[3]．
- 『日本人の食事摂取基準（2015年版）』によると，18〜49歳女性の葉酸の推定平均必要量は200μg/日，推奨量は240μg/日です．妊婦の場合は，さらに推定平均必要量として200μg/日，推奨量として240μg/日を付加することとしています．耐容上限量は，18〜29歳女性で1,300μg/日，30〜49歳女性1,400μg/日です[4]．

伝えるときのポイント

- 葉酸の過剰摂取が問題となるのは，サプリメントを過剰に服用した場合といわれています．葉酸サプリメントや葉酸強化食品などに使用されているプテロイルモノグルタミン酸（folic acid）が食事性葉酸（folate）からの合成成分で，摂取後の相対生体利用率が食事性葉酸よりも約70％高いためです（食事性葉酸の相対生体利用率は約50％）[1]．ガイドラインに示されている葉酸の摂取量はプテロイルモノグルタミン酸の値です．
- 妊娠を自覚してから葉酸の摂取を心がけてもNTDsの予防効果を期待するには遅くなる場合があります．妊娠する可能性のある女性には，日ごろから積極的な葉酸の摂取を心がけるよう伝えるとよいでしょう．

文献

1) De-Regil LM et al: Effects and safety of periconceptional folate supplementation for preventing birth defects（Review）. Cochrane Database Systematic Reviews 2010 Oct 6;10:CD007950. doi: 10.1002/14651858.CD007950.pub2
2) Lassi ZS et al: Folic acid supplementation during pregnancy for maternal health and pregnancy outcomes. Cochrane Database Syst Reviews 2013 Mar 28;3:CD006896. doi: 10.1002/14651858.CD006896.pub2
3) World Health Organization（WHO）: Prevention of neural tube defects. Standards for maternal and neonatal care. http://www.who.int/reproductivehealth/publications/maternal_perinatal_health/neural_tube_defects.pdf?ua=1
4) 厚生労働省：水溶性ビタミン．「日本人の食事摂取基準（2015年版）」策定検討会報告書，p194-246．http://www.mhlw.go.jp/file/05-Shingikai-10901000-Kenkoukyoku-Soumuka/0000067132.pdf

第2章　妊娠中の食物・嗜好品に関する質問

Q5 妊娠中にハーブのサプリメントやお茶を飲むと，どのような効果がありますか？

Answer　エビデンスの強さ　中

　妊娠に伴う不快症状の緩和や，安産のためにハーブの使用を考える女性は少なくありません．しかし，ハーブの効果とリスクに関する臨床試験は少なく，科学的なエビデンスはごく限られています．重篤な有害作用も報告されているので，妊娠中，特に妊娠初期は，ハーブの使用にも気をつけるように伝えましょう．ショウガには，妊娠初期の吐き気・嘔吐の症状を緩和する効果があり，深刻な副作用がなく，安全に使用できることが確認されました．

（中田かおり）

1．疑問の背景や傾向

- ハーブは，病気の治療や症状の緩和だけではなく，健康増進を目的として一般に広く使用されています．妊娠中の女性で，妊娠に伴う不快症状の緩和や，安産のために使用を考える人もいるでしょう．ハーブは自然のものなので，安全で有害な作用はない，と思っている人もいるかもしれません．しかし，なかには使い方によって有害な副作用を引き起こすものもあります．妊娠中のハーブの使用による，流・早産，分娩異常，胎児の先天異常，肝機能障害など，重篤な有害作用の報告もあるため[1]，その安全性と効果に関心を寄せる必要があります．

2．答えの根拠

- 妊娠中のハーブ療法の効果について検討した，Danteら[2]のシステマティックレビュー論文から主な結果を紹介します．この論文では，1990～2010年に実施された14のランダム化比較試験（RCT）がレビューされています．このなかで検討されたハーブの種類と試験の数は，ショウガの10試験のほか，クランベリー，セイヨウオトギリソウ（St. John's wort），ラズベリーリーフ，ニンニクが各1試験ずつでした．そのため，このシステマティックレビューでは，ショウガ以外にハーブによる効果を裏づけるデータを示すことはできませんでした．また研究間で，使用されたハーブの使用形態や方法が異なっており，結果の統計分析もさまざまな手法によって報告されているため，メタアナリシスによる結果の要約はされませんでした．

- ショウガには，吐き気・嘔吐の症状を緩和する効果があるとして，妊娠中の女性にも古くから使用されています．10のRCTのうち5試験では，プラセボと比較してショウガには吐き気・嘔吐の症状緩和に効果がありました．4試験では，ビタミンB_6による治療と比較して同等の効果がありました（表1）．また，1試験では，ショウガ1 g/日とジメンヒドリナート（抗ヒスタミン作用があり，乗り物酔いの予防などにも使用される）100 mg/日の1週間の治療を比較して同等の効果があり，しかもショウガのほうに副反応が少なかったことが報告されました．

第 2 章　妊娠中の食物・嗜好品に関する質問

表1　ショウガとビタミン B$_6$ による治療効果の比較試験の内容

試験	ショウガ 1日摂取量	ショウガ 対象数	ビタミン B$_6$ 1日摂取量	ビタミン B$_6$ 対象数	治療期間
1	1 g	35	40 mg	34	4 日間
2	1.05 g	146	75 mg	145	3 週間
3	1.5 g	64	30 mg	64	3 日間
4	650 mg	63	25 mg	63	4 日間

（文献 2 より作成）

- ショウガの1日250 mg〜5 g（形態および方法の記載なし）の長期摂取（4日〜3週間）で，胸やけ，アレルギー反応，鎮静など軽度の副反応がありました．ショウガ，ビタミンB$_6$，ジメンヒドリナートで，副反応の発症に有意差はありませんでした．
- クランベリーは，尿路感染の治療と予防に効果があるとして使用されていますが，妊娠16週以下の妊婦を対象に，出産までクランベリージュースを摂取した群（1日のクランベリー摂取量が240 mgの群と80 mgの群）とプラセボ群とを比較した結果，統計的に有意な尿路感染症の予防効果は認められませんでした．また，出産時の産科的・新生児アウトカムにも有意差はありませんでした．
- ラズベリーリーフは，分娩時間の短縮と安産に効果があるとして使用されますが，妊娠32週から分娩までの1日2.4 gのラズベリーリーフ錠内服は，分娩第1期の短縮に効果はありませんでしたが，プラセボ群と比較して，分娩第2期が短かったこと（平均差9.59分）と鉗子分娩率が低かったこと（19.3% vs 30.4%）が報告されています[3]．
- セイヨウオトギリソウの外用薬による帝王切開術後の創部治癒への効果を検討したRCTでは，治療群はプラセボ群および対照群と比較して，術後10日目の創部治癒状態が良好で，産後40日目の痛みや瘙痒感の程度も低くなっていました．
- ニンニクには，妊娠高血圧症候群の予防効果への期待があるのですが，治療群とプラセボ群の比較では，高密度リポ蛋白コレステロール（HDL），低密度リポ蛋白コレステロール（LDL），中性脂肪，血圧，平均動脈圧の値に有意差はなく，妊娠高血圧症候群の予防効果は確認できませんでした．

伝えるときのポイント

- 妊娠初期の吐き気・嘔吐の症状緩和にショウガが効果的であることが確認されましたが，その適切な使用方法は今回のレビューでは具体的に示されていません．ショウガを試してみる場合には，胸やけやアレルギー反応などの副作用に注意しながら，摂取しやすい方法・量で試みるように伝えましょう．

文献

1) Ernst E: Herbal medicinal products during pregnancy: are they safe? BJOG **109**（3）: 227-235, 2002
2) Dante G et al: Herb remedies during pregnancy: a systematic review of controlled clinical trials. J Matern Fetal Neonatal Med **26**（3）: 306-312, 2013
3) Simpson M et al: Raspberry leaf in pregnancy: its safety and efficacy in labor. J Midwifery Womens Health **46**（2）: 51-59, 2001

第2章 妊娠中の食物・嗜好品に関する質問

Q6 妊娠中にビタミンAのサプリメントを飲むと，胎児に奇形を起こすような影響はありますか？

Answer　エビデンスの強さ　中

　22,748人の妊婦を対象とした前向きコホート研究では，妊娠中のビタミンAの過剰摂取，特に妊娠初期にサプリメントを多く服用した妊婦で先天奇形の発症頻度が高かったことが報告されています[1]．しかし，最近のコクランシステマティックレビュー論文[2]でレビューされた臨床試験のなかには，ビタミンAのサプリメント服用による先天奇形の報告はありませんでした．また，妊娠中のビタミンAのサプリメント服用に，「母体死亡」「周産期死亡」「新生児死亡」「死産」「早産」「低出生体重」「新生児貧血」のリスクを低減する効果はありませんでした．ただし，ビタミンAの欠乏あるいはHIV陽性の妊婦では，母体の貧血のリスクが低減しました．ビタミンAの欠乏が深刻でない妊婦の場合には，サプリメントの服用を推奨する必要はなく，むしろ過剰摂取にならないような注意が必要でしょう．

（中田かおり）

1. 疑問の背景や傾向

- ビタミンAは，脂溶性ビタミンの一つで，視覚，遺伝子転写，免疫，骨代謝，造血，皮膚の正常保持，抗酸化作用など，さまざまな生体機能に関与しています．妊娠中は，胎児の成長や，胎児へのビタミンAの移行蓄積量，母体の代謝量増加などへの適応のため，ビタミンAの必要量が上昇します[2]．しかし，妊娠中のビタミンAの過剰摂取と胎児奇形との関連を示唆する報告があります．特に妊娠7週以前に1日10,000国際単位（IU）近くか，それ以上の量のビタミンAのサプリメントを服用していた妊婦において，頭部神経堤欠損（cranial neural crest defects）など，胎児奇形の発症頻度が高かったことが報告されています[1]．
- 妊娠中にビタミンAのサプリメントを服用する目的としては，母体および新生児の死亡，貧血，感染リスクの低減などの効果が期待されています．そのため，妊娠中のビタミンAのサプリメント服用の安全性に関する検討が続けられています[2]．

2. 答えの根拠

a 妊娠中のビタミンAのサプリメント服用による母体・胎児への影響

- 1931〜2010年に実施された16の臨床試験をレビューしたコクランシステマティックレビュー論文[2]では，「現時点で，母体あるいは周産期死亡の低減を目的とした妊娠中のビタミンAのサプリメント服用を推奨しない」との結論を示しています．以下，主な結果を紹介します（表1，2）．
- レビューの対象となった臨床試験のなかで，ビタミンAのサプリメント服用による副作用，有害事象，あるいは先天奇形を報告する論文はありませんでした．
- 妊娠中のビタミンAのサプリメント服用による「母体死亡」への影響はありませんでし

第2章　妊娠中の食物・嗜好品に関する質問

表1　コクランシステマティックレビューの対象となった16臨床試験の研究デザインと対象国

研究デザイン	試験数	アフリカ マラウィ	アフリカ ガーナ	アフリカ 南アフリカ	アフリカ タンザニア	インドネシア	インド	ネパール	英国	米国
RCT	14	3	1	1	1	5	1		1	1
quasi-RCT*	(2)					(1)			(1)	
cluster-RCT	2		1					1		

RCT：ランダム化比較試験，quasi-RCT：準ランダム化比較試験，cluster-RCT：クラスターランダム化比較試験
* 括弧内の数字は，RCTの再掲試験数

(文献2より作成)

表2　妊娠中のビタミンAのサプリメント服用による影響の有無

影響の有無	アウトカム	RR（95% CI）	試験数	対象国	対象数，その他
無	母体死亡	0.78(0.55-1.10)	3	ネパール，ガーナ，英国	ビタミンAのみ vs プラセボ/介入なし
無	周産期死亡	1.01(0.95-1.07)	1	ガーナ	ビタミンAのみ vs プラセボ/介入なし
無	新生児死亡	0.97(0.90-1.05)	3	南アフリカ，ガーナ，ネパール	ビタミンAのみ vs プラセボ/介入なし
無	死産	1.06(0.98-1.14)	1	ガーナ	ビタミンA群（$n=39,512$）コントロール群（$n=39,323$）
無	新生児貧血	0.99(0.92-1.08)	1	タンザニア	ビタミンA群（$n=209$）プラセボ/介入なし群（$n=197$）
無	早産	0.77(0.57-1.04)	4	南アフリカ，英国，インド，マラウィ	ビタミンA群（$n=1,075$）プラセボ/介入なし群（$n=862$）
無	低出生体重	0.98(0.62-1.54)	3	南アフリカ，ガーナ，インド	ビタミンA群（$n=451$）プラセボ/介入なし群（$n=439$）
有	低出生体重	0.67(0.47-0.96)	1	ガーナ	ビタミンA＋マイクロ栄養剤群（$n=285$）マイクロ栄養剤（ビタミンAなし）群（$n=309$）HIV陽性の女性で低出生体重のリスクが低減
有	夜盲症	0.70(0.60-0.82)	1	ネパール	ビタミンAのみ vs プラセボ/介入なし
有	母体貧血	0.64(0.43-0.94)	3	タンザニア，インドネシア，ネパール	ビタミンA欠乏，HIV陽性の妊婦を対象
有？	母体感染症	0.37(0.18-0.77)	3	南アフリカ，英国，ネパール	感染症の定義が不明確

RR：リスク比，95%CI：95%信頼区間

(文献2より作成)

た．また，「周産期死亡」「新生児死亡」「死産」「早産」「低出生体重」「新生児貧血」にも影響はありませんでした．
- 妊娠中のビタミンAのサプリメント服用は，母体の夜盲症のリスクを低減させました．
- ビタミンA欠乏症とHIV陽性の妊婦では，母体の貧血を低減させるというエビデンスが認められました．

b 妊娠中のビタミンAのサプリメントに関するガイドライン

①世界保健機関（WHO）

- WHOでは，母体と新生児の死亡および障害の予防を目的とした妊娠中のビタミンAサプリメントの処方を，一般的な妊婦ケアとして提供することを推奨していません[3]．ただし，ビタミンA欠乏症が深刻な問題となっている場合には，夜盲症の予防を目的とした妊婦のビタミンAのサプリメント服用を推奨しています．

表3　ビタミンAの食事摂取基準（μgRE/日）（女性）

年齢（歳）	推定平均必要量*	推奨量*	耐容上限量**
18～29	450	650	2,700
30～49	500	700	2,700
妊婦（付加量）初期	+0	+0	—
中期	+0	+0	
後期	+60	+80	

μgRE：レチノール当量［＝レチノール（μg）＋β-カロテン（μg）×1/12＋α-カロテン（μg）×1/24＋β-クリプトキサンチン（μg）×その他のプロビタミンAカロテノイド（μg）×1/24］
＊ プロビタミンAカロテノイドを含む．＊＊ プロビタミンAカロテノイドを含まない．

（文献5より作成）

②英国国立医療技術評価機構（NICE）

- NICEのガイドラインでは，「ビタミンAのサプリメント［700 μg（ガイドライン上の表記はmcg）以上の服用］は催奇形性の可能性があり，避けるべきであることを妊婦に情報提供すべき」としています．また，ビタミンAの含有量が豊富なレバーやレバー製品の摂取も妊娠中は避けるべきとしています[4]．

③『日本人の食事摂取基準（2015年版）』

- 妊娠中は，ビタミンAの必要量は増加しますが，ビタミンA欠乏でない妊婦の場合は，母体の肝臓に貯蔵されているビタミンAで妊娠中の必要量を補うことができるので[1]，妊娠中の付加量（推奨量）は，特に胎児の成長や母体の循環血液量の増加が著しい妊娠後期にのみ設定されており，妊娠初期・中期には設定されていません（表3）[5]．

文献

1) Rothman KJ et al: Teratogenicity of high vitamin A intake. N Engl J Med **333**（21）：1369-1373, 1995
2) van den Broek et al: Vitamin A supplementation during pregnancy for maternal and newborn outcomes. Cochrane Database Systematic Reviews 2010 Nov 10;11: CD008666. doi: 10.1002/14651858.CD008666.pub2
3) World Health Organization（WHO）: Guideline: Vitamin A supplementation in Pregnant Women, WHO, 2011
4) National Institute for Health and Clinical Excellence（NICE）: Antenatal care: routine care for the healthy pregnant woman. http://www.nice.org.uk/guidance/CG062/chapter/1-Guidance?print=true
5) 厚生労働省：脂溶性ビタミン．「日本人の食事摂取基準（2015年版）」策定検討会報告書，p164-193．http://www.mhlw.go.jp/file/05-Shingikai-10901000-Kenkoukyoku-Soumuka/0000067132.pdf

コラム　薏苡仁(よくいにん)(はと麦)

薏苡仁は，『神農本草経(しんのうほんぞうけい)』（秦漢時代の書で，中国に現存する最古の薬学専門書）では上品(じょうひん)（命を養う，長期投与も安心）に分類されていますが，『本草綱目(ほんぞうこうもく)』（明の李時珍による臨床と薬学を結合させた書），『経史証類備急本草(けいししょうるいびきゅうほんぞう)』（宋の唐慎微による薬学専門書）には「胎を堕す」とか「妊娠禁用」とありますし，日本の『薬性能毒』［戦国時代（1567年）の曲直瀬道三による薬学専門書］にも「薏苡仁の根，胎を堕す」との記載がみられます[i]．

いぼを取り去る作用がありますが，はと麦種の抽出液には吉田肉腫の増殖阻止作用があるとの報告[ii]もあり，塊を外に出す作用があります．「虚証で流産癖のあるものは，注意したほうがよい」と矢数道明先生も『漢方治療百話』[iii]で述べているとおり，はと麦の摂取には注意が必要です．

（岡村麻子）

文献

[i] 吉元昭治：妊婦と漢方薬．産婦の世界 **42**（増刊）：25-33, 1990
[ii] 松田邦夫ほか：臨床医のための漢方：基礎編，カレントテラピー，1987（絶版）
[iii] 矢数道明：漢方治療百話，第6集，医道の日本社，神奈川，p148, 1985

第2章 妊娠中の食物・嗜好品に関する質問

Q7 妊娠中の魚の食べ方で注意することはありますか？

Answer　エビデンスの強さ　中

　魚は，多価不飽和脂肪酸を含む良質な栄養源で，妊娠・出産には欠かせない食材ですが，環境汚染の影響を受けやすい食材でもあります．特に，食物連鎖の上位にある高脂肪の魚では，自然界に存在する水銀を体内に多く蓄積していることが考えられます．低濃度の水銀摂取が，胎児に影響を与える可能性があることを懸念する報告もあるため，妊娠中の女性には，食品安全管理機関が示す魚の摂取量の目安を参考に，普段の食生活でバランス良く魚を摂取するよう勧めましょう．

（中田かおり）

1. 疑問の背景や傾向

- 魚は低脂肪で，血管疾患のリスクの減少や新生児および乳幼児の神経発達に重要とされている多価不飽和脂肪酸を含む，良質な蛋白源です．特に，ドコサヘキサエン酸（DHA）とエイコサペンタエン酸（EPA）の2種類のオメガ-3脂肪酸は，妊娠中，授乳中の女性にとっても重要な栄養源とされています[1]．

- 魚は，環境汚染の影響を受けやすい食品でもあります．特に，有機水銀やポリ塩化ビフェニル（PCB）などは，食物連鎖の上位にいる高脂肪の魚の体内に多く蓄積されます．メチル水銀の毒性の最も典型的なものは中枢神経系に対する影響で，過去には，化学工場の廃液に含まれていたメチル水銀を蓄積した魚を摂取した住民に，深刻な中枢神経系の障害がもたらされたことが知られています[2]．

- 妊娠している女性の魚の摂取による出産，胎児の発育，出生児の成長・発達への影響については，世界中で大規模なコホート研究が数多く実施されており，その影響（の可能性）は示されていますが，具体的な結果はさまざまで，魚の摂取による胎児へのリスクと利益のバランスに関する知識の統合はなされていません．

2. 答えの根拠

- 厚生労働省では，世界保健機関（WHO）の国際専門会議において，水銀の暫定耐容週間摂取量（provisional tolerable weekly intake：PTWI）が3.3μg/kg体重/週から1.6μg/kg体重/週に引き下げられたこと[3]を受け，2010年に妊婦への魚介類の接触と水銀に関する注意事項の見直しを行いました．この耐容量は，最も繊細な健康への影響が中枢神経系の発達であり，水銀ばく露に最も敏感な時期が胎児期であるとの考えから，妊娠中のメチル水銀のばく露による子どもの中枢神経系への影響の可能性を考慮したものです．この算定は，1980年代後半から1990年代前半にかけてセイシェル諸島およびフェロー諸島で実施された複数のコホート研究[2]において，子どもに有害な影響を及ぼさないとみなされるば

表1 妊婦が注意すべき魚介類の種類とその摂食量の目安

摂食量の目安	摂食頻度の上限	注意が必要な魚
約80 g (刺身1人前, 切身1切れ)	2ヵ月に1回(週10 g)	バンドウイルカ
	2週間に1回(週40 g)	コビレゴンドウ
	週1回	キンメダイ, メカジキ, クロマグロ, メバチ(メバチマグロ), エッチュウバイガイ, ツチクジラ, マッコウクジラ
	週2回	キダイ, マカジキ, ユメカサゴ, ミナミマグロ, ヨシキリザメ, イシイルカ, クロムツ
特に注意は必要なし		キハダ, ビンナガ, メジマグロ, ツナ缶

(文献1より作成)

く露を反映する母親の毛髪水銀濃度の平均値(14 mg/kg体重)に基づいています．母親の毛髪水銀濃度は，母親の血漿水銀濃度に換算すると，日々のメチル水銀摂取量1.5 μg/kg体重/週に相当します．ここに不確実係数を考慮し，PTWI 1.6 μg/kg体重/週が示されました[3]．

- 厚生労働省では，「妊婦が注意すべき魚介類の種類とその摂食量の目安」を示しています(表1)．この目安の算定手順では，まず厚生労働省が実施した食品中の汚染物質の1日摂取量調査の平均値(1999〜2008年)から，水銀の耐容摂取量のうち水銀濃度の高い魚介類に割り当てることができる水銀摂取量を，78.94 μg/ヒト/週としました．次に，厚生労働省，水産庁，地方自治体などにおいて実施された国内で流通する魚介類に含まれる水銀含有量の調査結果を解析し，この魚介類ごとに算出された平均メチル水銀濃度を基に，割り当て週間水銀摂取量に相当する摂食量を求め，1回の魚介類の摂食量が一般に80g程度であることを踏まえ，妊婦の体重や変動，魚介類ごとの水銀摂取量のばらつきなどの不確実性に配慮して，1週間に3回程度食べた場合に耐容量を超えてしまう魚介類について，1週間あたりの魚介類ごとの摂食量の目安を示しています[1]．

伝えるときのポイント[1]

- 1回または1週間あたりの魚介類の摂取で体内の水銀濃度が大きく変わることはありません．
- 注意事項にある魚介類を食べ過ぎてしまった場合は，次回または次週の食事でその量を減らすなどの工夫をしましょう．
- 注意事項にある魚介類を，1週間に2種類あるいは3種類摂取するときには，それぞれの摂取量を1/2あるいは1/3にして，食べ過ぎを防ぎましょう．
- 注意事項に週1回あるいは週2回と記載されている魚介類を同じ週に摂取する場合には，食べる量をそれぞれ1/2に減らしましょう．

文献

1) 厚生労働省：妊婦への魚介類の摂食と水銀に関する注意事項について【Q&A】(平成17年11月2日公表，平成22年6月1日改訂)．http://www.mhlw.go.jp/topics/bukyoku/iyaku/syoku-anzen/suigin/dl/index-b.pdf
2) 内閣府食品安全委員会：魚介類等に含まれるメチル水銀について．http://www.fsc.go.jp/hyouka/hy/hy-hyouka-methylmercury.pdf
3) World Health Organization (WHO)：Evaluation of Certain Food Additives and Contaminants, 2007. http://www.who.int/ipcs/publications/jecfa/reports/trs940.pdf

第2章 妊娠中の食物・嗜好品に関する質問

Q8 妊娠中に生肉，生ハムを食べると，トキソプラズマ症にかかりますか？

Answer　エビデンスの強さ　強

　非加熱肉にはトキソプラズマが含まれている可能性があり，妊娠中に非加熱肉を食べた場合，トキソプラズマ症罹患のリスクを高めます．生ハムの原料である非加熱豚肉は3.4倍，また非加熱の羊肉では11.4倍も罹患のリスクを高めることが報告されています．妊娠中は，生肉や生ハムなどの非加熱肉の摂取は控えましょう．

（篠原枝里子）

1. 疑問の背景や傾向

- トキソプラズマ（*Toxoplasma gondii*）は単細胞の原虫であり，母親が妊娠中に初感染することにより，胎盤を通じ胎児に垂直感染を引き起こす可能性があります．一般的に，妊娠初期の感染の場合，胎児への感染率は低いものの重症度が高く，妊娠後期では感染率が高いものの軽症の場合が多いです．

- 胎児への影響としては，水頭症，脈絡膜炎による視力障害，脳内石灰化，精神・運動機能障害などがあります．不顕性感染が多く，聴力障害や知能障害がみられる[1]こともあります．

- 日本人女性の抗体保有率については，4,466人の妊婦に対し宮崎県で行われた横断研究によると，妊婦の抗体保有率は全体の10.3%であり，35歳以下の若年妊婦では9.6%と抗体保有の妊婦が多いわけではないこと，また35歳以上の妊婦の抗体保有率19.5%に比し，35歳以下の妊婦では抗体保有率が有意に低く，年齢により抗体保有率が異なるという結果が出ています[2]．

- 先天性トキソプラズマ症の発症予防や児の予後改善のためのトキソプラズマ抗体スクリーニング検査の有用性は確立していません[3]が，感染リスクの評価のために抗体検査［IHA法，LA法，IgM抗体検査（ELISA法），IgGアビディティ］を用い，胎児の感染リスクを評価することが行われています．高リスクの場合は，羊水から原虫遺伝子をPCR法により検出することにより胎児感染診断を試みることがありますが，確実な方法ではありません[1]．

2. 答えの根拠

- 米国疾病予防管理センター（CDC）のガイドラインでは，非加熱肉の摂取はトキソプラズマの主要な感染経路とされており，肉を食べないグループでは，トキソプラズマ症罹患のリスクが有意に低かったことが報告されています（オッズ比0.2，95%信頼区間0.1-0.5）．

- 1992年にイリノイ州で実施された肉のトキソプラズマ汚染の調査において，市場で売買される豚肉のうち3.1%がトキソプラズマに感染していたことが明らかになっています[4]．

- ノルウェーの37,000人の妊婦を対象に実施した症例対照研究では，肉の種類毎に罹患のリスクが示されており，非加熱の羊肉（オッズ比11.4，p=0.005），非加熱の挽肉製品（オッ

ズ比4.1，p=0.007），非加熱の豚肉（オッズ比3.4，p=0.03）が挙げられています[5]．

a その他のリスク因子

- トキソプラズマ罹患のリスク因子としては，他にネコとの接触，汚染された土との接触，洗浄していない生野菜や果物の摂取などが挙げられています[4,5]．

b 教育的介入

- コクランシステマティックレビューでは，妊娠前女性へのトキソプラズマに関する教育は望まれるべき介入であるが，トキソプラズマ罹患のリスクを低下させるかはエビデンスに乏しい[6]としています．

> **伝えるときのポイント**
> - トキソプラズマ抗体が陰性の場合は，妊娠中に初期感染する可能性があるので，特に気をつけるように伝えましょう．
> - 妊娠中は生ハムや生肉などの非加熱肉の摂取は避け，また，肉は中心部まで加熱すること，生肉を扱うときはできれば手袋を使用し，生肉が接触した調理具はよく洗うよう伝えましょう．
> - 生野菜や果物は皮をむくか，よく洗ってから食べるよう伝えましょう．
> - ネコの糞や土などもトキソプラズマ症の感染源として挙げられます．ネコを飼っている妊婦には，なるべくネコを屋外に出さず，エサはドライフードか缶詰にすることを伝えましょう．また，妊娠中はネコの糞の処理は行わず，他の家族に頼むよう伝え，それが難しい場合は，手袋を使用し，毎日ネコのトイレを掃除するなどを提案しましょう．
> - ガーデニングをするときは手袋を着用し，よく手洗いをするよう伝えましょう．

> **こんなとき医師にコンサルテーション**
> - 妊娠中の血液検査でトキソプラズマ症感染が疑われた場合や，罹患に伴う全身症状（リンパ節腫脹，発熱，発疹など流行性単核球症に類似した症状）が出現した場合には，医師に相談しましょう．

文献

1) 国立感染症研究所：トキソプラズマ症とは．http://www.nih.go.jp/niid/ja/kansennohanashi/3009-toxoplasma-intro.html
2) Sakikawa M et al: Anti-Toxoplasma antibody prevalence, primary infection rate, and risk factors in a study of toxoplasmosis in 4,466 pregnant women in Japan. Clin Vaccine Immunol **19**（3）：365-367, 2012
3) 日本産科婦人科学会・日本産婦人科医会（編・監）：CQ604 トキソプラズマ感染については？ 産婦人科診療ガイドライン産科編2014, 杏林舎, 東京, p298, 2014
4) Lopez AD et al: Preventing congenital toxoplasmosis. MMWR Recomm Rep **49**（RR-2）：59-68, 2000
5) Kapperud G et al: Risk factors for Toxoplasma gondii infection in pregnancy. Results of a prospective case-control study in Norway. Am J Epidemiol **144**（4）：405-412, 1996
6) Di Mario S et al: Prenatal education for congenital toxoplasmosis. Cochrane Database Systematic Reviews 2013 Feb 28;2:CD006171. doi: 10.1002/14651858.CD006171.pub3

第2章 妊娠中の食物・嗜好品に関する質問

Q9 妊娠中に鉄分の多い食品を摂ることで，貧血が予防できますか？

Answer　エビデンスの強さ　中

妊娠中に鉄分の多い食品を摂取することで貧血が予防できる十分な根拠はありません．

（篠原枝里子）

1. 疑問の背景や傾向：妊娠中の貧血の病態生理，リスク

- 妊娠に起因する貧血［ヘモグロビン（Hb）11 g/dL未満，および/またはヘマトクリット（Hct）33％未満］を妊娠性貧血といい，そのうち小球性低色素性［平均赤血球容積（MCV）85未満，平均赤血球血色素濃度（MCHC）31未満］で，血清鉄低下（60 μg/dL未満），TIBC（総鉄結合能）上昇，血清フェリチン値の低下などの鉄欠乏が確認されるものを「鉄欠乏性貧血」といいます[1]．妊娠中は，母体の造血機能の亢進および胎児における鉄需要の亢進，さらに妊娠に伴う血球量の増加とそれを上回る循環血漿量の増加による水血症が発生し修飾されるため，容易に鉄欠乏性貧血が起こりやすく，約30～50％の妊婦に認められています[1]．鉄欠乏性貧血は妊娠時の貧血の約9割を占めています．貧血は循環血漿量の増加に伴い緩徐に進行するため，無症状のことも多いですが，高度の貧血を認める場合には労作性の息切れや動悸が出現することもあります．また，分娩時のHb値が8.5 g/dL以下の場合は，分娩時多量出血のリスク因子となっています[2]．

2. 答えの根拠

- 英国で行われた，妊娠中期の34人の妊婦を対象とした鉄分を多く含むパン（50 g中に2.2 mgの鉄分を含有）を1日3～4枚，6週間摂取した群と，コントロール群を比較したランダム化比較試験（RCT）の結果では，介入後のHb値が11.0 g/dL以下であった者の割合は，介入群で12％，コントロール群で27％であり，統計的に有意差は認められませんでした（p=0.301）[3]．血中の鉄分量に関しては，鉄吸収に関連するさまざまな因子（フィタン酸塩，ポリフェノール，カルシウム，アスコルビン酸，ビタミンCなど）を考慮する必要があります．また，被験者の食事の内容を厳密にコントロールすることは難しいため，鉄分を多く含む食品の摂取が貧血に有効であるか，RCTでアウトカムを正確に測定することは難しいといえます．

a サプリメントの摂取

- 貧血治療のための鉄サプリメントの摂取についてのコクランシステマティックレビュー[4]の結果では，125人の女性を対象とした1つのRCTにおいて鉄サプリメントの摂取群はプラセボ群に比べて貧血の発症率を下げ（リスク比0.38，95％信頼区間0.26-0.55），また2つのRCTで鉄サプリメントの摂取群はより良い血液学的な値を示したものの，貧血の重

症度ごとに治療効果を評価できなかったという結果が報告されています．また，量と頻度に関しては，低量の鉄サプリメントを毎日摂取することは，胃腸への副作用が少なく，貧血治療に効果的である可能性が示唆されています．

- 貧血のない妊婦に対し，鉄サプリメント摂取の効果を調べたRCT[5]の結果では，50 mgの鉄サプリメントを毎日摂取した群では，コントロール群に比べ，低体重児（small-for-gestational age）（p=0.035）や高血圧（p=0.05）の増加が認められ，有害事象を引き起こす可能性が報告されています．

b 貧血に対する教育的介入

- 妊婦に対する栄養指導とカウンセリングの実施に関するメタアナリシスの結果では，栄養指導とカウンセリングの実施により，妊娠末期に貧血を約30％減少させることが報告されており[6]，単に鉄分の多い食事の摂取のみならず，適切な栄養摂取の教育的介入や相談も貧血の改善に有用である可能性が示唆されています．

伝えるときのポイント

- 現在のところ，妊娠中に鉄分を含む食事を多く摂取することで貧血が予防できるという十分な根拠はありません．
- 貧血時の鉄サプリメントの摂取は必ずしも万能ではなく，便秘や胃部不快感などの副作用を引き起こす可能性があります．
- 貧血がない妊婦での，鉄サプリメントの常用は推奨されません．
- 栄養教育やカウンセリングを実施することで，貧血の改善に効果がある可能性があります．

こんなとき医師にコンサルテーション

- 妊娠中に貧血の自覚・他覚症状が認められた場合のほか，妊娠以外の原因・疾患による貧血（溶血性貧血，巨赤芽球性貧血，再生不良性貧血，続発性貧血，その他）の場合には，医師に相談しましょう．

文献

1) 池ノ上 克ほか（編）：鉄欠乏性貧血. NEWエッセンシャル産科学・婦人科学，第3版，医歯薬出版，東京，p428，2004
2) National Institute for Health and Clinical Excellence（NICE）: Intrapartum care over view: Antenatal information about labour. http://pathways.nice.org.uk/pathways/intrapartum-care#content=view-node%3Anodes-antenatal-information-about-labour
3) Bokhari F et al: A randomized trial investigating an iron-rich bread as a prophylaxis against iron deficiency in pregnancy. Int J Food Sci Nutr **63**（4）: 461-467, 2012
4) Reveiz L et al: Treatments for iron-deficiency anaemia in pregnancy. Cochrane Database Systematic Reviews 2011 Oct 5;10:CD003094. doi: 10.1002/14651858.CD003094.pub3
5) Ziaei S et al: A randomised placebo-controlled trial to determine the effect of iron supplementation on pregnancy outcome in pregnant women with haemoglobin > or = 13.2 g/dl. BJOG **114**（6）: 684-688, 2007
6) Girard AW et al: Nutrition education and counselling provided during pregnancy: effects on maternal, neonatal and child health outcomes. Paediatr Perinat Epidemiol **26**（1）: 191-204, 2012

第 2 章　妊娠中の食物・嗜好品に関する質問

Q10 妊娠中に食物繊維を摂取すると，便秘を予防できますか？

Answer　エビデンスの強さ　中

10 g の食物繊維が含まれる小麦ブラン 23 g を補食した女性は補食前と比較して，有意に便通の回数が増加しましたが，同量の食物繊維が含まれる食物繊維ビスケットを補食した女性は，補食前後の便通の回数に有意差はありませんでした[1]．しかし，1 日 10 g の食物繊維（小麦ブランまたは食物繊維ビスケット）を補食した女性は，何も補食しなかった女性よりも有意に排便回数の減少が少なかったことが報告されています[2]．

（竹内翔子）

1. 疑問の背景や傾向

- 便秘は妊娠中に多いマイナートラブルの一つです．原因として，妊娠によって増加するプロゲステロンの影響による大腸平滑筋の弛緩や増大した子宮の腸への圧迫などによる弛緩性便秘のほかに，自律神経の不安定状態によって大腸に痙攣性収縮が生じる痙攣性便秘，痔核に伴う疼痛により便意が抑制される排便障害などが考えられます[3]．
- 食物繊維は「ヒトの消化酵素で消化されない食品中の難消化性成分の総体」と定義されており，食物繊維が消化管と内容物に及ぼす生理作用には，消化管運動の活発化，腸管内内圧および腹圧の低下，便容積の増大などが挙げられます[4]．

2. 答えの根拠

- Anderson らの RCT の研究結果[1]を基に解説します．この研究では，ケンブリッジにある産科クリニックに通院している妊娠後期の合併症のない妊婦 40 人が，1 日 10 g の食物繊維（23 g の小麦ブランまたは 2 枚の食物繊維ビスケット）を補食する 2 群と何も補食しない群の 3 群に分けられました．小麦ブランを補食した群は，補食前と比較して有意に便通の回数が増加しました．食物繊維ビスケットを補食した群の補食前後の便通回数に有意差はありませんでした．また，小麦ブランまたは食物繊維ビスケットの補食前後での排便時の痛みやいきみにも有意差はありませんでした．この結果について，Anderson らは食物繊維ビスケットを補食した群の女性では実際の補食量が指示された量よりも少なく，コンプライアンスの低さが結果に影響した可能性を指摘しています．
- 妊娠中の便秘への介入について，コクランシステマティックレビューにおいても前述の文献の 1 本のみが含まれていますが，そのレビューでは 1 日 10 g の食物繊維（小麦ブランまたは食物繊維ビスケット）を補食した群と何も補食しなかった群の 2 群で比較が行われています．メタアナリシスの結果，食物繊維を補食した群は何も補食しなかった群よりも有意に排便回数の減少が少ないという結果でした（オッズ比 0.18，95％信頼区間 0.05-0.67）[2]．

第2章　妊娠中の食物・嗜好品に関する質問

> **伝えるときのポイント**
> - 食物繊維には，水溶性食物繊維（納豆，海藻類など）と不溶性食物繊維（玄米，根菜類，キノコ類など）の2種類があるため，2種類の食物繊維をバランス良く摂取するよう伝えましょう．

文献

1) Anderson AS et al：Constipation during pregnancy: dietary fibre intake and the effect of fibre supplementation. Hum Nutr Appl Nutr **39**（3）：202-207, 1985
2) Jewell D et al: Interventions for treating constipation in pregnancy. Cochrane Database Systematic Reviews 2001 Apr 23;2: CD001142. doi: 10.1002/14651858.CD001142
3) 小川正樹ほか：妊婦管理，マイナートラブル．NEWエッセンシャル産科学・婦人科学，第3版，池ノ上　克ほか（編），医歯薬出版，東京，p326，2004
4) 西明眞理：栄養素の役割．保健・医療・福祉のための栄養学，第3版，渡邊早苗ほか（編），医歯薬出版，東京，p28, 2005

コラム　妊娠出産と東洋医学

　妊娠出産は，新しい命を生み出す作業であり，有史以来連綿と続く，人類繁栄の原点である偉大なる仕事といえます．およそ2,000年前の代表的な古典である『金匱要略』においても「妊娠病篇」が存在することから，太古の昔から妊娠出産は女性にとって一大事業であったことがわかります．

　また，その命を胎内でどのように育むかは，その人の一生の礎になります．妊婦の胎内環境が胎児の将来における生活習慣病の発現に関わるという報告[i]がありますが，東洋医学の発想でも，その人の元気・エネルギーは生まれながらに持っている「先天の気（腎気）」と，生まれてから手に入れる「後天の気（食べ物や呼吸）」からなると考え，胎内での育ち方が生まれてからのその人の体質や性質に直結すると考えます．ですから，母体が妊娠中にいかにストレスなく健康に過ごすかが重要になってきます．妊娠は病気ではないため，特別な治療は必要がないのが本来ですが，ストレス社会のなかで冷えを含め体のバランスを崩した女性が妊婦になることも多く，それに伴い対処が必要なトラブルも増えていると感じています．漢方薬，鍼灸，そして食事，運動も含めた東洋医学の「養生」の考え方を導入し，本来の病気ではない妊娠出産をより豊かにすることがわれわれの使命です．この姿勢が，産後ますます美しく元気な女性をつくり，元気な子どもを生み育てるパワーにつながります．

　　　　　　　　　　　　　　　　　　　　　　　　　　　　　　　　　　　　（岡村麻子）

文献

i) Barker DJ et al: Infant mortality, childhood nutrition, and ischaemic heart disease in England and Wales. Lancet **1**（8489）：1077-1081, 1986

第2章 妊娠中の食物・嗜好品に関する質問

Q11 妊娠中にカフェインを含む飲み物（コーヒー，紅茶，緑茶など）を摂ると，胎児の成長に影響がありますか？

Answer　エビデンスの強さ　中

妊娠中のカフェイン摂取による胎児への影響についての論文は多くありません．しかし，妊娠中のコーヒー摂取量と胎児死亡のリスクとの関連を示す研究報告があります．妊娠中は，母児ともにカフェインの影響を受けやすい状態です．特に，胎児の発育への影響が懸念されるため，妊娠中はカフェインの摂取量が多くならないよう，特にカフェイン含有量の多いコーヒーは，1日の摂取量をマグカップ2杯まで，あるいはほかのカフェイン含有量の少ない飲料に置き換えるなどの工夫をするとよいでしょう．

（中田かおり）

1. 疑問の背景や傾向

- カフェインは，身の回りのさまざまな飲料や食品に含まれている食品成分の一つで，特に，お茶，コーヒー，コーラ，チョコレート，栄養ドリンクなどに多く含まれています．主な作用は，覚醒作用，脳細動脈収縮作用，利尿作用です[1]．

- カフェインは，健康に悪影響がないと推定される摂取量が設定されていませんが，不眠，頭痛，めまい，心拍数の増加，吐き気，震え，不安などの症状を引き起こすことがあります[1,2]．妊娠中は母体のカフェインの代謝時間が延長するため，妊娠している女性は非妊時に比べ，よりカフェインの影響を受けやすくなります．また，カフェインの代謝産物が胎盤を通過することが知られているため，妊婦のカフェイン摂取によって自然流産のリスクの上昇や胎児の発育が阻害される可能性が懸念されています[1]．

2. 答えの根拠

a 妊婦のカフェイン摂取による胎児への影響に関する研究成果

- 現在のところ，「妊婦のカフェイン摂取」と「胎児の異常」との関連を示す研究報告と，示さない研究報告の両方があります．

- コクランシステマティックレビュー[3]の対象となったデンマークの研究では，1日3杯以上のコーヒーを摂取する20週未満の妊婦1,207人をランダムに割り付け，カフェイン入りとカフェインなしのコーヒーを摂取してもらい，その影響を調査しています．その結果，1日に3杯以上のコーヒーを摂取する妊婦がカフェインなしのコーヒーを妊娠初期に摂取しても出生体重や妊娠期間に影響はなく，喫煙，飲酒の有無でも違いはなかったと報告されています[4]．

- 1996～2002年にデンマークで実施された大規模前向きコホート研究では，妊娠16週前後の妊婦に電話インタビューを行い，妊婦が摂取していると答えたコーヒーの摂取量と胎児死亡との関連を調査しました．データ収集を完了した妊婦は86,282人で，そのうち胎児死

表1　妊婦の1日あたりの悪影響のないカフェイン最大摂取量

機関名	1日あたりの最大摂取量	飲料換算			
		コーヒー	インスタントコーヒー	紅茶	煎茶
世界保健機関（WHO）	―	カップ3～4杯	―	―	―
オーストリア保健・食品安全局（AGES）	300 mg/日	カップ4～6杯（150 mL/杯）	500 mL 未満*	500 mL 未満*	1,000 mL 未満*	1,500 mL 未満*
カナダ保健省（CHC）		マグカップ2杯（237 mL/杯）				
英国食品安全庁（FSA）	200 mg/日	マグカップ2杯　330 mL 未満*	350 mL 未満*	600 mL 未満*	1,000 mL 未満*

＊　それぞれの飲料のカフェイン量は，以下でそれぞれ換算しています[6]．
　コーヒー：60 mg/100 mL（浸出方法；コーヒー粉末10 g/熱湯150 mL）
　インスタントコーヒー：57 mg/100 mL（浸出方法；インスタントコーヒー2 g/熱湯140 mL）
　紅茶：30 mg/100 mL（浸出方法；茶5 g/熱湯360 mL，1.5～4分）
　煎茶：20 mg/100 mL（浸出方法；茶10 g/90℃ 430 mL，1分）

（文献2より作成）

亡は1,058例でした．分析の結果，コーヒーをまったく飲まない妊婦に比べて，コーヒーを飲む妊婦の胎児死亡の発症リスクを示す調整済みハザード比は，コーヒーの摂取量が多いほど高くなっていました［1日のコーヒー摂取量が「1/2～3カップ」「4～7カップ」「8カップ以上」の各群で，それぞれの調整済みハザード比（95％信頼区間）が1.03（0.89-1.19），1.33（1.08-1.63），1.59（1.19-2.13）］[5]．

b 食品安全管理機関等による妊婦のカフェイン摂取の推奨

- 諸外国の食品安全管理機関の多くは，妊娠した女性に対して1日あたりのカフェイン摂取量を制限するよう求めています（表1）．

伝えるときのポイント

- カフェインは，身の回りのさまざまな食品に含まれています．また，同じコーヒーやお茶でも，種類や入れ方によってカフェインの含有量は大きく異なりますので，普段の生活のなかでカフェインの摂取量を正確に把握することは困難です．そのため，推奨されているカフェイン含有飲料の最大摂取量についても目安として捉える必要があるでしょう．
- 普通の濃度の紅茶や緑茶を，200 mL未満のカップで毎食時や食間に楽しむ程度の摂取量でしたら問題ないでしょう．

文献

1) Heckman MA et al：Caffeine（1, 3, 7-trimethylxanthine）in foods: a comprehensive review on consumption, functionality, safety, and regulatory matters. J Food Sci **75**（3）：R77-R87, 2010
2) 内閣府食品安全委員会：ファクトシート，食品中のカフェイン．http://www.fsc.go.jp/sonota/factsheets/caffeine.pdf
3) Jahanfar S et al: Effects of restricted caffeine intake by mother on fetal, neonatal and pregnancy outcome. Cochrane Database Systematic Reviews 2013 Feb 28;2:CD006965. doi: 10.1002/14651858.CD006965.pub3
4) Bech BH et al: Effect of reducing caffeine intake on birth weight and length of gestation: randomised controlled trial. BMJ **334**（7590）：409-412, 2007
5) Bech BH et al: Coffee and fetal death: a cohort study with prospective data. Am J Epidemiol **162**（10）：983-990, 2005
6) 文部科学省：日本食品標準成分表2010，平成22年11月資源調査分科会．http://www.mext.go.jp/b_menu/shingi/gijyutu/gijyutu3/toushin/05031802/002/016.pdf

第2章 妊娠中の食物・嗜好品に関する質問

Q12 妊娠中にお酒を飲むと，胎児の成長・発達に影響がありますか？

Answer　エビデンスの強さ　弱

妊娠中のアルコール摂取は，胎児にとって出生後も生涯続く身体的障害，行動・学習障害などの重大な影響を及ぼすリスク因子とされています．しかし，その発症機序は解明されておらず，危険とされる妊娠中の飲酒量，飲酒の時期に関するエビデンスは確立していません．妊娠中に飲酒をしたからといって，必ず胎児に影響が出るとは限りません．しかし，妊娠中にアルコールを摂取しなければ，アルコールによる胎児の障害は確実に予防できます．発症した場合の深刻な影響を考えると，妊娠する可能性のある女性や妊娠中の女性には，禁酒を勧めたほうがよいでしょう．

（中田かおり）

1. 疑問の背景や傾向

- 妊婦のアルコール摂取と胎児の成長・発達障害との関連が明確に示されたのは，1957年のことです．1968年にアルコール依存症の母親から出生した児に現れる特徴的な障害パターンが記述され，1973年には「胎児性アルコール症候群（fetal alcohol syndrome：FAS）」という病態が報告されました[1]．現在は，妊娠中にアルコールを摂取した母親から生まれた子どもに現れる身体的問題，行動・学習上の問題など，アルコールの影響と思われる障害を総称して，「胎児性アルコール・スペクトラム障害（fetal alcohol spectrum disorders：FASDs）」と呼んでいます[2]．
- 現在のところ，妊娠中の安全なアルコールの摂取量，摂取時期はわかっていません．妊婦が摂取したアルコールは，胎盤・臍帯を通じて胎児の体に入ります．妊娠中にアルコールを摂取しなければFASDsは予防できます．わが国で取り組まれている国民的健康運動「健康日本21」では，現在8.7％の妊娠中の飲酒率を，2022年までにゼロにすることを目標としています[3]．

■ FASDsに含まれる病態[2]

a. 胎児性アルコール症候群（fetal alcohol syndrome：FAS）
- 特徴的な顔貌，発育の遅れ，中枢神経系の障害などがみられる．学習，記憶，注意力，コミュニケーション，視覚，聴覚にも問題を生じることがある．FASDsのなかでも深刻な病態．

b. アルコール関連神経発達障害（alcohol-related neurodevelopmental disorder：ARND）
- 知的障害，行動・学習障害など．学校生活に困難をきたすことがあり，計算，記憶，注意力，判断力，感情のコントロールなどに問題がみられることがある．

c. アルコール関連先天異常（alcohol-related birth defects：ARBD）
- 心臓，腎臓，骨，聴覚などの障害が認められる．

2. 答えの根拠

a 妊娠中のアルコール摂取と周産期アウトカムへの影響

- Foltranら[1]は，妊娠中のアルコール摂取による胎児への悪影響についてシステマティックレビューやメタアナリシスを行った論文をレビューしています．そのなかでは，妊娠中の中等量（アルコール24〜168 g/週）のアルコール摂取と先天奇形との関連性を示すシステマティックレビュー（Polygenis D et al, 1998）が紹介されています（先天奇形のリスク比1.01，95%信頼区間0.94-1.08）．また，妊娠中のアルコール摂取による「流産」「死産」「胎児の発育遅延」「早産」「出生体重」「先天異常」への影響について検討したメタアナリシスでは，低量から中等量のアルコール摂取（アルコール83 g/週以下）では，これらのアウトカムへの有意な影響は認められなかったと報告する論文（Henderson J et al, 2007）が紹介されています[1]．

- アイルランドで2010〜2011年に6,725人の妊婦を対象に実施された前向きコホート研究では，妊娠中のアルコール摂取が胎児発育遅延のリスクを上昇させ（オッズ比1.6，95%信頼区間1.1-2.2），この影響は喫煙もする妊婦でさらに顕著であることが示されています（オッズ比4.8，95%信頼区間3.3-7.0）[4]．しかし，ニュージーランド，オーストラリア，英国で実施された5,628人の妊婦を対象とした前向きコホート研究では，妊娠15週以前の飲酒による「small-for-gestational age」「出生体重の減少」「妊娠高血圧症候群」「早産」への影響を示すオッズ比の変化はありませんでした[5]．

b 妊娠中のアルコール摂取と児の行動・認知能力への影響

- 前述のFoltranら[1]がレビューした，Mental Development Index（MDI）を用いて乳児の精神発達への影響を検討したメタアナリシスでは，妊娠中に飲酒をしていた妊婦から出生した児のMDIスコアは，飲酒をしていなかった妊婦から出生した児よりも低く，そのスコアはばく露された飲酒量が多いほど低かった（Testa M et al, 2003）と報告されています．しかし，この結果は児の月齢によりばらつきがあり，すべての月齢に安定した結果を示しませんでした[1]．

- オーストラリアで1,744人の妊婦を対象に行った，妊娠中のアルコールばく露による子どもの行動発達への影響を14歳まで調査した前向きコホート研究では，妊娠中に低量（アルコール20〜60 g/週）から中等量（70〜100 g/週）の飲酒をしていた妊婦から出生した子どものChild Behaviour Checklist（CBCL）スコアは，飲酒をしていなかった妊婦から出生した子どもよりも高く，むしろ問題が少なかったことが報告されました．この研究の研究者らはその結論で，妊娠中の低量から中等量のアルコール摂取は，子どもの行動問題の疫学的なリスクとはいえないと述べています[6]．

第2章　妊娠中の食物・嗜好品に関する質問

> **伝えるときのポイント**
>
> - 女性の飲酒の機会は増えており，妊娠に気づかずに飲酒をしている女性もいることでしょう．このような女性に対して，妊娠をあきらめるという選択肢を示すようなエビデンスは現在のところありません．英国国立医療技術評価機構（NICE）のガイドラインでは，妊娠を計画している女性に可能なら禁酒を勧める，としていますが，もし，女性が飲酒を選択するのであれば，飲酒量が1〜2英オンス（1英オンス；通常のラガービールあるいはビール0.57 L，蒸留酒（spirits）25 mLに相当．ワイン125 mLは1.5英オンス），週1〜2回を超えないように助言することとしています．妊娠中の安全な飲酒量の基準はわかっていませんが，この量の飲酒による胎児への悪影響を示すエビデンスがない，という理由からです[7]．

文献

1) Foltran F et al: Effect of alcohol consumption in prenatal life, childhood, and adolescence on child development. Nutr Rev **69**（11）：642-659, 2011
2) Centers for Disease Control and Prevention: Facts about FASDs. http://www.cdc.gov/ncbddd/fasd/facts.html
3) 厚生労働省：健康日本21（第二次）．http://www.mhlw.go.jp/bunya/kenkou/kenkounippon21.html
4) Murphy DJ et al: Behavioural change in relation to alcohol exposure in early pregnancy and impact on perinatal outcomes--a prospective cohort study. BMC Pregnancy Childbirth 2013 Jan 16; 13: 8. doi: 10.1186/1471-2393-13-8
5) Carter RC et al: Fetal alcohol-related growth restriction from birth through young adulthood and moderating effects of maternal prepregnancy weight. Alcohol Clin Exp Res **37**（3）：452-462, 2013
6) Robinson M et al: Low-moderate prenatal alcohol exposure and risk to child behavioural development: a prospective cohort study. BJOG **117**（9）：1139-1152, 2010
7) National Institute for Health and Clinical Excellence（NICE）：Antenatal care: routine care for the healthy pregnant woman. http://www.nice.org.uk/guidance/cg62/evidence/cg62-antenatal-care-evidence-tables-from-the-2003-version2

コラム　遺伝：ママ似？パパ似？

　産まれてくる子どもが両親のどちらに似ているか，ということは妊娠中に話題に上がることも多いと思います．この問いを考えたときに「遺伝」の問題が関係してきます．遺伝とは，親の体質（顔，かたち，体つき，病気の罹患しやすさ）が子に伝わることで，基本的な部分での人の体や性格の形成に重要な役割を果たしています[i]．

　遺伝子という概念がなかった昔は，精子の中に小さな人間が入っていて，子宮の中で大きくなると考えられている時代がありました[ii]．そのため，遺伝情報は100％父親から受け取ると考えられていたのです．その後，20世紀以降の遺伝の法則や遺伝子の発見により，遺伝情報は母親，父親半分ずつから受け取ることがわかってきました．当所遺伝子は，細胞の核内で多数が連なり染色体という構造物を成しており，この場所にのみ遺伝情報が存在すると考えられていました．しかし，近年遺伝子は核以外に，ミトコンドリアにも遺伝情報が存在し，その遺伝情報は母親由来からしか伝達されないことが発見されています．そのため，現在では遺伝情報の量の点では，母親由来の遺伝情報が多いと考えられています．

　さて，表題の「両親のどちらに似ているか？」という問題ですが，まぶたや毛質，ABO式血液型などは「メンデル遺伝」に由来します．たとえば，くせ毛を伝える遺伝子をA，直毛の遺伝子をaとした場合に，1人の人間には2つの遺伝子があり，それぞれ1つずつを両親から受け継ぎます．組み合わせとしては，AA，Aa，aaのパターンがあります．この際，くせ毛の遺伝子Aのほうが優性であるため，Aの遺伝子を含むもの（AA，Aa）はくせ毛になり，aaは直毛になります（図a）．この場合の優性は優秀という意味ではなく，形質が強く現れることをいいます．

　身長については，環境の影響も受けるのですが，特別な病気を持たないかぎりはその8割程度は遺伝で決まるといわれています．この遺伝には1つでなく多くの遺伝子が関係しており，「多因子遺伝」と呼ばれています．両親の身長から子どもの身長を大まかに予想できる目安として「目標身長」があります．子どもが男の子の場合には「（父の身長＋母の身長＋13 cm）÷2」，女の子の場合には「（父の身長＋母の身長－13 cm）÷2」が遺伝的に推定される最終身長とされ，大体この値から数cm以内に収まることが多いそうです[ii]．

　近年は，超音波診断技術の発展により，4D超音波診断装置で赤ちゃんを立体的に，かつその動きまで見ることができるようになってきました．しかし，産まれる前に完璧に子どもの容姿が予測できないことは，妊娠中にわが子を想像する楽しみを倍増させてくれる大切なことなのかもしれません．

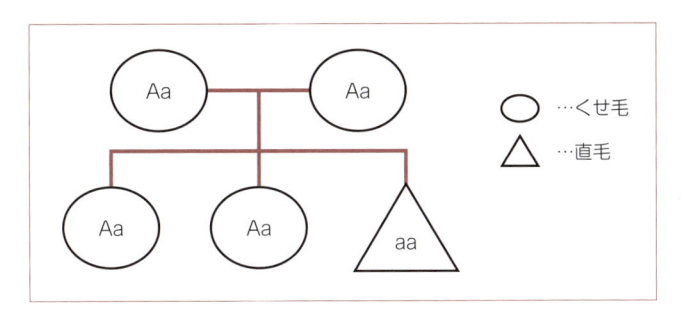

図a　毛質の遺伝

（篠原枝里子）

文献

i) 藤田　潤ほか：一般外来で遺伝の相談を受けたとき，藤田　潤（編），p22, 60, 医学書院，東京，2004
ii) 藤田　潤：みんな知りたい遺伝のはなし，藤田　潤（編），p18-19, 26-27, 34-35, 50-51, 京都新聞出版センター，京都，2003

第2章 妊娠中の食物・嗜好品に関する質問

Q13 妊娠前・妊娠中の喫煙は，胎児の成長・発達に影響がありますか？

Answer　エビデンスの強さ　強

　妊娠前・妊娠中の喫煙は，口唇口蓋裂を含む胎児の先天異常，胎児発育遅延など，胎児の成長・発達だけでなく，子宮外妊娠，流産，早産，死産など妊娠経過にも重大な影響を及ぼすリスク因子であることが，多くの研究で報告されています．流産など，発症機序やエビデンスが十分に確立していない異常もありますが，妊娠を考えている女性や妊娠中の女性に禁煙を勧める根拠は十分にあります．

（中田かおり）

1. 疑問の背景や傾向

- たばこは，体中のすべての臓器に影響を及ぼすことがわかっており，特に，肺がんをはじめ消化器系，腎臓・尿路系などの多くのがん，心臓・脳血管系疾患，閉塞性肺疾患などのリスク因子とされています[1]．妊娠中の喫煙は，子宮外妊娠，前期破水，常位胎盤早期剥離，前置胎盤，流産，死産，早産，低出生体重，胎児の先天異常などのリスク因子とされています．生殖年齢にある男女にとっては，妊よう性にも影響することがわかっています[2]．

- わが国の成人女性の喫煙率は9～10％で，そのうち20歳代，30歳代女性の喫煙率は約12％，40歳代女性の喫煙率は約13％と，減少傾向はみられるものの，生殖年齢にある女性の喫煙率は全年齢層のなかで高い割合となっています[3]．そのため，女性の喫煙による妊娠経過あるいは胎児への影響が懸念されます．

2. 答えの根拠

- たばこによる健康への影響について関連研究の動向を半世紀にわたり調査してきた，米国保健福祉省（USDHHS）の報告書[4]から主な内容を紹介します．

a 妊娠前・妊娠初期の喫煙による影響（胎児の先天異常，子宮外妊娠，流産）

- 妊娠中の喫煙については，さまざまな先天異常との関連性が指摘されています．喫煙によって発生する一酸化炭素（CO），ニコチン，カドミウム，多環芳香族炭化水素（PAHs）などによって引き起こされる，胎児の低酸素，栄養の変調，催奇形性変化，DNAの損傷などが，胎児の正常な器官形成・発達を妨げるためと考えられています．特に，妊娠初期の喫煙と口唇口蓋裂との関連性は，十分なエビデンスとともに報告されています．そのほか，エビデンスは十分ではないのですが，内反足，腹壁破裂，先天性心奇形についても，その関連性を強く示唆する研究が多数認められています（表1）[4,5]．

- 複数の疫学的研究やメタアナリシスの結果から，妊娠中の喫煙は子宮外妊娠のリスク因子とされています．喫煙による子宮外妊娠の発症機序は解明されていませんが，動物実験では，喫煙によって卵管の平滑筋や卵管采の運動性低下などの現象が認められています[4]．

表1 妊娠中の喫煙と胎児の先天異常との関連

先天異常の種類	文献数*	結果［オッズ比（95％信頼区間）］
口唇口蓋裂	38	1.28(1.20–1.36)
内反足	12	1.28(1.10–1.47)
腹壁破裂	12	1.50(1.28–1.76)
先天性心奇形	25	1.09(1.02–1.17)

* 出版年は1959〜2010年　　　　　　　　　　（文献5より作成）

- 流産に関しては，多数の疫学的研究が喫煙との関連性を示していますが，コントロール群の選定や交絡因子の調整など，研究デザインの限界が指摘されています[4]．

b 妊娠中の喫煙による影響（胎児発育遅延，早産，死産）

- 喫煙によって，胎児発育遅延と早産のリスクは高くなります．早産に関しては，喫煙者は非喫煙者に比べてそのリスクが27％上昇することが報告されています[6]．
- 喫煙は，死産のリスクを40〜60％，新生児死亡のリスクを20％，周産期死亡のリスクを20〜30％上昇させます[4]．

文献

1) 厚生労働省：健康日本21（たばこ）．http://www1.mhlw.go.jp/topics/kenko21_11/pdf/b4.pdf
2) World Health Organization（WHO）: WHO Recommendations for The Prevention and Management of Tobacco Use and Second-hand Smoke Exposure in Pregnancy, WHO, 2013. http://apps.who.int/iris/bitstream/10665/94555/1/9789241506076_eng.pdf?ua=1
3) 厚生労働省：最新たばこ情報（統計情報）：成人喫煙率（厚生労働省国民健康栄養調査）．http://www.health-net.or.jp/tobacco/product/pd100000.html
4) U.S. Department of Health and Human Services（USDHHS）: The Health Consequences of Smoking - 50 Years of Progress: A report of the Surgeon General. U.S. Department of Health and Human Services, Centers for Disease Control and Prevention, National Center for Chronic Disease Prevention and Health Promotion, Office on Smoking and Health, 2014. http://www.surgeongeneral.gov/library/reports/50-years-of-progress/full-report.pdf
5) Hackshaw A et al: Maternal smoking in pregnancy and birth defects: a systematic review based on 173 687 malformed cases and 11.7 million controls. Hum Reprod Update **17**（5）: 589-604, 2011
6) Shah NR et al: A systematic review and meta-analysis of prospective studies on the association between maternal cigarette smoking and preterm delivery. Am J Obstet Gynecol **182**（2）: 465-472, 2000

第2章 妊娠中の食物・嗜好品に関する質問

Q14 同じ家に住む家族の喫煙は，胎児の成長・発達に影響がありますか？

Answer　エビデンスの強さ　強

妊娠中の受動喫煙は，低出生体重，死産，胎児の先天奇形など，胎児の成長・発達に影響を及ぼすことが研究によって示されています．妊娠中の女性が受動喫煙の害を避けることができるように，同居家族の禁煙，家庭内での分煙を積極的に勧めましょう．

(中田かおり)

1. 疑問の背景や傾向

- 受動喫煙は，がん，呼吸器疾患，循環器疾患，乳幼児の健康に影響を及ぼすことが知られています[1]．妊娠中の受動喫煙は，出生体重の減少と低出生体重のリスク上昇との関連が報告されています[2]．

- わが国では，健康増進法の第25条において「受動喫煙の防止」が規定され，主に職場や公共の施設などにおける受動喫煙防止の取り組みが積極的に推進されているところです．しかし，わが国の成人男性の喫煙率は約34%で，そのうち20歳代男性の喫煙率は約37.6%，30歳代，40歳代男性の喫煙率は約43%で，生殖年齢にある男性の2〜3人に1人が喫煙者です[3]．妊婦が非喫煙者であっても，家庭内での受動喫煙によるリスクが懸念されます．

2. 答えの根拠

- 米国保健福祉省（USDHHS）による2006年の報告書[2]と，Leonardi-Beeらによるメタアナリシス[4]の結果から主な内容を紹介します．

■ **妊娠中の受動喫煙による影響（低出生体重，死産，胎児の先天奇形）**

- 受動喫煙が低出生体重のリスク因子であることは，多くの研究で示されています．しかし，その臨床的な影響は大きくありません．また，妊婦自身の喫煙よりも受動喫煙による影響のほうが小さいと考えられています．USDHHSの報告書でレビューされた研究論文によると，受動喫煙の妊婦から出生した児と受動喫煙のなかった妊婦から出生した児の出生体重の平均値の差は3〜253.5 gでした[2]．

- Windhamら[5]は，1986〜1987年に出生した単胎児992人について受動喫煙と出生体重との関連を分析し，さらにほかの関連16文献の研究結果を統合してメタアナリシスを行いました．その結果，妊娠中の受動喫煙は，低出生体重（正期産児）とsmall-for-gestational ageに有意に関連していました（オッズ比1.2，95%信頼区間1.1-1.3）．また，出生体重の平均値の差は28 g（95%信頼区間−41-−16）で，受動喫煙の妊婦から出生した児の平均体重のほうが少なかったと報告しています．

- 早産に関しては現在のところ，受動喫煙が早産のリスク因子であることを示す研究論文は複数ありますが，示さない論文もあり，その関連性を示すエビデンスは十分ではないと報告さ

表1　妊娠中の受動喫煙の影響

異常の種類	文献数（文献検索出版年）	結果［オッズ比（95%信頼区間）］
低出生体重[5]	16＋後ろ向きデータ	1.2（1.1-1.3）
死産[4]	19（1966～2009年）	1.23（1.09-1.38）
先天異常[4]	19（1966～2009年）	1.13（1.01-1.26）

（文献4, 5より作成）

れています[2].

- 非喫煙妊婦の受動喫煙による胎児への影響に関する19の研究論文のLeonardi-Beeらによるメタアナリシス[4]では，受動喫煙にばく露された妊婦の死産のリスクは，ばく露されなかった妊婦よりも23%高く，何らかの先天奇形のリスクは13%高いと報告されています．しかし先天奇形については，特定の異常との関連性は示されませんでした．また，周産期死亡，新生児死亡との統計的な関連性は否定されました．

文献

1) U.S. Department of Health and Human Services（USDHHS）: The Health Consequences of Smoking - 50 Years of Progress: A report of the Surgeon General. U.S. Department of Health and Human Services, Centers for Disease Control and Prevention, National Center for Chronic Disease Prevention and Health Promotion, Office on Smoking and Health, 2014. http://www.surgeongeneral.gov/library/reports/50-years-of-progress/full-report.pdf
2) U.S. Department of Health and Human Services（USDHHS）: The Health Consequences of Involuntary Exposure to Tobacco Smoke: A report of the Surgeon General. U.S. Department of Health and Human Services, Centers for Disease Control and Prevention, Coordinating Center for Health Promotion, National Center for Chronic Disease Prevention and Health Promotion, Office on Smoking and Health, 2006. http://www.ncbi.nlm.nih.gov/books/NBK44324/
3) 厚生労働省：最新たばこ情報（統計情報）：成人喫煙率（厚生労働省国民健康栄養調査）．http://www.health-net.or.jp/tobacco/product/pd100000.html
4) Leonardi-Bee J et al: Secondhand smoke and adverse fetal outcomes in nonsmoking pregnant women: a meta-analysis. Pediatrics **127**（4）: 734-741, 2011
5) Windham GC et al: Evidence for an association between environmental tobacco smoke exposure and birthweight: a meta-analysis and new data. Paediatr Perinat Epidemiol **13**（1）: 35-57, 1999

第3章

妊娠中の
マイナートラブルに
関する質問

第3章 妊娠中のマイナートラブルに関する質問

Q15 つわりはどのように対応するとよくなりますか？

Answer　エビデンスの強さ　中

つわりの症状を緩和させるための介入にはさまざまなものがあります．現時点では，制吐薬の使用と，非薬物療法のなかではショウガの摂取が有効であるとされていますが，残念ながら強いエビデンスを示す研究はまだありません．しかし，ショウガの摂取については安全性の面からも問題がないとされていますので，試してみる価値はありそうです．

（下田佳奈）

1．疑問の背景や傾向

- 妊娠することにより体内ではさまざまなホルモンの増量が起こります．そのなかでも消化管機能に影響を与えるものにエストロゲンやヒト絨毛性ゴナドトロピン（hCG）があり，それらがつわりの発症に関係していると考えられていますが，明確な原因は明らかにされていません[1]．特にhCGは妊娠初期から増加し，妊娠8～12週をピークとしてその後漸減しますが，その増加の時期に一致して起こるのが「つわり」といわれているものです[2]．そのため，hCGとの関連が深いとされています．多くはhCGの漸減とともに自然治癒していくとされていますが，妊婦にとっての苦痛は大きいため，助産師にもできる対処法を考える必要があるでしょう．

2．答えの根拠

- つわりの症状を緩和させるための介入にはさまざまなものがあります．2014年に，コクランのレビューグループにより37文献（$n=5,049$）を対象とした介入毎の効果の検討がされています[3]．それらの介入は，指圧（8文献），鍼（3文献），ショウガ（12文献），ビタミンB_6（3文献），制吐薬（9文献），その他（3文献）を使用したものでした．1つの研究だけで効果が出ている介入には指圧がありましたが，いくつかの研究を統合させて効果が出ていたのは，ショウガと制吐薬の利用のみでした．しかし，どちらもそれぞれの研究結果から得られたエビデンスには限界があり，一貫性もないため，さらなる研究の余地がある段階です．また，ショウガと，制吐薬を含む薬剤との使用比較では，症状の軽減に有意差はみられませんでした．

- ショウガ単独の使用とプラセボとの比較を試みた，前述のいくつかの研究を詳しくみたところ，250～1,000 mg/日のショウガ（シロップまたはカプセルに加工したものを使用）を摂取することにより，およそ3～7日目あたりで吐き気あるいは嘔吐の症状が緩和・消失しています（表1）．また，ショウガを摂取した群と摂取していない群の間で「自然流産率」「帝王切開率」「先天異常」などといった母児のアウトカムに有意差はみられませんでした[3]．

表1　つわりに対するショウガの効果を検証した文献（RCT 5文献）

筆者	発表年	研究題目	雑誌名	介入	結果
Vutyavanich T et al	2001	The effectiveness of ginger for the treatment of nausea and vomiting of pregnancy	Thai Journal of Obstetrics and Gynecology **12**(4): 340, 2000	70人の妊婦に1日4回，ショウガ（250 mg含有カプセル）あるいはプラセボ（偽カプセル）を1週間投与	投与後4日目の吐き気が，ショウガ投与群において明らかに改善[*]
Keating A et al	2002	Ginger syrup as an antiemetic in early pregnancy	Archives of Gynecology and Obstetrics **276**(3): 245-249, 2007	26人の妊婦に1日4回，ショウガ（ショウガ250 mg含有シロップ小さじ1杯＋ハチミツ＋水），あるいはプラセボ（水＋ハチミツ＋レモンオイル）を投与	投与後9日目の吐き気が，ショウガ投与群の77％で軽減，67％が6日目までに吐き気・嘔吐が消失した（プラセボ群はそれぞれ20％の軽減・消失のみ）
Ozgoli G et al	2009	Effects of ginger capsules on pregnancy, nausea, and vomiting	Journal of Alternative and Complementary Medicine **15**(3): 243-246, 2009	67人の妊婦に1日4回，ショウガ（250 mg含有カプセル）あるいはプラセボ（偽カプセル）を4日間投与	ショウガ投与群においては85％の妊婦が症状の改善を示した（プラセボ群56％）．また，嘔吐回数に関してもショウガ投与群が50％，プラセボ群が9％で明らかに効果がみられた
Mohammadbeigi R et al	2011	Comparing the effects of ginger and metoclopramide on the treatment of pregnancy nausea	Pakistan Journal of Biological Sciences **14**(16): 817-820, 2011	68人の妊婦を対象に1日3回，200 mgのショウガ（カプセル（34人）あるいはプラセボ（34人）を投与	ショウガ投与群の2〜5日目の吐き気・嘔吐が，1日目のそれと比較して明らかに軽減
Modares M et al	2012	Effect of ginger and chamomile capsules on nausea and vomiting in pregnancy	Journal of Gorgan University of Medical Sciences **14**(1): 46-51, 2012	70人の妊婦に1日2回，1週間，ショウガ（カプセル）あるいはプラセボを投与	ショウガ投与群の1週後のRhode指標（つわり症状を測定する指標）の得点が低下

[*] コクランのレビュー[3]ではデータ解析の不備からエビデンスの弱さを指摘されている．

（文献3より作成）

- 米国産婦人科学会（ACOG）のPractice Bulletinには，「安静にする」「感覚刺激を避ける」「少量の食事を頻回に行う」「刺激物や脂肪分を避ける」などの対処法を推奨する記載がありますが，同時に，これらの行動がつわりの症状緩和に効果的であるという明確な根拠を示す研究結果は特にないことも書かれています[1]．

こんなとき医師にコンサルテーション

- 体重減少が著しく，全身状態が悪化している際は妊娠悪阻である可能性があるため，医師の診療が必要となります．また，時に妊娠からくる吐き気や嘔吐ではなく，他に疾患が隠れている場合があります．腹痛や発熱，頭痛などの他の症状を伴っている際は，つわりと他疾患の鑑別のために医師に相談しましょう．

文献

1) American College of Obstetricians and Gynecologists（ACOG）: ACOG（American College of Obstetrics and Gynecology）Practice Bulletin: nausea and vomiting of pregnancy. Obstet Gynecol **103**(4): 803-815, 2004
2) 寺尾俊彦（編）：周産期の生理学，メディカ出版，大阪，p44-45，2003
3) Matthews A et al: Interventions for nausea and vomiting in early pregnancy. Cochrane Database Systematic Reviews 2014 Mar 21;3:CD007575. doi: 10.1002/14651858.CD007575.pub3

第3章 妊娠中のマイナートラブルに関する質問

Q16 妊娠してからおりものが増えたのですが，どうしてでしょうか？

Answer　エビデンスの強さ　弱

妊娠中はエストロゲンの影響で帯下（おりもの）が増加します．帯下の成分は剝脱した腟粘膜上皮細胞，白血球，細菌，粘液などです．エストロゲンは，妊娠により多く分泌されるので，妊娠すると帯下の分泌は多くなります．帯下の分泌増加は生理的現象であり，腟の自浄作用という重要な働きをしています．しかし，帯下に異常な量の増加や色調・性状の変化がみられる場合には感染が考えられるため，帯下の状態を観察することは重要です．

（中村幸代）

1. 疑問の背景や傾向

- 妊娠中は，ホルモン分泌の変化に伴い，帯下の分泌が増加します．基本的には生理的な現象ですが，正常と異常の見極め（観察→診断）が重要です．

2. 答えの根拠

- 妊娠中の帯下の増加はエストロゲンの影響であり，生理的現象です．妊娠によりエストロゲンは，妊娠10週頃まで妊娠黄体から分泌され，その後は胎盤から分泌されます．エストロゲンの分泌は妊娠末期になるにつれて増加します（図1）．エストロゲンの機能により，腟粘膜上皮細胞は増殖し剝脱します．帯下の成分はこの剝脱した腟粘膜上皮細胞，白血球，細菌，粘液などです．剝脱した腟粘膜上皮細胞内部にあるグリコーゲンは分解され，ブドウ糖に変化します．ブドウ糖から，腟内に常在する乳酸桿菌（デーデルライン桿菌）の作用によって乳酸が産生され，この乳酸の影響で腟内は強い酸性（pH 3.5〜5.5）を呈します．この自浄作用により一般病原菌の子宮内への侵入を防いでいます．ちなみに，妊娠前の腟内のpHは4.8〜5.0であり，弱酸性です．
- 一方で，妊娠による帯下の増加により，外陰部は湿潤環境に置かれます．外陰部の湿潤は，菌増殖を容易にさせ，炎症や感染を起こしやすくなります．特に，トリコモナスやカンジダなど比較的酸に強い原虫や真菌は生存できるため，感染しやすい状態でもあります．

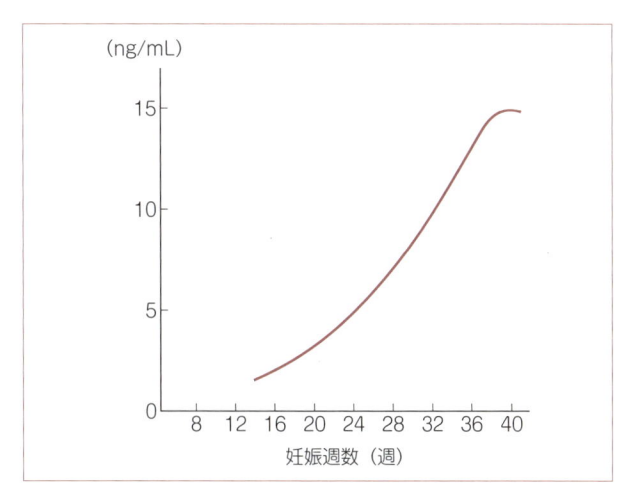

図1 妊娠中のエストロゲンの変化
[友田 豊ほか（編）：新産科学，南山堂，東京，p57，1999より改変]

> 💡 **伝えるときのポイント**
> - 妊婦が自己管理できるように，正常と異常の帯下の性状，症状などを具体的に伝えましょう．
> - 予防については，以下のようにセルフケアのサポートをすることが効果的です．
>   ①シャワーの使用などで清潔を保ちましょう．
>   ②吸湿性，通気性の良い下着を使用しましょう．
>   ③下着が汚れたらこまめに交換しましょう．
>   ④帯下用のナプキンを使用して，こまめに交換しましょう．

こんなとき医師にコンサルテーション

- 帯下の増量，色の変化，ならびに瘙痒感を伴うときは，以下のような感染症の可能性があるので医師に相談しましょう．正常な帯下は無色透明〜乳白色で無臭です．
  ①**カンジダ腟炎**：酒かす状，粉チーズ状，ヨーグルト状の帯下で，強い瘙痒感あります．
  ②**トリコモナス症腟炎**：トリコモナス原虫の感染によって発症し，悪臭のある緑色泡沫状の帯下の増加と腟や外陰部の瘙痒感が主症状です．

文献

1) 武谷雄二ほか（監）：産科学の基礎．プリンシプル産科婦人科学2，産科編，第3版，メジカルビュー社，東京，p36-37, 93, 2014
2) 荒木 勤：妊娠の生理．最新産科学（正常編），第22版，文光堂，東京，p36, 108-109, 2008

第3章 妊娠中のマイナートラブルに関する質問

Q17 妊娠中に痔が悪化する要因は何ですか？

Answer　エビデンスの強さ　弱

　妊婦のみを対象とした痔核の関連因子に関する研究はありませんでした．しかし，男女を含めた痔疾患のある患者と痔疾患のない患者を比較した場合，痔核発生の助長因子として，「痔疾患の既往」「香辛料の摂取」「便秘」「身体運動」「アルコール摂取」「50歳未満」「裂肛の既往」「就労」がありましたが，生殖可能年齢である40歳未満の女性に限定した場合では，「痔疾患の既往」「便秘」が痔核発生の助長因子でした[1]．

（竹内翔子）

1. 疑問の背景や傾向

- 妊娠中に「痔ができてしまった」と訴える妊婦は少なくありません．肛門周囲の粘膜下は血管が豊富であり，肛門を閉じる働きをする内痔・外痔静脈叢があります．妊娠中，増大した子宮に圧迫されて骨盤壁の静脈血行はうっ滞し，静脈系と門脈系の血行の交わる肛門周囲では，血管叢が拡張し，痔核が形成されやすくなります[2]．

2. 答えの根拠

- フランスで行われた症例対照研究[1]を基に解説します．この研究では，フランスの1,128ヵ所の消化器科でデータ収集が行われ，研究の対象には15日以内に生じた痔疾患によって消化器科を受診した患者1,033人（男性542人，女性491人）と他の理由で受診した対照患者1,028人（男性504人，女性524人）が含まれました．痔疾患のある患者と対照患者の男女比に有意差はありませんでした．

- 痔核発症の助長因子として，次の因子が有意差のあった因子として挙げられました（表1）；「痔疾患の既往」「香辛料の摂取」「便秘」「身体運動」「アルコール摂取」「50歳未満」「裂肛の既往」「就労」．ただし，この文献では妊婦のみを対象としておらず，男性が含まれていたり，日本人とは人種も異なるため，結果の解釈には注意が必要です）．また，「旅行」「BMI 30未満」には有意差がありませんでした．一方，生殖可能年齢の女性における産婦人科的な影響を評価するため，40歳未満の女性のデータのみを分析した結果，有意差のあった痔核発生の助長因子は「便秘」「痔疾患」の既往でした（表2）．

表1 有意差のあった痔核発生の助長因子

	オッズ比	95%信頼区間
痔疾患の既往	5.17	4.05-6.61
香辛料の摂取	4.95	2.65-9.25
便秘	3.93	3.09-5.00
身体運動	2.79	1.60-4.87
アルコール摂取	1.99	1.21-3.27
50歳未満	1.95	1.50-2.52
裂肛の既往	1.7	1.18-2.51
就労	1.43	1.10-1.86

（文献1より引用）

表2 40歳未満の女性のみに限定した場合に有意差のあった痔核発生の助長因子

	オッズ比	95%信頼区間
便秘	6.71	3.53-12.74
痔疾患の既往	5.08	2.48-10.39

（文献1より引用）

伝えるときのポイント

- 痔の発生には便秘が関連しており，特に妊娠中は黄体ホルモンの影響や子宮の増大により便秘になりやすいため，便秘の予防や改善に努めることが重要であることを伝えましょう．
- 痔疾患の既往については早めに確認し，便秘にならないよう注意を促しましょう．

こんなとき医師にコンサルテーション

- 肛門出血が続く場合や痛みの症状が強い場合や，発熱などの全身症状，膿様の分泌物を認める場合には，悪性腫瘍，肛門周囲膿瘍との鑑別診断が必要なので医師に相談しましょう[3]．

文献

1) Pigot F et al: Risk factors associated with hemorrhoidal symptoms in specialized consultation. Gastroenterol Clin Biol **29**（12）: 1270-1274, 2005
2) 中津雅子：回復は育児を快適にする（産褥復古への支援），痔核．ペリネイタルケア **25**（3）: 226-227, 2006
3) 山崎峰夫：産前・産後のマイナートラブル解決法33（産前編），痔．ペリネイタルケア **29**（5）: 29-30, 2010

第3章 妊娠中のマイナートラブルに関する質問

Q18 便秘になりました．どうすればよいですか？

Answer　エビデンスの強さ　中

妊娠中の便秘への対処としては，非妊娠時同様，まずは規則正しい生活習慣，水分・食事の摂取，適度な運動が基本的な対応となります．さまざまな対処があるなか，食物繊維の摂取が効果的であるという研究があります．また，非薬物的な対処で改善がみられない場合は，薬物療法に移行する対応が主流となっています．

（下田佳奈）

1. 疑問の背景や傾向

- 便秘は妊娠中に一般的にみられる症状で，およそ11〜38％の妊婦にみられるとされています[1]．また，半数以上の妊婦が排便困難感，硬便，残便感といった症状に悩まされています[2]．便秘症状がなかった女性も妊娠をきっかけに便秘になり，また元々便秘であった女性もその症状が悪化することが多いとされています[3]．原因としては，妊娠に伴うプロゲステロンの増加および，特に妊娠中〜後期にかけては食物の消化管通過時間が長くなること[1]，肥大した子宮による物理的圧迫などが考えられます．また，症状が悪化した場合，硬便の排出に伴って腹圧を強くかけることが，早産の誘因となる可能性もあるため，早めの対処が必要です．

2. 答えの根拠

- コクランのレビューグループが2001年にメタアナリシスの対象とした2つのランダム化比較試験（RCT）のうちの1つ（$n=40$）では，2週間の食物繊維の摂取（食物繊維ビスケット10 gm/日，小麦ブラン23 g/日）による効果を検証しています．その結果，食物繊維を摂取した群の排便頻度が増加し，妊婦の自覚として便が柔らかくなったことが報告されています[1]．もう一方の下剤を使用したRCTと一緒にメタアナリシスした結果，コクランのレビューグループは食物繊維の摂取は副作用が少なく便秘の治療に効果的であると結論づけています[1]．

- 日本国内の18〜20歳の女性（$n=3,835$）を対象とした食事と便秘の関係に関する横断研究では，パンや菓子類を摂取している女性のほうが，米類および豆類を摂取している女性に比べて便秘の症状が多いという結果もみられています[4]．

- 便通を促す効果が強いとされる下剤の使用は，これらの食事の変化で効果がみられなかった際の手段として勧められます[1]．

- 食事や運動といったライフスタイルの変化については，水分摂取と食物繊維の摂取を促している論文が散見されます．英国の妊婦を対象にした，Derbysireらの食事と運動と便秘に関する横断研究[5]によると，妊娠初期で便秘症状のある妊婦はそうでない妊婦に比べて，

水分摂取が少ないことが報告されています．筆者は，水分含量の多い果物やメロン，キュウリ，セロリなどの野菜の摂取を心がけることを推奨しています．また，運動に関してはこの研究では明らかな有意差はみられませんでした．この論文をはじめ食事の摂取や運動に関する記述は他の多くの論文にみられますが，便秘に関連しているという強いエビデンスを明らかに裏づける研究はほとんどありません．

伝えるときのポイント

- 対象となる妊婦の生活習慣や妊娠前の排便習慣についての情報収集も同時に行い，生活リズムの改善や食事内容の変更など，薬を使用する前にできることを考えてみましょう
- 便秘を放置すると，痔の原因となり得るほか，排便刺激による早産の誘因ともなり得るため，早期に対応することが重要だと伝えましょう．
- 食物繊維の摂取は腹部膨満感や腹痛を引き起こす可能性もあるため，症状が強く出る場合は摂取を控えるように伝えましょう．
- 市販薬を使用する際は，必ず医師に確認してから内服するように伝えましょう．

こんなとき医師にコンサルテーション

- 排便困難に伴う症状だけでなく，腹痛や出血（流・早産の可能性），嘔吐（昇圧症状）などの症状がみられた際は，すぐに医師に相談しましょう．

文献

1) Jewell D et al: Interventions for treating constipation in pregnancy. Cochrane Database Systematic Reviews 2001 Apr 23;2:CD001142.doi: 10.1002/14651858.CD001142
2) Bradley CS et al: Constipation in pregnancy: prevalence, symptoms, and risk factors. Obstet Gynecol **110**（6）: 1351-1357, 2007
3) Cullen G et al: Constipation and pregnancy. Best Pract Res Clin Gastroenterol **21**（5）: 807-818, 2007
4) Murakami K et al: Food intake and functional constipation: a cross-sectional study of 3,835 Japanese women aged 18-20 years. J Nutr Sci Vitaminol（Tokyo）**53**（1）: 30-36, 2007
5) Derbysire E et al: Diet, physical inactivity and the prevalence of constipation throughout and after pregnancy. Matern Child Nutr **2**（3）: 127-134, 2006

第3章 妊娠中のマイナートラブルに関する質問

Q19 妊娠してから全身がかゆいのですが，どうしてでしょうか？

Answer　エビデンスの強さ　弱

　妊娠により母体の基礎代謝率は8〜15%増加します．それとともに，エクリン汗腺の機能亢進により，発汗が増加します．そのため，皮膚が敏感になり，瘙痒感が出現することが考えられます．また，妊娠中のホルモンバランスの影響や，胆汁うっ滞のため，強い瘙痒感がみられることがあります．これを「妊娠性皮膚瘙痒症」といいます．

（中村幸代）

1. 疑問の背景や傾向

- 妊娠により，敏感肌，乾燥肌など，肌質が変化したと感じる妊婦が多く，助産師外来などの臨床の現場で妊婦から多く聞かれる質問です．このような相談を受けた場合どのように答えるべきか，また受診の見極めについても述べていきます．

2. 答えの根拠

- 妊娠中は，基礎代謝率は8〜15%増加と，エクリン汗腺の機能亢進により，発汗が増加します．そのため，皮膚が敏感になり，瘙痒感が出現することが考えられます．さらに，ホルモンバランスの変化などの生理的変化に伴い，皮膚が敏感になり，皮膚のトラブルが発症しやすくなります．

- 妊娠中はプロゲステロンの作用（平滑筋の弛緩作用）（図1）で胆嚢の収縮は抑制され，胆道も妊娠子宮により圧迫されるため，胆汁排泄が遅延し，胆汁のうっ滞が起こりやすくなります．さらに，妊娠中期から末期にかけては，増大した子宮が胆嚢を圧迫するため，胆汁の流れが悪化し，胆汁うっ滞が発症しやすくなります．胆汁がうっ滞することで，血中胆汁酸が，皮膚に蓄積し，瘙痒感を生じさせると考えられています．そのため，全身性で，強い瘙痒感と表皮剥離がみられます．これを「妊娠性皮膚瘙痒症」といいます．妊娠性皮膚瘙痒症は，全妊婦のうち1〜2%に発症するといわれ，治療として，湿布や止痒薬，ステロイド外用薬の使用などがあります．強い瘙痒感がみられたら，病院に受診することを勧めます．

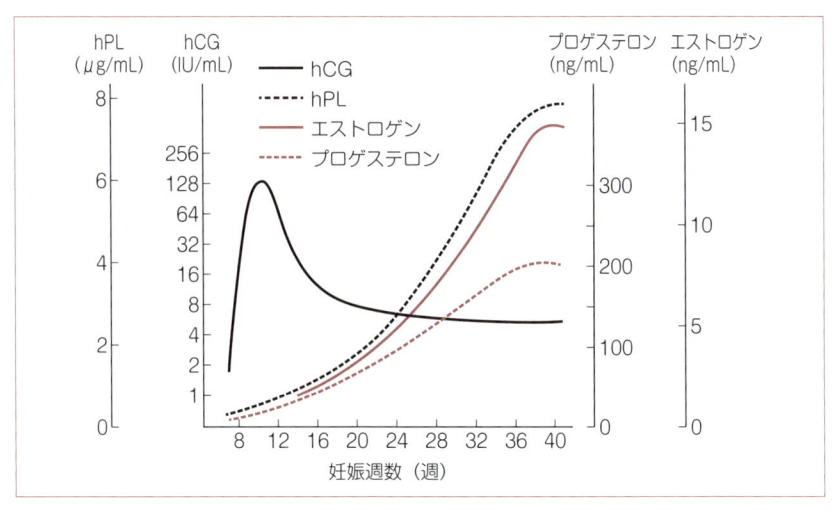

第3章 妊娠中のマイナートラブルに関する質問

hPL：ヒト胎盤性ラクトーゲン，hCG：ヒト絨毛性ゴナドトロピン

図1 妊娠中のホルモン動態
[友田 豊ほか（編）：新産科学，南山堂，東京，p57，1999より改変]

伝えるときのポイント

- 原因（理由）についてわかりやすく説明しましょう．
- 症状に合わせたケアを提示しましょう（例：乾燥によるものではボディソープや洗顔料は低刺激性のものを使用する．ナイロンタオルなどの使用を避ける．保湿クリームなどの使用を勧める．下着は綿100％のゆとりがあるものを着用する）．
- 皮膚トラブルは予防もできます．日常より自己の体質に合ったスキンケアを心がけ，トラブルの予防に努めましょう．

こんなとき医師にコンサルテーション

- 妊娠中は自己判断で薬を使用することはしないでください．強い瘙痒感がある場合は，早めに皮膚科専門医を受診し，妊娠中でも使える外用薬を処方してもらいましょう．

文献
1) 武谷雄二ほか（監）：正常周産期の管理．プリンシプル産科婦人科学2，産科編，第3版，メジカルビュー社，東京，p207，2014
2) 大鷹美子（訳）：皮膚疾患．ウィリアムス臨床産科マニュアル，第2版，メジカルビュー社，東京，p441-446，2014

第3章　妊娠中のマイナートラブルに関する質問

Q20　お腹（子宮）が張ります．張るときはどうしたらよいですか？

Answer　エビデンスの強さ　中

お腹の張りを自覚している場合，子宮収縮が疑われます．子宮収縮とともに，子宮口の開大や展退，子宮頸管長の短縮などの症状がみられる場合は切迫早産の可能性があります．切迫早産への対処としては，子宮収縮抑制薬を使用するほかに安静を勧めることがありますが，安静による早産率の低下に関する確固たるエビデンスはいまだありません．

（下田佳奈）

1．疑問の背景や傾向

- 「お腹が張る」という訴えは，子宮が収縮している場合にそれを感じた妊婦から聞かれる発言であると考えられます．不規則で無痛性の子宮収縮は，それを最初に発表した産科医の名にちなんでブラクストン・ヒックス収縮（Braxton Hicks contractions）と呼ばれています[1]．突発的で散発するのが特徴で，妊娠中期からは触診によっても感じることができます．ブラクストン・ヒックス収縮は，正期産の時期より1〜2週前になるとその頻度が増加し，いわゆる前駆陣痛となります．このなかでも不規則で一貫したリズムがなく無痛性もしくは有痛性の張りは，それが前駆陣痛なのか早産なのかの判断が難しいことがあります．しかし，子宮収縮に伴い，骨盤圧迫，月経時様の痙攣，水様性の帯下，腰痛などの他の症状がみられた場合は，臨床的には切迫早産と関連していると考えられています[1]．また，子宮口の開大度や展退，子宮頸管長など他症状と照合した判断が必要となってきます．

- 切迫早産は全妊婦の約5〜10％を占めるといわれていますが[2]，その対処として子宮収縮抑制薬の使用のほか，安静を勧めることがよくあります．安静にすることが子宮収縮の自覚，切迫早産に効果があるのかどうかに関する研究論文を次項で紹介します．

2．答えの根拠

- 前述のように，妊婦のお腹の張りの主訴が聞かれたからといって，それが切迫早産に直結しているという意味ではありません．ほとんどの場合は，前駆陣痛などの生理的範囲内で経過しますが，症状の悪化あるいは前述のような他の症状が出現してきた際には切迫早産の診断がつくこともあります．生理的範囲内の場合は経過を観察するしかありませんが，切迫早産と診断された場合には安静を強いられることがあります．その安静について研究した文献が2つあるため，以下に紹介します．

- 2004年に出されたコクランシステマティックレビュー[2]では，切迫早産における床上安静の効果を1つのランダム化比較試験（RCT）から検証しています．自宅もしくは入院管理のうえ，床上安静を指示された切迫早産の妊婦（$n=432$）を対象に，安静が早産率に及ぼす影響をみています．その結果，床上安静を指示された切迫早産の妊婦と指示されていな

表1 安静と早産率を検証したRCT

筆者	発表年	研究題目	雑誌名	介入	結果
Hobel C et al	1994	The West Los Angeles preterm birth prevention project: I. Program impact on high-risk women	American Journal of Obstetrics and Gynecology **170**(1): 54-62, 1994	1,774人のハイリスク妊婦を対象に実施．うち介入群の一つは床上安静指示（n=432），対照群はプラセボ（n=412）および無介入（n=422）とした	妊娠37週以前の早産率については，両群に有意差なし
Elliott JP et al	2005	A randomized multicenter study to determine the efficacy of activity restriction for preterm labor management in patients testing negative for fetal fibronectin	Journal of Perinatology **25**(10): 626-630, 2005	73人の切迫早産妊婦を対象に実施．介入群（n=36）は運動制限あり，対照群（n=37）は運動制限なし，とした	妊娠37週以前の早産率が，介入群44.4％，対照群35.1％で，p=0.478 から有意差なし

い切迫早産の妊婦を比べた場合，早産率に有意差はありませんでした．したがって，早産の予防に床上安静が効果的であるというエビデンスは確立されていません．しかし，床上安静に効果がないともいえないと結論づけています．

- 単独の研究を例にみてみると，73人の妊婦を対象として運動制限をした群としていない群に分けた米国のRCTの結果も，同様に両群間の早産の発症には有意差がありませんでした（p=0.478）[3]．
- 以上のような研究結果（表1）がみられますが，実際の臨床現場では妊婦個人の活動量や症状に合わせたアセスメントと対応が必要になってくると思われます．
- 長期にわたる入院管理での床上安静を強いられる場合は，妊婦の筋力低下や血栓のリスク，経済的負担などの問題も含んでいます．子宮収縮だけでなく，それ以外の切迫早産の症状の観察と安静によるそれらの症状緩和の効果を照合しながら，医師と連携して適切なケアを考えていく必要があるでしょう．

こんなとき医師にコンサルテーション

- 規則的で有痛性のお腹の張りがみられる，出血を伴う，骨盤の圧迫感が強いなどの症状がある場合は，医師に相談しましょう．

文献

1) Cunningham FG et al: Williams Obstetrics, 23rd ed, p108, 437, 814, McGraw-Hill, 2010
2) Sosa C et al: Bed rest in singleton pregnancies for preventing preterm birth. Cochrane Database Systematic Reviews 2004 Jan 26;1:CD003581. doi: 10.1002/14651858.CD003581.pub2
3) Elliott JP et al: A randomized multicenter study to determine the efficacy of activity restriction for preterm labor management in patients testing negative for fetal fibronectin. J Perinatol **25**（10）: 626-630, 2005

第3章 妊娠中のマイナートラブルに関する質問

Q21 足がつる（こむら返り）のですが，どうすればよいですか？

Answer　エビデンスの強さ　中

　コクランのメタアナリシスにおいて，マグネシウムの摂取がこむら返りの症状改善を促すのではないかと示唆されています．しかし一方で，明らかな有効性はないとしている論文も見受けられます．また，カルシウムの摂取については効果がないといわれています．しかし，こむら返りに関する研究自体が少なく，エビデンスはいまだ弱いといえます．マグネシウムの摂取に関する安全性には問題がみられていないため，情報提供の一つとしてマグネシウムを含む市販のサプリメントや飲料の摂取を勧めてみてもよいのではないでしょうか．

（下田佳奈）

1. 疑問の背景や傾向

- こむら返りとは，腓腹筋が不随意に痙攣性の収縮を起こすこと[1]をいい，時に末端にかけても起こります[2]．痛みが強い場合は日常生活にも支障をきたし，夜間に頻繁に起こる際は睡眠の妨げともなります．発症する誘因の一つとして妊娠が挙げられており，特に妊娠中〜後期には起こりやすいとされています[2]．カルシウムの代謝が関連しているともいわれていますが，こむら返りの原因は未だにはっきりしていません[2]．また，神経系や骨格系の疾患，静脈血栓症がある場合にも起こる症状であり[1]，疾患との鑑別も重要です．通常，マッサージや保温，足を動かすことで症状が緩和され得るといわれていますが，これといった対処法や特効薬もないのが現状です．

2. 答えの根拠

- 2002年のコクランによるメタアナリシス（5文献；$n=352$）では，効果のある対処法としてマグネシウムの摂取が挙げられています[3]．他にカルシウム摂取では症状改善に効果がみられないことも示唆されています．マルチビタミンやミネラルを含むサプリメントが有効との結果もありますが，このレビューに含まれる研究はいずれも古く，また，研究自体が少ないため，使用を勧められるほどのエビデンスはないとしています．その後の2012年において，コクランのレビューグループはこむら返り（対象に妊婦以外を含む）に対するマグネシウム摂取の効果だけに特化したメタアナリシス（7文献；$n=406$）を行っています[4]．しかし，そのうち妊娠中のこむら返りに関する文献は3文献のみで，いずれも結論に相違があるためメタアナリシスは不可能との結論となっており，マグネシウムの効用を支持する確固たるエビデンスには欠けています．
- 妊婦のこむら返りに対するマグネシウムの摂取に関しては，単独のランダム化比較試験（RCT）がいくつかなされています．そのうち，前述したメタアナリシスに含まれていないSupakatisantの研究（$n=86$）（2012年）をみると，マグネシウム（100 mg/錠）を1

回1錠，1日3回，4週間内服した結果では，こむら返りの頻度や痛みの強さに有意差がみられたと結論づけています[5]．

- このように，こむら返りに対するマグネシウム摂取の効果をみた研究結果には一貫性がなく，さらなる研究が求められています．
- 薬剤に頼らずにこむら返りの症状を軽減させる方法として，運動やマッサージなどの対症療法が一般的に考えられていますが，これらを支持する研究は見受けられません．
- エビデンスとしては弱いですが，いくつかの研究で効果があるとされているマグネシウムの摂取については，安全性に関する大きな問題はみられていません[4]．ゆえに，こむら返りに苦しんでいる妊婦への情報提供の一つとして，マグネシウムを含む市販のサプリメントやマグネシウム含有の多い飲料の摂取を勧めてみてもよいのではないでしょうか．

伝えるときのポイント

- こむら返りの症状や頻度，時間について確認し，症状の悪化による睡眠障害などの日常生活への支障があれば，ケースに応じて保健指導を行うようにしましょう．
- 血栓との区別のためにも，著明な静脈瘤の有無や痛みの程度，他症状や生活状況なども合わせてアセスメントするようにしましょう．

こんなとき医師にコンサルテーション

- 痛みや痙攣の頻度が多い，あるいは症状が強い場合，また，妊娠前より痙攣がみられ，それが増悪している場合や，静脈瘤がある場合などは，神経疾患や筋疾患など他疾患との鑑別のために一度医師に相談することも考慮しましょう．

文献

1) Fields A: Leg Cramps. Calif Med **92**: 204-206, 1960
2) Diagnostic Classification Steering Committee of the American Academy of Sleep Medicine: The International Classification of Sleep Disorders, Diagnostic and Coding Manual, 2nd ed, American Academy of Sleep Medicine, 2005
3) Young G et al: Interventions for leg cramps in pregnancy. Cochrane Database Systematic Reviews 2002 Jan 21;1;CD000121.doi: 10.1002/14651858.CD000121
4) Garrison SR et al: Magnesium for skeletal muscle cramps. Cochrane Database Systematic Reviews 2012 Sep 12;9;CD009402. doi: 10.1002/14651858.CD009402.pub2
5) Supakatisant C et al: Oral magnesium for relief in pregnancy-induced leg cramps: a randomised controlled trial. Matern Child Nutr **11**: 139-145, 2015

第3章 妊娠中のマイナートラブルに関する質問

Q22 妊娠末期に腰痛（骨盤痛）になりました．どうすればよいですか？

Answer　エビデンスの強さ　中

妊娠後期にかけて，腰痛の症状を訴える妊婦が多くみられます．日常生活における姿勢などを工夫するほか，腰痛に有効な対処法として，比較的エビデンスがあるとされているものに，運動と鍼治療が挙げられていますが，いずれの研究も研究方法に改善点がありエビデンスが強いとはいえません．しかし，これらの対処による母児の安全への影響はないという結果が出ているので，可能であれば運動や鍼治療を勧めてみてもよいのではないでしょうか．

（下田佳奈）

1. 疑問の背景や傾向

- 腰痛や骨盤の痛みは妊婦が一般的に経験するマイナートラブルで，腰部だけでなく殿部や下肢全体に広がることもあります[1]．多くは，骨盤の靱帯に弾力性が出ることや，子宮の肥大による姿勢の変化，坐骨神経の圧迫など[2]，妊婦の生理的身体変化の範囲内によるものです．そのため，妊娠中期～後期にかけてより症状が悪化します．また，切迫早産や常位胎盤早期剥離によって起こる腹痛を腰痛と勘違いすることもあり，異常を示す症状との区別のために観察の際は注意が必要です．また，腰痛だけでなく，血尿や殿部に広がる痛みがある場合は他疾患の可能性もあるため，同様に注意が必要です．

2. 答えの根拠

- 腰背部痛および骨盤の痛みへの対処に関しては，2013年にコクランのグループが26本（$n=4,093$）のランダム化比較試験（RCT）をレビューしています．そこでは，痛みの部位別にレビューが行われているため，腰痛，骨盤痛に分けて紹介します（表1）[1]．

a 腰痛

- 背筋や腹筋を鍛える運動を行った研究（6文献；$n=543$）によると，運動は腰痛を軽減させるという結果が出ています．しかし，それぞれの文献で対象にしている妊娠週数やそれぞれの運動方法などが違うため，統合した研究結果のエビデンスはあまり強いとはいえません．たとえば，運動の効果を検証した研究のうちの一つ，Garshasbiらの研究（$n=266$）（2005年）では，年齢20～28歳で妊娠17～22週の妊婦を対象にRCTを行っています．それによると，週3回，1回1時間の筋力強化運動（腹筋，腸腰筋，背筋など）を行ったところ，腰痛が軽減し，脊椎の柔軟性が高くなったという結果が出ています[1]．また，Kihlstrandらによる水中運動を実施した研究（$n=258$）（1999年）では，週1回1時間の水中運動を20回行った介入群では，妊娠後期から産後1週にかけて介入群の腰痛は軽減し，仕事を休む機会が40％減少したとの結果を出しています[1]．

- 骨盤ベルトの効果では，オーストラリアの骨盤ベルトを用いたKalusらの研究（$n=115$）

第3章 妊娠中のマイナートラブルに関する質問

表1 腰痛および骨盤痛に対する各介入（運動，鍼治療，骨盤ベルト）を検証した文献（RCT 5文献）

筆者	発表年	研究題目	雑誌名	介入	結果
Kihlstrand M et al	1999	Water-gymnastics reduced the intensity of back/low back pain in pregnant women	Acta Obstetricia et Gynecologica Scandinavica 78(3): 180-185, 1999	258人の妊婦を対象に，介入群（n=129）には水中運動を実施，対照群（n=129）には運動介入なし	両群ともに妊娠週数に伴って腰痛は増加したが，介入群の痛みは徐々に軽減し，特に有意に腰痛が軽減した（分析n=241，p=0.034）
Garshasbi A et al	2005	The effect of exercise on the intensity of low back pain in pregnant women	International Journal of Gynecology and Obstetrics 88(3): 271-275, 2005	妊娠17～22週の初産婦266人を対象に，介入群（n=161）には運動プログラムを実施，対照群（n=105）には運動介入なし	介入群で有意に腰痛が軽減し，対照群では症状が悪化した（p=0.006）
Elden H et al	2005	Effects of acupuncture and stabilising exercises as adjunct to standard treatment in pregnant women with pelvic girdle pain: randomised single blind controlled trial	BMJ 330: 761, 2005 [doi: 10.1136/bmj.38397.507014]	386人の妊婦を対象に，鍼治療（n=125），運動（n=131）の介入群と，通常のケアのみ（n=130）の群に割り付けて実施	鍼治療，運動の介入群では，通常ケア群に比べて朝（鍼治療群p<0.001，運動群p=0.031）と夜（鍼治療群p<0.001，運動群p=0.024）のどちらの時間帯においても，骨盤痛が軽減した．また，鍼治療群のほうが，運動群よりも，介入後1週時点での夜間の骨盤痛が軽減した（p=0.013）
Kalus SM et al	2007	Managing back pain in pregnancy using a support garment: a randomized trial	BJOG: An International Journal of Obstetrics and Gynaecology 115(1): 68-75, 2007	妊娠20～36週の妊婦115人を対象に，介入群（n=55）にはBelly Bra®の装着，対照群（n=66）にはTubigrip®の装着を実施	両群間に有意差はみられなかったが（p=0.61），両群ともに介入前後で腰痛は軽減した
Elden H et al	2008	Acupuncture as an adjunct to standard treatment for pelvic girdle pain in pregnant women: randomised double-blinded controlled trial comparing acupuncture with non-penetrating sham acupuncture	BJOJ: An International Journal of Obstetrics and Gynecology 115(13): 1655-1668, 2008	115人の妊婦を対象に，鍼治療群（n=58），偽鍼治療群（n=57）の2群に割り付けて実施	両群間で骨盤痛の軽減に有意差はなかったが，介入群において働く女性のADLが有意に改善した（p=0.041）

（文献1より作成）

（2007年）がレビューに用いられています．Belly Bra®というタンクトップ型で背部にストレッチ素材を用いたベルトと，Tubigrip®という腹部全体を覆うベルトによる効果を比較していますが，痛みは両群において軽減したものの有意差はありませんでした[1]．骨盤ベルトは国内でも多くの妊婦が使用していますが，国内で使用されているベルトの有効性を検証した研究そのものがとても少なく，研究としてのエビデンスは弱いものがほとんどです．

b 骨盤痛

- 前述のコクランの研究によって，骨盤痛を軽減させる介入で効果がみられていたのは鍼治療

第3章　妊娠中のマイナートラブルに関する質問

でした．偽の鍼治療と比べたEldenらの研究（$n=115$）（2008年）では，骨盤痛の軽減には有意差はありませんでしたが，仕事をしている女性の日常生活動作（ADL）の改善には効果があったという結果がみられています．また，Eldenらのもう一つの研究（$n=386$）（2005年）では鍼治療と運動を通常のケアのみと比べていますが，両介入群ともに通常のケアのみを受けた群に比べて骨盤痛が軽減したという効果がみられています．また，鍼治療をしたほうが，一定の運動をした群よりも，介入後1週時点の夜間の骨盤痛が明らかに軽減したとの報告がなされています[1]．

伝えるときのポイント

- 腰痛以外に，子宮収縮や血尿など他の症状がないか確認しましょう．
- 痛み止めに市販の湿布を貼用する場合は，医師に確認するように伝えましょう．

こんなとき医師にコンサルテーション

- 腰痛ではなく，切迫早産や流産による子宮収縮や常位胎盤早期剝離の可能性もあります．急な症状の悪化や，腰痛が強い場合，出血を伴っている場合などは必ず医師に相談しましょう．また，椎間板ヘルニアや腎機能障害などの疾患の場合もあります．血尿や殿部の痛みなどを伴う場合，他の疾患も視野に入れ，必ず医師に相談しましょう．

文献

1) Pennick V et al: Interventions for preventing and treating pelvic and back pain in pregnancy. Cochrane Database Systematic Reviews 2013 Aug 1;8:CD001139. doi: 10.1002/14651858.CD001139.pub3
2) 井上裕美：妊娠中のマイナートラブルに関する対処．治療 **85**（4）：1433-1439，2003

コラム　温泉法改正：エビデンスがないことが法律を変えた[i]

　昨今まで，「妊娠中の温泉は禁忌」として扱われてきました．温泉法第18条（公布：昭和23年7月10日法律125号）では，温泉施設では，「成分表と入浴を避けるべき症状（禁忌症），入浴や飲用上の注意書きを掲示」することを定めています．1982年に定められた温泉法の「禁忌症」には「妊娠中（特に初期と末期）」の文言が掲示されていました．このことが，「妊娠中の温泉は禁忌」といわれてきた由縁です．

　しかし，「妊娠中」を温泉の禁忌として扱うことについて，医学的根拠（エビデンス）があるのかについては疑問視されていました．そこで環境省は日本温泉気候物理医学会に調査を委託して内容を見直しました．その結果，妊娠中の温泉入浴が禁忌であることにエビデンスがないことが判明しました．その結果を受けて環境省は，温泉の成分や入浴上の注意を定めた温泉法の基準を32年ぶりに見直し，入浴を避けるべき「禁忌症」の中から「妊娠中（特に初期と末期）」の文言を削除する方針を決定しました．

　一方，妊娠初期では流産，妊娠末期では破水などのリスクがあります．さらに妊娠末期では，子宮の増大により，足元が見えにくくバランスを崩しやすいため，転倒する危険もあります．また，妊娠中の皮膚は敏感です．したがって，「温泉そのもの」に危険はなくても，温泉に入浴することによる「転倒」や「のぼせ」，「敏感肌による肌トラブル」などのリスクには十分注意する必要があります．

　妊婦が「安全」に温泉を楽しむポイントは，入浴は10分以下とし，長時間の入浴は避けることが重要です．42℃以上の高温，もしくは30℃以下の低温では血圧が上昇するので避けることが推奨されています．また，妊娠末期では，転倒予防のために手すりがある場合は使用することも大切です．酸性やアルカリ性濃度の高い温泉は避けたほうがよいということもあるでしょう．

　このようなことに注意しながら，妊娠中の温泉を楽しむことには問題はないのではないでしょうか．

（中村幸代）

文献

ⅰ）朝日新聞：「妊婦は温泉ダメ」根拠なし　環境省，基準から削除へ（2014年1月24日記事）．http://www.asahi.com/articles/ASG1S547ZG1SUTFL001.html

第3章 妊娠中のマイナートラブルに関する質問

Q23 妊娠末期に動悸・息切れが多くなりました．どうしてでしょうか？

Answer　エビデンスの強さ　弱

　動悸の原因のほとんどは妊娠による生理的現象です．妊娠すると心拍出量は，妊娠12週から上昇し，非妊時より30〜60％増加します．1回拍出量，心拍数も増加し，心臓に負荷がかかるため，必然的に動悸や息切れが多くなります．さらに，貧血やホルモンの影響，子宮増大による横隔膜の挙上も原因です[1]．しかし一方で，妊娠中は心疾患や甲状腺疾患にも罹患しやすくなります[2,3]．したがって，その鑑別は非常に重要です．

（中村幸代）

1. 疑問の背景や傾向

- 妊娠前にはなかった急な動悸や息切れに，病気ではないかと不安になる妊婦が多いです．特に妊娠末期に急に動いたり，急いで歩いたりすると，動悸が激しくなります．そして，その不安がさらなる動悸を引き起こす可能性もあります．

2. 答えの根拠

a 生理的変化の根拠

- 1つ目の原因は，妊娠していないときと比べ，循環血液量が妊娠初期から増加し，妊娠末期には非妊時より約40〜50％増加（妊娠32〜34週で最大）することです（図1）．この原因は，エストロゲンとプロゲステロンがレニン・アンジオテンシン・アルドステロン系を活性化するためです[1]．この働きにより血液粘度は低下し，子宮胎盤循環も促進されることになり，発育中の胎児への酸素・栄養運搬や老廃物処理が促進されます．妊娠末期はそのため，全身に血液を送り出す心臓に負担がかかります．したがって，非妊時には動悸が出なかった運動でも激しくなることがあります．
- 2つ目は貧血です．前述のとおり妊婦の循環血液量は妊娠経過に伴い増加します．しかし，赤血球量に比べて血漿量のほうがはるかに増えるので，相対的に赤血球の割合が減るためです（生理的水血症）．
- 3つ目は，プロゲステロン（Q19の図1参照）による呼吸中枢での二酸化炭素の感受性増加です．通常，動脈血中の二酸化炭素分圧が増加すると1回換気量も増加します．非妊時は，動脈血中の二酸化炭素分圧が1 mmHg増加すると1回換気量は約1.5 L/分増加しますが，妊娠中は4倍の約6 L/分増加します[1]．したがって，動悸や息切れが起きます．
- 4つ目は，妊娠子宮の増大により横隔膜が挙上し，動悸や息切れがしやすくなることです．

b 心疾患罹患のリスク[2,3]

- 妊娠出産が循環器系（心臓，血管）に及ぼす変化（循環血漿量の増大，血管抵抗の低下，凝固能の亢進，心拍数の増加，血管壁の脆弱性増加など）は多大です．そのほとんどが生理的

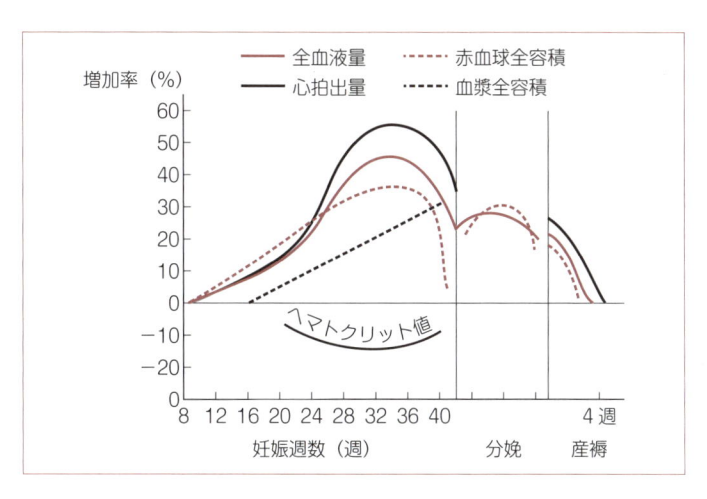

第3章 妊娠中のマイナートラブルに関する質問

図1 妊娠，分娩，産褥期の循環動態の変化
（文献1より引用）

現象の範囲で収まりますが，まれに妊婦の動悸が重大な合併症の徴候であることがあるため，念頭に置く必要があります．また，もともと心疾患を有する妊婦では，この心臓に対する負荷の増大によって不整脈や心不全徴候を呈しやすくなります[2,3]．

- 特に周産期心筋症は，心疾患の既往歴のない女性が出産前後に突然発症する原因不明の心筋疾患であり，母体死亡にもつながる重篤な疾患です．心不全の症状，息切れ・咳，全身浮腫，倦怠感などの症状が続く場合は，早めに受診することが望ましいです．ちなみに，アジア人の発生率は1/2,675です[2]．

伝えるときのポイント

- 動悸や息切れの程度，起こる状況，症状などをよくアセスメントし，生理的な現象であると判断した場合には，その原因も含めてわかりやすく説明しましょう．
- 不安が大きくならないように，その対処法もアドバイスしましょう（例：妊娠後期に多く，ほとんどは生理的に起こることなので，休んで治まる場合は，それほど心配することはありません．妊娠中は，ゆっくりした動作を心がけましょう．また，「左側を下にして横になる」「足を温める」「足を上げて横になる」など，血行を良くする工夫も大切です）．
- 心不全の症状，息切れ・咳，全身浮腫，倦怠感などがあれば，早急に受診を勧めましょう．

こんなとき医師にコンサルテーション

- 安静にしても治まらない動悸，不整脈，心不全の症状，息切れ・咳，全身浮腫，倦怠感，心臓疾患や甲状腺疾患合併などがみられた際は，医師に相談しましょう．

文献
1) 荒木 勤：妊娠の生理．最新産科学（正常編），第22版，文光堂，東京，p96-104，2008
2) Elkayam U: Pregnancy and cardiovascular disease. Braunwald's Heart Disease: A text book of cardiovascular medicine, 7th ed, Zipes DP et al（eds），Elsevier Saunders, Philadelphia, p1965-1984, 2005
3) Lisa M et al: Frequency of peripartum cardiomyopathy. Am J Cardiol **97**（12）：1765-1768, 2006

第3章 妊娠中のマイナートラブルに関する質問

Q24 冷え症だと，早産しやすくなりますか？

Answer　エビデンスの強さ　中

　冷え症の自覚がある妊婦はそうでない妊婦と比べ，早産する可能性が高くなることが予測されます．2,810人の女性を対象に行った原著論文では，冷え症の自覚がない妊婦に比べ，冷え症の自覚がある妊婦の早産発生率は約3.4倍でした[1]．したがって，冷え症は見逃してはならない重要な健康問題（症状）です．しかし，冷え症自体は疾患ではありません．冷え症は，日常生活の見直しや，工夫などのセルフケアによって軽減できる可能性があります．

（中村幸代）

1. 疑問の背景や傾向

- 近年，周産期医療の進歩は目覚ましく，分娩時の異常も著しく減少しています．しかしながら，早産率は漸増傾向にあります．厚生労働省の調査では，1990年のわが国の早産率は全出産の4.52％でしたが，2010年には5.72％であったと報告されています．早産児の神経学的予後は大きな問題であり，早産の予防は，周産期医療において取り組むべき最も重要な課題の一つです．
- 冷え症と早産との関係性についてのエビデンスは乏しいです．

2. 答えの根拠

- 原著論文を基に解説します．研究デザインは後ろ向きコホート研究です．2,810人の女性を対象に分析しています．分析方法は，傾向スコア（propensity score）を用いて共分散分析および層別解析を施行し，交絡因子の調整を行っています．したがって，第三の因子が関係していない，「冷え症が早産に与える影響」を分析しています．
- 研究結果では，早産であった110人の女性のうち，冷え症の自覚がある女性の割合は78人（70.9％）であり，冷え症の自覚がない女性の割合は32人（29.1％）でした．また，その有意確率は$p<0.001$であり，妊娠中に冷え症の自覚がある女性のほうが有意に早産になることが示唆されました（表1）．
- 冷え症と早産では，冷え症の自覚がない妊婦に比べ，冷え症の自覚がある妊婦の早産発生率は3.38倍（共分散分析）もしくは3.47倍（層別解析）でした（$p<0.001$）（表2）．
- 冷え症と異常分娩全体との関係性では，構造方程式モデリングの結果より，早産は，前期破水が誘因となって起こることが示唆されました[2]．

表1　冷え症の自覚と早産との関係（$n=2,810$）

	冷え症の自覚がある （$n=1,168$）	冷え症の自覚がない （$n=1,642$）	χ^2値	p値
早産あり（$n=110$）	70.9%（$n=78$）	29.1%（$n=32$）	40.583	<0.001
早産なし（$n=2,700$）	40.4%（$n=1,090$）	59.6%（$n=1,610$）		

χ^2検定

表2　冷え症の自覚がある妊婦での早産の発生率（$n=2,810$）

		p値	オッズ比	95%信頼区間
傾向スコアによる 調整後	共分散分析	<0.001	3.38	2.21-5.17
	層別解析	<0.001	3.47	2.26-5.34

モデルの適合度：χ^2検定 $p<0.001$，Nagelkerke R2乗 0.05，HosmerとLemeshowの検定 $p=0.34$，判別的中率 96.1%

伝えるときのポイント

- 以上の結果は，あくまでも1つの研究論文によるものです．発生率の数字ばかりを強調すると冷え症自体が重篤な病状であると思い込み，その結果，ストレスが大きくなります．ストレスは早産のリスク因子でもあります．何気ない日常生活を見直すことで，冷え症は改善できる見込みがあります．したがって，妊婦とともに具体的な改善点を模索していくことが重要です．

文献

1) 中村幸代ほか：傾向スコアによる交絡調整を用いた妊婦の冷え症と早産の関連性．日公衛誌 **59**（6）：381-389，2012
2) 中村幸代ほか：妊婦の冷え症と異常分娩との関係性．日助産会誌 **27**（1）：94-99，2013．https://www.jstage.jst.go.jp/article/jjam/27/1/27_94/_pdf

第3章 妊娠中のマイナートラブルに関する質問

Q25 冷え症だと,破水しやすくなりますか?

Answer　エビデンスの強さ　中

　冷え症であることで,前期破水（陣痛開始前の破水）のリスクが高まる可能性があります.コホート研究の論文によると,冷え症の自覚がある妊婦はそうでない妊婦と比べ,前期破水が起こる確率は約1.7倍になることが予測されています.冷え症自体は疾患ではありません.しかし,見逃してはならない重要な症状であると考えられます.研究結果より,前期破水の予防策の一つとして,冷え症の有無を的確にスクリーニングし,冷え症の軽減や改善を行うことが重要です.

（中村幸代）

1. 疑問の背景や傾向

- 臨床助産師は,経験知から冷え症であることで前期破水を起こしやすいと感じていますが,研究論文が少なく,エビデンスに乏しい状況です.
- 冷え症は妊婦にとって「良くないこと」と捉えられ,助産院をはじめとする臨床の現場では問題視されています.しかし,冷えとお産との関係についてのエビデンスは推定されて間もない状況であり,通常でもお産への不安が大きい妊婦にとって冷え症は不安の増強要因となっています.

2. 答えの根拠

- 2,810人の女性を対象に行った原著論文を基に解説します.前期破水の有無における冷え症の割合では,前期破水発症群662人のうち,冷え症の自覚がある女性は348人（52.6%）,冷え症の自覚がない女性は314人（47.4%）でした.一方で,前期破水をしなかった2,148人のうち,冷え症の自覚がある女性は820人（38.2%）,冷え症の自覚がない女性は1,328人（61.8%）と,前期破水をしなかったのは圧倒的に冷え症の自覚がない女性でした（表1）.また,傾向スコアを用いて,交絡因子を除外した分析の結果では,冷え症の自覚がない妊婦に比べ,冷え症の自覚がある妊婦の前期破水の発生率は約1.7倍でした（表2）.
- 冷え症は,自律神経系の異常です.リンパ免疫系の機能は神経の影響を受けて調節されているため,自律神経系の異常では免疫力が低下します.一方,前期破水の原因の一つに細菌性腟症が挙げられます.つまり,冷え症による免疫力低下が原因で細菌性腟症が起こり,前期破水が起こりやすくなったことが示唆されます.

第3章 妊娠中のマイナートラブルに関する質問

表1 冷え症の自覚と前期破水との関係（$n=2,810$）

	冷え症の自覚がある（$n=1,168$）	冷え症の自覚がない（$n=1,642$）	χ^2値	p値
前期破水あり（$n=662$）	52.6%（$n=348$）	47.4%（$n=314$）	43.16	<0.001
前期破水なし（$n=2,148$）	38.2%（$n=820$）	61.8%（$n=1,328$）		

χ^2検定

表2 冷え症の自覚がある妊婦での前期破水の発生率（$n=2,810$）

		p値	オッズ比	95%信頼区間
傾向スコアによる調整後	共分散分析	<0.001	1.67	1.40-2.00
	層別解析	<0.001	1.69	1.41-2.02

モデルの適合度：χ^2検定 $p<0.001$，Nagelkerke R2乗 0.03，HosmerとLemeshowの検定 $p=0.007$，判別的中率 76.4

伝えるときのポイント

- この結果はあくまでも1つの研究論文によるものです．発生率の数字ばかりを強調すると妊婦のお産への不安は大きくなります．また，何気ない日常生活を見直すことで，冷え症は改善できる見込みがあることを強調しましょう．妊婦とともに具体的な改善点を模索していくことが重要です．

文献

1) 中村幸代ほか：妊婦の冷え症と前期破水における因果効果の推定：傾向スコアによる交絡因子の調整．日助産会誌 **26**（2）：190-200，2012．https://www.jstage.jst.go.jp/article/jjam/26/2/26_190/_pdf
2) 中村幸代ほか：妊婦の冷え症と異常分娩との関係性．日助産会誌 **27**（1）：94-99，2013．https://www.jstage.jst.go.jp/article/jjam/27/1/27_94/_pdf

第3章 妊娠中のマイナートラブルに関する質問

Q26 冷え症だと，お産が長引きますか？

Answer　エビデンスの強さ　中

　冷え症であることで分娩時間が長くなる可能性があります．微弱陣痛，遷延分娩などが起こる可能性が高くなることが予測されているからです[1]．したがって，妊娠中からの冷え症の改善を行うことは重要ですが，分娩進行中に四肢やお腹が冷えている場合は，足浴や入浴などで身体を温めることも分娩促進につながります[2]．

（中村幸代）

1. 疑問の背景や傾向：微弱陣痛と遷延分娩

- 分娩の進行とその難易は，基本的には「娩出力」「産道」「娩出物」の分娩の三要素の相互関係により決まります．微弱陣痛ならびに遷延分娩は，三要素のなかの娩出力の異常によるものであり，分娩促進薬の使用や，帝王切開術の施行，胎児機能不全などにつながります．また，その発生率は全分娩の約1割を占めることから分娩に与える影響は大きいといえます．
- 冷え症と微弱陣痛，遷延分娩との間に関係があると考えている臨床の助産師は多いですが，エビデンスに基づいた説明を行うことが難しい状況です．

2. 答えの根拠

- 2,427人の日本人女性（予定帝王切開術で分娩した女性を除く）を対象に行った結果を示します[1]．
- 微弱陣痛であった288人のうち，冷え症の自覚がある女性の割合は188人（65.3%）であり，冷え症の自覚がない女性の割合は100人（34.7%）でした．遷延分娩では，遷延分娩であった155人のうち，冷え症の自覚がある女性の割合は105人（67.7%）であり，冷え症の自覚がない女性の割合は50人（32.3%）でした（表1）．また，交絡因子の影響を調整した，冷え症の自覚がある妊婦の微弱陣痛の発生率は，冷え症の自覚がない妊婦と比較すると約2倍（表2），遷延分娩においては約2.3倍（表3）であり，冷え症であることそのものが両者の発生率に大きく影響していました．さらに，構造方程式モデリングの結果，微弱陣痛と遷延分娩は相互に影響し合っていました[3]．この理由として，微弱陣痛のため有効な陣痛が起こらず，遷延分娩となる場合もあれば，遷延分娩のため母体が疲労し，微弱陣痛を引き起こす場合も考えられます．さらに，微弱陣痛は弛緩出血の誘因でもありました[3]．したがって，冷え症の改善が，微弱陣痛や遷延分娩，そして間接的に弛緩出血の発生を予防することにつながる可能性があります．

表1 冷え症の自覚と微弱陣痛・遷延分娩との関係（$n=2,427$）

	冷え症の自覚がある（$n=1,168$）	冷え症の自覚がない（$n=1,642$）	p値
微弱陣痛（$n=288$）	65.3%（$n=188$）	37.4%（$n=100$）	<0.001
遷延分娩（$n=155$）	67.7%（$n=105$）	32.3%（$n=50$）	<0.001

χ^2検定

表2 冷え症の自覚がある妊婦での微弱陣痛の発生率（$n=2,427$）

		p値	オッズ比	95%信頼区間
傾向スコアによる調整後	共分散分析	<0.001	2.00	1.52-2.62
	層別解析	<0.001	2.11	1.61-2.77

モデルの適合度：χ^2検定 $p<0.001$，Nagelkerke R2乗 0.16，HosmerとLemeshowの検定 $p=0.65$，判別的中率 88.5%

表3 冷え症の自覚がある妊婦での遷延分娩の発生率（$n=2,427$）

		p値	オッズ比	95%信頼区間
傾向スコアによる調整後	共分散分析	<0.001	2.29	1.60-3.29
	層別解析	<0.001	2.38	1.65-3.41

モデルの適合度：χ^2検定 $p<0.001$，Nagelkerke R2乗 0.09，HosmerとLemeshowの検定 $p=0.77$，判別的中率 93.9%

伝えるときのポイント

- 冷え症だから分娩が遷延することを強調するのではなく，身体を温めることで分娩進行を促すことができる[2] ことを伝えましょう．

文献

1) 中村幸代ほか：妊婦の冷え症と微弱陣痛・遷延分娩との因果効果の推定：傾向スコアによる交絡因子の調整．日看科会誌 33（4）：1-10，2013
2) 武田亜子ほか：足浴が分娩第1期の経過にもたらす効果．愛知母性衛会誌 25：55-59，2007
3) 中村幸代ほか：妊婦の冷え症と異常分娩との関係性．日助産会誌 27（1）：94-99，2013．https://www.jstage.jst.go.jp/article/jjam/27/1/27_94/_pdf

第4章

妊娠中の生活に関する質問

第4章 妊娠中の生活に関する質問

Q27 妊娠中の腹帯はしたほうがよいでしょうか？

Answer　エビデンスの強さ　中

　腹帯の主な効果は「お腹を冷やさない」ことです．通常，冷え症とは「四肢末端の冷え」をいいますが，妊婦では「お腹の冷え」も見逃せない重要な症状です．冷え症はお産時の異常のリスク因子の1つであることが予測されます[1]．したがって，冷え症を予防することはお産の異常を予防することにつながることが示唆されます．2つ目の効果としては，「腰痛の緩和」があります．特に妊娠末期には，ホルモンの影響に姿勢の変化の影響が加わって腰痛になりやすいです[2,3]．以上の理由から妊娠中は腹帯を着用することを奨励します．

（中村幸代）

1. 疑問の背景や傾向

- 背景として，古来より，日本では安産祈願などの儀式的な理由のほかに，保温の目的で腹帯を着用する風習があり，感覚的に冷えていることは妊婦にとって問題であると捉えていました．
- 昨今は妊婦のファッション性が重んじられ，特に夏場は薄着であり，腹帯を着用しない妊婦が多い傾向にあります．

2. 答えの根拠

a 冷え症予防への効果[1]

- 2,810人の妊婦を対象とした研究の結果，「四肢の冷えの自覚」（通常の冷え症）がある群の82.4%に「腹部の冷えの自覚」がありました．また，「四肢の冷えの自覚」（通常の冷え症）がない群の91.5%では「腹部の冷えの自覚」もないという結果でした．この結果から，妊婦において腹部の冷えと冷え症は関係があることが推定されます[1]（表1）．
- 冷え症であることで，早産や前期破水，微弱陣痛，遷延分娩のリスクが高まることが推定されています．さらに，冷え症であることで，妊娠中のマイナートラブルは悪化します[2]．したがって「お腹を冷やさない」ことは快適なマタニティライフや安産に向けて重要なのです．

b 腰痛に対する効果[2,3]

- 妊娠により，エストロゲン，プロゲステロン，リラキシンのホルモン作用で妊婦の靱帯は弛緩します．そのため，仙骨関節や恥骨結合に異常な可動性が生じて骨盤輪が不安定になり，腰痛が起きやすくなります．加えて，妊娠の進行に伴い，胸椎や腰椎の生理的彎曲が増強し，腰背筋がたえず緊張状態にあるため，腰痛が悪化しやすくなります[3]．
- 骨盤由来と考えられる腰痛などに対する骨盤輪固定の効果について検討した研究結果では，骨盤輪固定中に腰痛を認めた妊婦の81%，および立ったり歩いたりが辛いという症状を認めた妊婦の72%で症状が有意に軽減されました（$p<0.01$）[4]．

第4章　妊娠中の生活に関する質問

表1　腹部の冷えの自覚と冷え症（四肢の冷えの自覚）との関係

	腹部の冷えの自覚がある（$n=1,090$）	腹部の冷えの自覚がない（$n=1,634$）
四肢の冷えの自覚がある（$n=1,132$）	82.4%（$n=954$）	15.7%（$n=178$）
四肢の冷えの自覚がない（$n=1,592$）	8.5%（$n=136$）	91.5%（$n=1,456$）

χ^2値＝1,580.7，$p<0.001$，effect size 0.75

伝えるときのポイント

- 腹帯にも多くの種類があります（さらしやガードルなど）．対象の妊婦にとって適切な種類の腹帯を着用するようアドバイスしましょう．
- 着用の仕方が異なると効果が有効ではなくなります．特に子宮部位を強く締めすぎることは避けましょう．骨盤の部分をしっかり締め，腰骨の張っているところは強く締めず，臍部から下部の腹部は軽く支え，臍部より上部は決して締めないよう，着用の仕方までサポートしましょう．

文献

1) 中村幸代ほか：妊婦の冷え症と前期破水における因果効果の推定：傾向スコアによる交絡因子の調整．日助産会誌 **26**(2)：190-200，2012．https://www.jstage.jst.go.jp/article/jjam/26/2/26_190/_pdf
2) 中村幸代ほか：妊婦の冷え症と微弱陣痛・遷延分娩との因果効果の推定：傾向スコアによる交絡因子の調整．日看科会誌 **33**(4)：1-10，2013
3) 江崎美津ほか：妊婦の骨盤由来の症状に対する骨盤輪固定の有効性．佐賀母性衛生会誌 **13**(1)：20-22，2010
4) 武谷雄二ほか（監）：周産期の異常．プリンシプル産科婦人科学，第3版，メジカルビュー社，東京，p458，2014

コラム　腹帯の言い伝え[i]

　日本には古くから，妊娠5ヵ月目に入った最初の戌の日に，妊婦が腹帯を巻いて安産祈願のお参りをする風習があります．
　『日本書紀』の記述によると，神功皇后が妊娠したときに，自ら腹帯で小石を腰に巻いたという記述があり，これが妊娠中に巻く腹帯の起源といわれています．平安時代には着帯月日は干支には関係なく，妊娠5ヵ月目の吉日を選んで行われていたそうです．江戸時代には，多くは綿または絹を用い，元禄頃には紅白2種の絹を儀式に用いる習慣が新たに生じたようです．昔は，強く締めなければ胎児が大きくなり難産になるという俗信があったため，縮胎瘠胎（胎児の体重が増えすぎないように抑制すること）の目的に用いられました．
　「戌の日」について，戌は十二支のうち11番目の干支で，戌の日は12日に一度巡ってきます．多産で安産な犬は，昔から安産の守り神とされてきました．それにあやかって，12日に一度訪れる戌の日に，安産祈願を行うようになったといわれています．
　現在でも妊婦の半数程度が戌の日の安産祈願をしているようです．戌の日の祝いは日本独自のものです．しかし，その風習の由来までは案外知らない人が多いようです．

（中村幸代）

文献

i) 柴田眞理子：助産の歴史・文化．助産学概論，新助産学シリーズ，青木康子（編），青海社，東京，p203-204，2013

第4章 妊娠中の生活に関する質問

Q28 妊娠中に性交を行っても問題はないですか？

Answer　エビデンスの強さ　中

妊娠中の性交と，早産などの有害事象との関連性について，結果の異なるいくつかの観察研究があります．現時点では，正常経過の妊婦に対し性交を制限する明確な根拠はなさそうです．英国国立医療技術評価機構（NICE）のガイドライン（2008年）では「妊婦は，妊娠中の性交は有害転帰との関連が知られていないことを情報提供されるべきである」[1]としています．

（髙畑香織）

1. 疑問の背景や傾向

- ヒトにとっての性交は，単に生殖だけを目的とするのではなく，パートナー間のコミュニケーション手段の一つです．しかし，妊娠中はホルモンの変化やつわりにより性欲が低下したり，性交時に疼痛や不快感が出現することがあります．また，胎児への影響を心配するあまり，妊娠中の性活動について消極的になる夫婦も多くいます．

2. 答えの根拠

- 大規模な観察研究でも，妊娠中の性交の影響に対する主張は異なります．そのなかに，39,217人の妊婦に対し，来院時に前月の性交回数を調査した研究があります[2]．この研究では，妊娠週数を2週毎に区切り，全妊娠期間のうち妊娠28〜29週，32〜33週，36〜37週の性交回数を分析しています．その結果，どの妊娠期間でも性交によって早産や周産期死亡は増えていませんでした．

- 早産の発症リスク因子として，早産の既往が挙げられます[3]．妊娠32週未満での早産または前期破水の既往がある187人の妊婦を対象に，妊娠初期に性交を行うことで早産や37週未満の前期破水の発生に影響があるかを調べた研究があります[4]．その結果，妊娠初期の自己申告による性交は早産の再発リスク増加と関連はありませんでした．また，前期破水も増加していませんでした．

- 性交が陣痛を誘発するというエビデンスも以下のようにありませんでした．2013年に発表された1,200人の女性を対象とした4年間にわたるランダム化比較試験（RCT）では，妊娠35週以降の性交が陣痛発来を早める，または分娩誘発を減らすという効果は確認できなかったと報告されています[5]．この研究では，コンドーム使用の有無は研究参加者の自由でした．また，週2〜3回以上の性交頻度でも，分娩や新生児に対して有害な影響は認められませんでした．

第4章　妊娠中の生活に関する質問

伝えるときのポイント

- 正常な経過の場合，妊娠中の性交を制限するエビデンスはないようです．しかし，切迫流産や切迫早産，頸管無力症などを指摘されている場合は，性交を控えたほうがよいでしょう．
- 感染は早産の要因と考えられています．心配であればコンドームを使用しましょう．
- 腹部への圧迫が強くなる体位，痛みを伴う激しい性交，アナルセックス（痔がある場合は悪化，腟への雑菌混入の可能性もあります）は避けるよう伝えましょう．
- 妊娠はスキンシップについて話し合う良い機会です．妊娠中の性交について，まずはパートナーと話し合うことが大切であることを伝えましょう．

こんなとき医師にコンサルテーション

- 性交中に腹痛や出血を認めた場合は中断し，症状が続く場合は受診を検討しましょう．

文献

1) National Institute for Health and Clinical Excellence（NICE）：NICE Clinical Guideline 62, Antenatal Care. http://www.nice.org.uk/guidance/cg62/resources/guidance-antenatal-care-pdf
2) Klebanoff MA et al: Coitus during pregnancy: is it safe? Lancet **2**（8408）: 914-917, 1984
3) 中井章人：前回早産妊婦の診療．周産期医**40**: 131-134, 2010
4) Yost NP et al: Effect of coitus on recurrent preterm birth. Obstet Gynecol **107**（4）: 793-797, 2006
5) Omar NS et al: Coitus to expedite the onset of labour: a randomised trial. BJOG **120**（3）: 338-345, 2013

第4章　妊娠中の生活に関する質問

Q29 妊娠してから自転車に乗ることで，どのような危険がありますか？

Answer　エビデンスの強さ　弱

妊娠中の自転車の乗車が母児に及ぼす影響を検証した研究は見当たりませんでした．一方，自転車エルゴメーター（室内用固定式自転車）による運動負荷の母児への影響を調査した研究[1]によると，母体心拍数160回/分以上では，母体心拍数が多くなるほど胎児心拍異常の出現率は高くなっていました．また，『産婦人科診療ガイドライン産科編2014』[2] によると，妊娠中の運動に関しては「落下あるいは外傷リスクのある運動は避けるようにアドバイスしたほうがよい」と明記されています．また，妊娠中期以降になると，身体の変化に伴って自転車の運転中に転倒しやすいことが予想されます．

（馬場香里）

1．疑問の背景や傾向

- 妊娠前から，自転車を主な交通手段として生活している妊婦は多いです．そこで，妊娠中の自転車の乗車によって生じる危険性について考えたいと思います．

2．答えの根拠

a 妊娠中の身体変化と自転車乗車の関連

- 妊婦の身体変化の一つとして，妊娠中期頃に腹部が増大し始めます．腹部の増大に伴う自転車乗車中の変化として，姿勢や視界が変化することで不安定になり，バランスを崩した際に足をうまく付くことも困難になります．つまり，妊娠中の自転車の運転では，転倒や事故の危険性が高まることが予想されます．『産婦人科診療ガイドライン産科編2014』[2] にも，「運動中に落下あるいは外傷リスクのある運動は避けるようにアドバイスしたほうがよい」と記載されており，自転車の運転は推奨されない運動となります．

- では，日常生活に自転車での移動が必要な妊婦にはどのように伝えるべきでしょうか．妊娠中に負荷が少なく安全に移動できる方法の一つとして，ウォーキングがあります．ウォーキングの効果を検証した研究として，自然分娩だった55人を対象に，妊娠中の「週3回，30分/日以上のウォーキング＋複数の運動」群，「ウォーキングのみの運動」群，「非運動」群を比較した報告[3]があります．結果は，「ウォーキング＋複数の運動」群，「ウォーキングのみの運動」群，「非運動」群の順に，分娩第1期の所要時間が短縮していました．これは小規模な調査であるため，ウォーキングの効果についてさらなる検証が必要ではありますが，自転車に代わる移動手段としてウォーキングは適切なものの一つと提案できるでしょう．

- 以上から，妊娠中の自転車の乗車には転倒や交通事故の危険があるため，腹部の増大を感じ始めたら自転車の乗車を避け，ウォーキングでの移動に変えて，生活スタイルを変化させるよう勧めることが望ましいといえます．

b 妊娠中の運動負荷の影響

- 『産婦人科診療ガイドライン産科編2014』[2] によると，「有酸素運動を行う場合，適切な心拍数の範囲を守るよう勧める」と記載されています．自転車エルゴメーター（室内用固定式自転車）による運動負荷が母児に及ぼす影響について，正常な妊娠経過をたどる妊娠16〜39週の妊婦48人を対象に調査した研究[1]では，最高心拍数（220−年齢）の85％以上を目標に運動負荷を行っています．この結果，母体心拍数と血圧は運動負荷とともに上昇し，最大運動負荷時にはそれぞれ166.1±12.2/分，161.1±20.1/82.7±15.2 mmHgとなり，運動終了後5分でほぼ運動前値に回復していました．妊娠週数と母体心拍数，血圧の変化の間に相関は認められませんでした．また，母体運動負荷により，胎児心拍数基線は妊娠中期で約4 bpm，後期で約9 bpm増加していました．胎児異常心拍パターン例は，母体心拍数160回/分未満ではみられませんでしたが，160〜169回/分では15例中2例（13％），170以上では22例中6例（27％）となっており，母体心拍数が多くなるほど胎児心拍異常の出現率は高くなっていました．この原因として考えられるのは，体温上昇や子宮血流減少による軽度低酸素症などによる胎児心拍数増加があります[1]．つまり，自転車に限ったことではありませんが，一時的な胎児心拍数の異常が胎児の生命の危険に直結するという意味ではないものの，負荷の大きい運動は避けるべきだといえます．

> **伝えるときのポイント**
> - 妊娠中の自転車の運転については，転倒や交通事故の危険があり，特に腹部が増大する妊娠中期以降に危険性が増加するため，腹部の増大を感じ始めたら自転車の乗車を避け，転倒の危険が少なく運動負荷も高くない移動手段（ウォーキングなど）に変えることが望ましいと伝えましょう．

文献
1) 浅井光興ほか：自転車エルゴメータによる運動負荷の母児におよぼす影響について．日産婦会誌 **42**（3）：246-252, 1990
2) 日本産科婦人科学会・日本産婦人科医会（編・監）：CQ107 妊娠中の運動は？ 産婦人科診療ガイドライン産科編2014, 杏林舎, 東京, p103-104, 2014
3) 儀間繼子ほか：妊娠中の運動が分娩に及ぼす影響．母性衛生 **47**（2）：358-364, 2006

第4章 妊娠中の生活に関する質問

Q30 妊娠してからの車の運転には,どのような危険がありますか?

Answer　エビデンスの強さ　弱

　妊娠中の車の運転に関する研究論文のうち,エビデンスの強いものは見当たりませんでした.妊娠中の生理的変化のうち,車の運転に影響を与える要因を調査した研究では,記憶力の低下が挙げられていました[1].また,子宮収縮の増加がみられるものの,その自覚のない妊婦がほとんどでした[2].さらに,運転中は血圧の上昇がみられることも示されています[2].つまり,切迫流・早産や妊娠高血圧症候群の徴候のある妊婦には,症状の程度によって運転を控える,または注意して運転を行うよう伝える必要があります.しかし,実際には日常生活で車の運転は不可欠な状況もあり,不安を抱えながら運転を続ける妊婦は多く[3],妊娠中の事故として,特にシートベルトを着用していない場合に,母児が死亡に至ったケース報告もあります[4].事故が発生した場合には,シートベルト着用によって被害を最小限にできるため,妊娠中の運転が必要な妊婦には正しいシートベルト着用方法について伝えていく必要があります.

(馬場香里)

1. 疑問の背景や傾向

- 妊娠前から,自動車を主な交通手段として生活している妊婦は多いです.妊婦はシートベルト着用が義務ではないとの誤解も多く,それによる交通事故時の妊婦死亡や胎児死亡の報告が相次いでいる現状があります.車の運転の際の正しい知識を提供し,事故予防への働きかけが必要です.

2. 答えの根拠

a シートベルト着用

- 日本産科婦人科学会のガイドライン[4]によると,妊娠中のシートベルト着用について妊婦から尋ねられたら,「斜めベルトは両乳房の間を通し,腰ベルトは恥骨上に置き,いずれのベルトも妊娠子宮を横断しない,という正しい装着により交通事故時の傷害を軽減化できると説明する」と明記されています(図1).また,不慮の事故を含む要因による妊婦死亡は,日本の妊産婦死亡統計に含まれないため,日本の交通事故による妊婦関連死亡者数は不明ですが,年間約1〜7万人の妊婦が交通事故により負傷し,約1,000〜1万人の胎児が流・早産し,年間40人程度の妊婦が死亡しているという試算があります[4].実際,胎児の予後は母体の重症度と関連し,多変量解析では,エアバッグ装備の有無にかかわらずシートベルト装着の有無が母児の予後と関連していました[4].また,日本のシートベルト着用義務規定における妊婦の取り扱い文言は一部曖昧で罰則規定がないなど,解釈や運用の混乱がみられましたが[4],現在の三点固定式シートベルトの正しい装着は母児の安全性を高めると考えられています[4].警視庁は2008年に『交通の方法に関する教則』を改訂し,「自動車に乗車する妊婦は原則として正しく三点式シートベルトを着用するべきである」と明記しています[4].

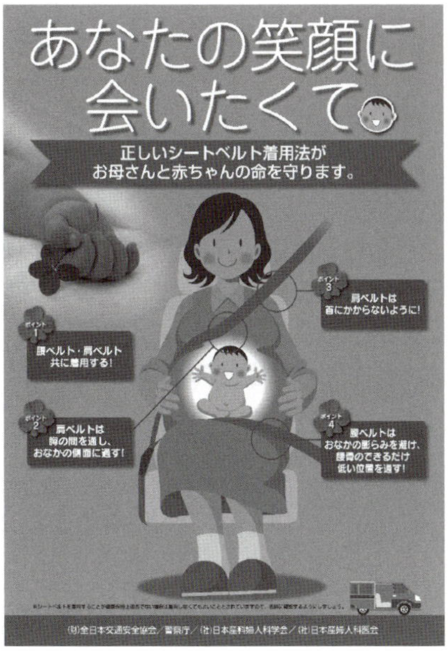

第4章　妊娠中の生活に関する質問

図1 妊娠中のシートベルト着用の国民啓発ポスター
(日本産科婦人科学会ホームページ．http://www.jsog.or.jp/news/pdf/poster_seatbelt.pdfより引用)

b 妊娠中の変化

- 実態調査によると，妊娠中の運転に対して，多くの妊婦が不安を持ちながらも生活上不可欠という状況の下，大半の妊婦が妊娠後期まで運転を継続しようと考えていることが示されています[3]．しかし，妊娠後期から出産1ヵ月後まで追跡調査した研究では，妊娠中の記憶力の低下がみられました[1]．また，妊娠29週以降の妊婦に対して運転中の状態を調査した研究では，運転中には通常の7倍まで子宮収縮が増加しており，ほとんどの妊婦にその自覚がないことも報告されています[2]．子宮収縮の増加については，交通量や信号機での緊張といった精神的な因子，またアクセルやブレーキを踏みこむ動作などの物理的要因に起因するものであることが示されています[2]．また，運転中の血圧上昇もみられたため，妊娠高血圧症候群の妊婦には特に注意が必要であるとしています[2]．

伝えるときのポイント

- 運転するときには，非妊時よりも慎重にして事故を起こさないよう注意すべきことを伝えましょう．たとえ自分が気をつけていても，他人の事故に巻き込まれることもあります．自動車の運転をするときには正しくシートベルトを着用することで，事故時の被害を最小限にできると伝えましょう．

文献

1) 佐藤喜根子ほか：マタニティドライビングに関する研究（第2報）．ドライビングによる妊婦の生理的変化．東北大医療技短大紀 **10**（1）：51-57，2001
2) 佐藤喜根子ほか：マタニティドライビングが母親とその胎児に及ぼす影響（第3報）．運転中のCardiotocogramモニタリング．東北大医療技短大紀 **11**（1）：115-120，2002
3) 佐藤喜根子ほか：マタニティドライビングが母親とその胎児に及ぼす影響（第1報）．実態調査．東北大医療技短大紀 **9**（2）：181-186，2000
4) 日本産科婦人科学会・日本産婦人科医会（編・監）：CQ901 妊娠中のシートベルト着用，および新生児のチャイルドシート着用について尋ねられたら？ 産婦人科診療ガイドライン産科編2014，杏林舎，東京，p382-383，2014

第4章 妊娠中の生活に関する質問

Q31 妊娠中期以降（安定期）に海外旅行に行ってもよいですか？

Answer　エビデンスの強さ　弱

現代の航空機による通常の飛行であれば，母児ともに大きな問題はなく[1]，妊娠中の飛行機の搭乗によって流・早産や胎児奇形が増加するといった報告はありませんでした[2]．また，合併症のない妊婦の海外旅行は中止するべきだと結論づけた論文はありませんでした．しかし，妊娠中は深部静脈血栓症や下肢の浮腫が発生しやすいため，長時間の飛行機の搭乗の場合には下肢の運動や十分な水分摂取が必要です[1,2]．

（馬場香里）

1. 疑問の背景や傾向

- 最近では，海外旅行に対する価値観の変化や移動時間の短縮などを背景に，妊娠中に海外旅行に出かける人が増えています．また臨床でも，妊婦の海外旅行の可否について相談される機会が増えています．このような相談を受けた場合どのように答えるべきか，また妊婦の海外旅行に伴う危険性についても考えたいと思います．

2. 答えの根拠

[a] 飛行機の搭乗と周産期異常の関連

- 飛行機の搭乗と周産期異常の関連についての研究論文は見当たりませんでしたが，気圧などの調整が図られている現代の航空機による通常の飛行であれば，母児ともに大きな問題はなく[1]，妊娠経過に問題のない妊婦の場合，流・早産の発生との因果関係はない[2]という報告がありました．

- しかし，妊娠中は，妊婦は凝固能の亢進や静脈の拡張により深部静脈血栓症や下肢の浮腫が発生しやすいため，長時間の飛行機の場合には下肢の運動や十分な水分摂取が必要です[1,2]．また，国内便も国際便も，妊婦が搭乗する際は分娩予定日の28日以内では医師の診断書が必要であり，14日以内では診断書および医師の同行が必要となります．

[b] 旅行計画

- 合併症のない妊婦の海外旅行について中止するべきだという研究論文はありませんでしたが，旅行計画については以下のような注意が必要とされています[1]；①政情の不安定な，非衛生的な地域への旅行は避ける，②移動はできるだけ少なくして，ゆっくりとした旅程にする．また，安全な渡航時期は，安定期といわれる胎盤完成後の妊娠中期（妊娠15～24週）といわれています．

[c] 旅行先での異常時の対応

- 出産予定日・産科歴・現在の状況を英文で記載したものを常に携行させ，渡航先で異常を感じた場合には，速やかに医療機関を受診するよう勧めるように，と記載されていました[1]．

第4章 妊娠中の生活に関する質問

しかし，医療機関を受診できた場合でも，言葉の問題や文化の違いへの不安があります．また，費用の面では海外傷害保険には妊娠に関する医療行為がカバーされないことがあるため，保険の選択にも注意が必要です[1]．海外傷害保険の補助的な制度としては，日本の健康保険に加入している国民であれば，日本で保険適用となる医療行為や交通事故などは「海外療養費制度」の給付対象となります[3]．ただし，日本と海外で医療体制や治療方法などが異なるため支給金額が大幅に少なくなることもあり[3]，高額な医療費を要する可能性もあります．

d 飲水，食事摂取，感染症

- 旅行中のトラブルとして多いのが下痢ですが，特に妊婦の下痢で心配されることは脱水からの胎盤血流量の減少による胎児への影響です．よって食事や飲料水には細心の注意を払い，下痢を予防することが重要です[1]．また，不十分な加熱処理肉の摂取によるトキソプラズマ感染や，生チーズなどの摂取によるリステリア菌感染の危険もあるため，食事内容には注意が必要です[1]．また，日本国内ではまれであっても渡航先で流行している感染症もあるため，渡航先の感染症の情報は早めに調べ，自身の予防接種歴や感染症罹患歴について妊婦自ら把握しておくことが大切です[1]．妊娠中に罹患することで重篤化しやすい感染症や胎児への感染が懸念される感染症もあり，治療薬の投与が禁忌となっている場合もある[1]ため，感染症の流行が明らかな場所への渡航は控えるべきでしょう．

> **伝えるときのポイント**
> - 妊娠中に海外旅行に行くことを相談された場合には，正しい知識や必要な準備に関して情報提供し，無理のない旅行計画を立てるようにアドバイスしましょう．特に，渡航先で治療を要する状況になった場合には，高額な医療費を要する可能性がある点には注意が必要です．

文献

1) 小濱　大ほか：安全な海外旅行のために：妊婦．臨と研 **85**（9）：79-81，2008
2) 川名有紀子ほか：妊婦からの質問（妊娠中のスポーツ，性交渉，サプリメントと薬物の服用など）．産と婦 **74**（11）：1330-1334，2007
3) 全国健康保険協会：海外で急な病気にかかって治療を受けたとき，2014．https://www.kyoukaikenpo.or.jp/g3/cat310/sb3120/r138

第4章 妊娠中の生活に関する質問

Q32 放射線が心配ですが，放射線はどのような影響がありますか？

Answer　エビデンスの強さ　中

　放射線に被ばくすると健康に影響を及ぼすことがありますが，その影響の程度や種類は受けた放射線の量（線量）に依存します．私たちが日常生活で受ける程度の自然放射線では，人体への悪影響はありません．東日本大震災による原発事故の影響で受ける累積の放射線量は，世界各地で受ける自然放射線の累積量の違いの範囲内に収まる程度と考えられています．そのため，胎児や母乳への影響について過度に心配する必要はありません[1]．

（髙畑香織）

1. 疑問の背景や傾向

- 放射線技術の平和利用が進むにともなって，医療被ばくや職業被ばくのみならず公衆被ばく，放射線防護についての関心が高まっています．また，東日本大震災による原発事故を契機に，放射線による胎児や母乳への影響について尋ねられる機会が増えています．

2. 答えの根拠

a 自然放射線

- ヒトを含むすべての生物は，自然界に存在する自然放射線から常に被ばくしている状態にあります．外部被ばくとしては，宇宙から降り注ぐ宇宙線，自然界に存在する放射性物質のラジウムなどによる被ばくがあります．内部被ばくとしては，呼吸によって空気中に含まれるウランなどの吸入，カリウム-40などの放射性物質の摂取があります．
- 地域によって差はありますが，普通に生活していても年間で世界平均2.4 ミリシーベルト[2]（mSv；日本平均は2.1 mSv[1]）（放射線の単位については図1参照）の放射線を受けています．

b 放射線の人体への影響

- 放射線による障害には，閾値がある確定的影響と，閾値のない確率的影響があります（表1）[2]．確定的影響とは，発がん以外の身体的影響を指し，100ミリグレイ（mGy）までは人体に悪影響がないとされています．確率的影響とは，累積した線量の増加に伴い直線的に障害が増える影響のことで，遺伝的影響と発がん作用としての影響を考慮します．1950～2000年の原爆被ばく者対象の疫学調査では，およそ100 mSv以上の線量（自然放射線を除く積算線量）で，線量に比例してがん死亡が増加することが確認されています[3]．

c 胎児への影響

- 確定的影響は，胎児の発育段階に応じて異なります（詳細はQ47参照）．
- 胎児が放射線を受けた場合の発がんリスクは，成人が受けた場合より最大でも約3倍程度高いと仮定する慎重な見方があります[4]．しかし，原爆投下による出生前の被ばくでは，500 mSv以下の線量では健康被害は認められていません[5]．

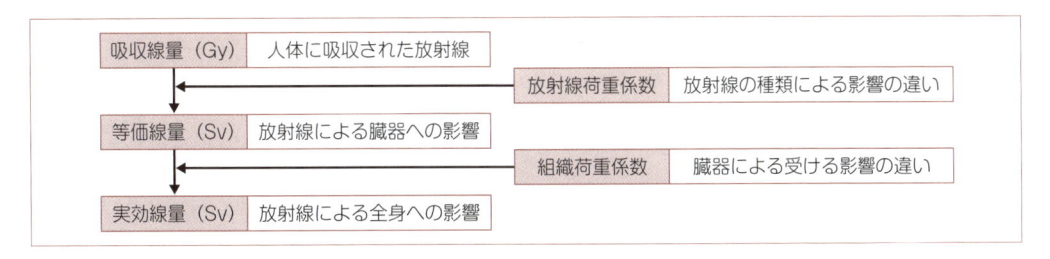

第4章　妊娠中の生活に関する質問

```
吸収線量（Gy）── 人体に吸収された放射線
    ↓ ←──── 放射線荷重係数 ── 放射線の種類による影響の違い
等価線量（Sv）── 放射線による臓器への影響
    ↓ ←──── 組織荷重係数 ── 臓器による受ける影響の違い
実効線量（Sv）── 放射線による全身への影響
```

図1　放射線の単位の違い

吸収線量（Gy）：単純な被ばく線量を表すことができ，放射線診断などにおいて汎用される．
等価線量（Sv）：放射線の種類に関係なく影響の大きさを比較することができる．
実行線量（Sv）：被ばくした放射線の種類，被ばく形式（内部・外部被ばく，全身・部分被ばく）などにかかわらず，異なる被ばく源からの被ばく線量を比較することができる．

（文献1より作成）

表1　確定的影響と確率的影響

影響	線量との関係 （線量の増加に伴う変化）	閾線量	例
確定的影響	発生頻度・重篤度	存在する	急性放射線症，白内障，奇形など
確率的影響	発生頻度	存在しないと仮定している	がん，遺伝的影響

（文献6より作成）

d　母乳への影響（主に放射性セシウムと放射性ヨウ素の母乳への影響）

- 安定セシウムでは，食物などとして摂取したうちの12%，呼吸で体内へ取り込んだうちの4.3%が母乳へ移行します．放射性セシウムは，安定セシウムと同じ動きをすると考えられています．放射性セシウムの物理的半減期は約30年と長いですが，特定の臓器に集まらず全身に広がり，代謝によって体外に排出されてしまいます（生物学的半減期；小児40～50日）．現在では放射性セシウムは空気中にほとんど飛散していません[1]．また，安定ヨウ素は，食物などとして摂取したうちの33%，呼吸で体内へ取り込んだうちの11%が母乳へ移行します．放射性ヨウ素の半減期は8日と短く，現在は環境中にないと考えられています[1]．また，放射性セシウムや放射性ヨウ素は母乳へ移行したとしても微量であり，授乳への影響はないとされています．

伝えるときのポイント

- 日常生活で受ける程度の放射線線量では，母体や胎児，母乳への影響を心配する必要はなさそうです．必要以上に不安を持つことがないよう支援しましょう．

文献

1) 放射線医学総合研究所：放射線被ばくに関するQ&A．http://www.nirs.go.jp/information/qa/qa.php
2) 西谷　弘：放射線障害・防護・安全管理．標準放射線医学，第7版，西谷弘ほか（編），医学書院，東京，p804-808，2011
3) Preston DL et al: Studies of mortality of atomic bomb survivors. Report 13: Solid cancer and noncancer disease mortality: 1950-1997. Radiat Res **160**（4）：381-407, 2003
4) The International Commission on Radiological Protection（ICRP）：国際放射線防護委員会の2007年勧告，日本アイソトープ協会（訳），日本アイソトープ協会，p15-24，2009．http://www.icrp.org/docs/P103_Japanese.pdf
5) United Nations Scientific Committee on the Effects of Atomic Radiation（UNSCEAR）：Sources and Effects of Ionizing Radiations, p840-841, 1993. http://www.unscear.org/unscear/en/publications/1993.html
6) 草間朋子：放射線の人体への影響および医療領域における防護の基礎．あなたと患者のための放射線防護Q&A，改訂新版，p7-16，医療科学社，東京，2005

■コラム　男女の産み分けはできますか？

　産み分けには，性別を決める遺伝子が深く関係してきます．性別を決定する遺伝子である性染色体は23番目の染色体であり，女子ではXX，男子ではXYの形で存在します．卵子，精子からそれぞれひとつずつ染色体を受け取ることでこの組み合わせが決まりますが，卵子の染色体はXXと，Xのみであるため，性別を決めるのは，精子に含まれるXとYの染色体のどちらかになります．X染色体が含まれる精子が受精すると女子（XX），Y染色体だと男子（XY）になります．自然の性差では，男子が産まれる割合が多く，日本では女性1に対し男子が1.027の割合となっています[i]．

　精子に含まれるXおよびY染色体の性質に関して，これまでさまざまな研究が行われています．男子になる因子であるY染色体を含む精子は，女子になる因子であるX染色体を含む精子よりも小さく，理想的な環境下ではX染色体を持つ精子よりも迅速に移動できること，また，X染色体を含む精子はY染色体を含む精子よりもさまざまなストレスに対する耐性があるということがわかっています[ii]．性別の決定には，腟内の酸性度が関連するといわれているため，一般的に広く知られている産み分け法では上記の各性染色体の特徴を考慮し，主に排卵日を基準としたタイミングが用いられることが多いようです（表a）．排卵日付近の性交で男子が産まれるという仮説にまつわる話として，正統派ユダヤ教カップルには男子の子どもが多いそうですが，これはユダヤ教では月経を含む最初の2週間，排卵日近くまで禁欲の期間があるため，性交開始日が排卵日付近になることと関連しているのではないかと推測されています[ii]．

　また，物理的に腟内のpHを変化させる方法として，病院で腟洗浄を行う方法もあります[iii]．

　食事による産み分け法にも諸説あり，女子が欲しい場合は母親がカルシウムを多く，塩分・カリウムを少なめの食事にする，男子が欲しい場合は逆にカルシウムを少なく，塩分・カリウムを多めの食事にするとよいといわれています[ii]が，産み分けに有効であるかに関して明確な根拠はありません．

　そのほかに，日本では女子の産み分け法として1980年代に，精子を遠心分離機にかけ抽出したX染色体を子宮内に入れる人工授精法であるパーコール法という方法が確立されています．この方法は安全性が不確立なため，一時期日本産科婦人科学会により禁止されていました[iii]．1996年に禁止は撤回されたもののエビデンスがないとされていますが，行っている施設もあるようです．

　現在，100％確実に産み分けができる自然な方法はないといえます．産み分けを希望することにより，希望の性別の子どもが生まれなかった場合の落胆や，親によって子どもの性が決められることは，倫理的な観点から適切といえるかは疑問です．赤ちゃんは親を選んで生まれてくる，という話をよく聞きますが，授かった子どもの性別にかかわらず，親を選んで生まれてくる子どもに感謝して過ごしていけたらよいですね．

表a　酸性・アルカリ性を利用した産み分けの種類

男子の産み分け（腟内がアルカリ性）	女子の産み分け（腟内が酸性）
・排卵日付近の性交：腟内の分泌液がアルカリ性に傾き，Y染色体を含む精子にとって好環境 ・女性が男性よりも先にオーガズムを感じると，腟内の分泌物がアルカリ性に傾く	・排卵日前日以前の性交：腟内の分泌液がより酸性に傾くため，耐性の弱いY染色体を含む精子は排除されやすく，X染色体を含む精子が受精しやすい

（篠原枝里子）

文献
i）藤田　潤：みんな知りたい遺伝のはなし，藤田　潤（編），京都新聞出版センター，京都，2003
ii）L.B.シェトルズほか：男の子・女の子の産み分け法，大沢章子（訳），主婦の友社，東京，2006
iii）小塙　清：男の子・女の子赤ちゃんの産み分け方，新星出版社，東京，2000

第5章

妊娠中のセルフケアに関する質問

第5章 妊娠中のセルフケアに関する質問

Q33 妊娠中にエッセンシャルオイルを芳香浴やマッサージに使うと，胎児に影響はありますか？

Answer エビデンスの強さ 弱

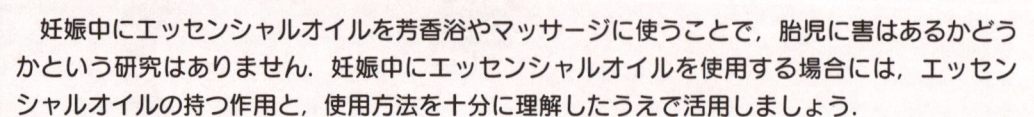

妊娠中にエッセンシャルオイルを芳香浴やマッサージに使うことで，胎児に害はあるかどうかという研究はありません．妊娠中にエッセンシャルオイルを使用する場合には，エッセンシャルオイルの持つ作用と，使用方法を十分に理解したうえで活用しましょう．

（増澤祐子）

1. 疑問の背景や傾向

- リラックスの方法として，アロマセラピーが日常的に活用されている場面も多くみられ，雑貨店などでもエッセンシャルオイルが販売されています．妊婦向けの書籍の中でも，妊娠中のリラックス法や，腰痛やむくみなどのマイナートラブルの対処法として，エッセンシャルオイルを使用した芳香浴やマッサージの方法が紹介されています．

2. 答えの根拠

a エッセンシャルオイルの作用

- 妊婦を対象に，エッセンシャルオイルに関する胎児への害を検討した研究はありません．アロマセラピーには欠かせないエッセンシャルオイルとは，植物由来の化学成分によって構成され，それぞれの持つ成分によってさまざまな効果がもたらされるとされています．エッセンシャルオイルを使用する場合には，それが持つ効果だけではなく，使用方法についても検討することが必要です．エッセンシャルオイルの香りが嗅覚を通して，感情やその香りに関する記憶に働きかけるだけではなく，吸入やマッサージにより血液中にも吸収されます．血液中にエッセンシャルオイルの化学成分がどのくらい移行するかということに関しては，エッセンシャルオイルそのものと，その使用方法のほか，マッサージの場合はキャリアオイルで希釈した（薄めた）濃度によっても変わってきます．また，薬剤と同じと考えると，妊娠中の場合は，妊娠週数によって胎児へ影響を及ぼす可能性も変わってきます．

- エッセンシャルオイルの分子量は500未満で脂溶性です．そのため，胎盤移行性については否定できません．胎児の催奇形性については，器官形成期であれば影響を及ぼす可能性があると考えられます[1]．妊娠初期はエッセンシャルオイルを使用するのは避けたほうがよいかもしれません．しかし，マッサージや芳香浴など，アロマセラピーでエッセンシャルオイルが外用される場合に，流産を促進する危険があると示した研究もありません[1]．

b 妊娠中のラベンダー使用による胎児への影響に関する研究

- 妊娠37週以降の合併症のない妊婦約30人を対象とし，ラベンダーの精油を用いたハンドマッサージを行い，マッサージ前後の胎児心拍モニタリングの変化を観察した研究[2]と，同様の条件を満たす妊婦約30人を対象としてラベンダーの精油を用いた吸入法を実施し，

吸入前後の胎児心拍モニタリングの変化を観察した研究[3]があります．これら2つの研究では，基線細変動が活発となる傾向がみられることが示されていますが，エッセンシャルオイルを用いたマッサージや芳香浴を実施することで，胎児にどのような影響があるかについては，はっきりとわかっていません．

C エッセンシャルオイルと胎児への影響

- 結論として，エッセンシャルオイルを使用した芳香浴やマッサージが胎児に害を与えるかどうかはわかっていません．エッセンシャルオイルを選択する場合には，香りや期待される効果だけではなく，エッセンシャルオイルに含まれる成分や抽出法，産地を確認し，どのようなエッセンシャルオイルなのかをきちんと確認することが勧められます．産地により植物に含まれる化学成分は多少異なり，抽出方法によってもそのエッセンシャルに含まれる化学成分とその量は異なります．ただし，どこの産地のものが良く，どの方法が良いということは一概には言えません．販売元によっては，ガスクロマトグラフィーという微量な成分まで分析できる機器での分析結果を載せた成分分析表を，エッセンシャルオイルに添付して販売しています．こうした成分分析表は，エッセンシャルオイルがどのような成分で構成されているのかだけではなく，そのエッセンシャルオイルの質の保証の目安にもなります．

> **伝えるときのポイント**
> - エッセンシャルオイルを使用することにより，香りだけではなく，その化学成分が血液中に移行して作用することを伝えましょう．
> - エッセンシャルオイルを選択する場合に，もたらされるとする効果だけではなく，含まれている化学成分や産地，抽出法も確認してほしいということを伝えましょう．

文献

1) ロバート・ティスランドほか：妊娠中のアロマセラピー．精油の安全性ガイド，上巻，高山林太郎（訳），フレグランスジャーナル社，東京，p179-183，1996
2) 長嶺悦子ほか：ラベンダー吸入法が胎児心拍モニターへ与える影響に関する検討．日アロマセラピー会誌 **8**（2）：40，2009
3) 飯島美紀ほか：ラベンダー精油を用いたハンドトリートメントが胎児心拍モニターへ与える影響に関する検討．日アロマセラピー会誌 **9**（2）：78，2010

第5章 妊娠中のセルフケアに関する質問

Q34 妊娠中に有酸素運動をすると，どのようなメリットがありますか？

Answer　エビデンスの強さ　強

　妊娠中に定期的な有酸素運動を行うことで，フィジカルフィットネス（筋力・持久性・柔軟性などの基本的な身体能力）が維持または改善していました[1]．また，ストレッチなどの運動療法では，妊娠中の腰痛を減らす効果も認めています[2]．
　一方，効果を認めなかったものでは，妊娠期間や分娩所要時間，分娩様式などに有意差がみられなかったことが報告されています[1]．妊娠高血圧腎症[3]や妊娠糖尿病[4]の予防，妊娠中の不安の軽減[5]との関連についても十分な根拠はないと結論づけられています． （髙畑香織）

1. 疑問の背景や傾向

- わが国では1970年以降の妊婦水泳の普及により，エアロビクスやヨガなど，妊娠中の運動を支援するクラスが増えました．今では，妊婦の運動は積極的に勧められています．有酸素運動のメリットや実施時のポイントを踏まえて，妊婦へ指導していきましょう．

2. 答えの根拠

a 妊娠中に行う運動の効果

- 妊娠中の週2～3回以上の有酸素運動プログラムの実施について，1,014人の女性を対象とした14のランダム化比較試験（RCT）を系統的に分析したコクランシステマティックレビュー[1]があり，非妊時に運動習慣がなかった妊婦が有酸素運動を行うことで，フィジカルフィットネスが改善されていました．一方，妊娠中の体重増加量や妊娠期間，分娩所要時間，分娩様式などに有意差は認められませんでした．また，早産などの有害事象にも有意差はありませんでした．

- 妊娠中の骨盤痛および腰痛に対する予防などについて，4,093人を対象とした26のRCTを分析したコクランシステマティックレビューがあります[2]．レビューには鍼治療や整体，骨盤ベルトなどのほかに，運動療法の論文が採用されています．その結果，通常のケアに加えてストレッチなどの運動プログラムを行うと，腰痛や，腰痛による生活の障害が有意に減っていました．また，通常のケアに加えて水中での有酸素運動（water gymnastics）を行うことで，妊娠32週以降の腰痛を理由とした欠勤が減っていました．

- 妊娠高血圧腎症の予防について，妊娠高血圧腎症のハイリスク妊婦45人を対象としたRCT 2試験のコクランシステマティックレビューがあります[3]．妊娠糖尿病や，軽度の高血圧があり，かつ軽度高血圧症の既往もしくは妊娠高血圧腎症の家族歴を持つ妊婦が対象でした．しかし，中等度の運動強度で有酸素運動を1回30～45分，週に3～4回実施しても，妊娠高血圧腎症の発症に有意差はありませんでした．ただし，サンプルサイズが小さいことから十分な根拠とはならないとされています．また，実際にどの程度の運動を実施するかは，

表1 主観的運動強度（RPE）

	Borg G(1970)	小野寺ら(1976)
20		
19	very very hard	非常にきつい
18		
17	very hard	かなりきつい
16		
15	hard	きつい
14		
13	somewhat hard	ややきつい
12		
11	fairly light	楽である
10		
9	very light	かなり楽である
8		
7	very very light	非常に楽である
6		

数字の1段階は心拍数の10 bpmに相当．
（文献9, 10より作成）

表2 妊娠中の運動方法

頻度	少なくとも週3回以上，できれば毎日
強度	中等度強度［40～60％酸素摂取予備量（$\dot{V}O_2R$）］もしくは主観的運動強度（RPE）で「ややきつい」または運動中に会話することができる程度
時間	15分/日から開始して，中等度の活動を少なくとも30分/日，計150分/週行う
種類	歩行やエルゴメーターのような大きな筋肉を使用する，規則的な活動

（文献6より作成）

主治医と相談のうえ個別に設定するのが望ましいとされています．

- 妊娠中の妊娠糖尿病を予防するための運動の介入について，1,115人を対象としたRCT 5試験のコクランシステマティックレビュー[4]では，通常のケアに加えて運動プログラムを行っても，妊娠糖尿病，分娩様式に有意差は認めませんでした．しかし，このレビューに含まれた対象者や診断基準，介入方法は，研究によって大きく異なっていたことから，これらの結果の解釈には注意が必要であるとされています．

- 催眠療法や瞑想，ヨガなどの介入で，妊娠中の不安を予防または治療する効果を調べた556人の女性を含むRCT 8試験のコクランシステマティックレビュー[5]があり，イメジェリー＊などの自律訓練法は分娩前の女性の不安を減らすのに効果があるとされる一方，ヨガでは有意差は認められませんでした．

b 運動を実施する際のポイント

- 妊娠経過が正常な妊婦では，妊娠期間を通し運動が勧められており，成人に対し推奨されている一般的な運動方法と同様で問題ありません[6-8]．一般的に，ジョギングなどでも，妊娠前から実施しているスポーツは競技としてでなければ問題はないとされています．しかし，転倒や腹部外傷の危険を伴うバランスを失いやすいもの，過度に関節へストレスを与えるもの，接触を伴うもの，活発なラケットスポーツなどは避けたほうがよいでしょう．また，妊娠中のスキューバダイビングは，胎児の先天異常や胎児の減圧病になるリスクがあるとされています．

- 米国スポーツ医学会（ACSM）は，運動強度の指標の一つとして主観的（自覚的）運動強度（rating of perceived exertion：RPE）[9,10]の使用を勧めています（表1）．これは主観的強度と心拍数の関係を比尺度で表しており，数字の1段階が心拍数の10 bpmに相当します．日本臨床スポーツ医学会学術委員会は，胎児への悪影響がないとされる運動強度を，心拍数で150 bpm以下，RPEでは「ややきつい」以下としています[11]．

- 妊娠中に推奨される運動方法の目安を示します（表2）．

＊**イメジェリー**：その人にとって心地良いことをイメージしてもらうことで苦痛に対処するテクニック[5]

第5章 妊娠中のセルフケアに関する質問

表3 運動が絶対的禁忌の場合

- 重篤な心疾患，拘束性呼吸器疾患
- 妊娠高血圧症候群
- 子宮頸管無力症
- 妊娠中期以降の持続的な出血
- 早産の危険がある多胎妊娠
- 前置胎盤，前期破水

(文献7より作成)

- 妊娠中の運動では，環境への配慮も重要です．脱水予防のため水分摂取を十分に行い，実施時間は原則日中，真夏では炎天下での実施は避けることを伝えましょう．加えて，運動前後の胎動や心拍数の測定などのメディカルチェックを行ったうえ，運動の実施について医療者へ報告することが望ましいとされています[11]．

伝えるときのポイント

- 妊娠中に定期的な運動を行うことで，フィジカルフィットネスの改善や腰痛の減少が期待できます．健康な妊婦では，有酸素運動を行うことによる流産や早産などの有害な転帰は認めていませんが，実施の際は運動方法や環境への配慮が必要です．

こんなとき医師にコンサルテーション

- 妊娠中の有酸素運動が絶対的禁忌（表3）となる場合があります[7]．また，絶対的禁忌に該当しない場合でも，何らかのリスク状態にある場合は，運動を行ってもよいか主治医へ相談しましょう．
- 以下のような症状が現れた場合は，運動を中止し，受診しましょう[7]．
  性器出血，運動前の呼吸困難，めまい，頭痛，胸痛，筋肉疲労，子宮収縮，胎動減少，羊水流出感，下腿の痛みや腫脹（血栓性静脈炎による）

文献

1) Kramer M et al: Aerobic exercise for women during pregnancy. Cochrane Database Systematic Reviews 2006 Jul 19;3:CD000180. doi: 10.1002/14651858.CD000180.pub2
2) Pennick V et al: Interventions for preventing and treating pelvic and back pain in pregnancy. Cochrane Database Systematic Reviews 2013 Aug 1;8:CD001139. doi: 10.1002/14651858.CD001139.pub3
3) Meher S et al: Exercise or other physical activity for preventing pre-eclampsia and its complications. Cochrane Database Syst Rev. 2006 Apr 19;2:CD005942. doi: 10.1002/14651858.CD005942
4) Han S et al: Exercise for pregnant women for preventing gestational diabetes mellitus. Cochrane Database Systematic Reviews 2012 Jul 11;7:CD009021. doi: 10.1002/14651858.CD009021.pub2
5) Marc I et al: Mind-body interventions during pregnancy for preventing or treating women's anxiety. Cochrane Database Systematic Reviews 2011 Jul 6;7:CD007559. doi: 10.1002/14651858.CD007559.pub2
6) American College of Sports Medicine (ACSM)：運動処方の指針：運動負荷試験と運動プログラム，原書第8版，日本体力医学会体力科学編集委員会（監訳），p168-192，南江堂，東京，2011
7) ACOG Committee Obstetric Practice: ACOG Committee opinion. Number 267, January 2002: exercise during pregnancy and the postpartum period. Obstet Gynecol **99** (1)：171-173, 2002
8) National Institute for Health and Clinical Excellence (NICE)：NICE Clinical Guideline 62, Antenatal Care. http://www.nice.org.uk/guidance/cg62/resources/guidance-antenatal-care-pdf
9) Borg G: Perceived exertion as an indicator of somatic stress. Scand J Rehabil Med **2** (2)：92-98, 1970
10) 小野寺孝一ほか：全身特久性運動における主観的運動強度と客観的運動強度の対応性：Rating of perceived exertionの観点から．体育研 **21** (4)：191-203，1976
11) 日本臨床スポーツ医学会学術委員会（編）：妊婦スポーツの安全管理基準．妊婦スポーツの安全管理，文光堂，p2-3，2004

コラム　私の仕事続けてよいですか？

　妊娠中に仕事を続けることが切迫流・早産や妊娠合併症，児の合併症のリスクを高めるといった明確なエビデンスはありません．しかし，妊婦の労働形態や長時間労働が児に悪影響を及ぼす可能性があることが報告されています．オランダの4,680人の妊婦に対して行われたコホート研究の結果によると，長時間の立ち仕事をしている女性は出生児の頭囲が平均に比べ約3％（約1cm）小さいことが報告されています．また，週25時間以上の労働をしている女性の児は週25時間未満労働の女性の児と比べて，頭囲が平均よりも約1cm小さく，出生体重が148〜198g少なかったという結果も報告されています[i]．他にも，デンマークで91,427人の妊婦に対して行われたコホート研究では，日勤のみの勤務形態の妊婦に比べ，ローテーションで夜勤労働を行う妊婦は流産のリスクが1.21倍高かったという報告がなされており[ii]，これらのリスクは予防可能であると結論づけられています．

　わが国では，妊婦の女性労働者に対し，母性健康管理や保護のための法律が定められています（表a）．事業主は勤務時間の短縮および休暇を取るなどの必要な措置を講じなければならないことが定められているので[iii]，妊婦は体調をみながら無理をせずに仕事をする権利が保障されていることを知っておくことが大切です．悪阻がひどく勤務が難しい場合や，お腹が張りやすいなどの切迫流・早産の徴候がある場合には，医師に「母性健康管理指導事項連絡カード」[iii]を記入してもらいましょう．

　現在の日本社会では，必ずしも妊婦に優しい労働環境とはいいがたく，職場よっては妊婦が休みを言い出しづらいために，無理をしてしまうなどの事情があると思います．妊婦の健康管理の権利を当たり前のことと理解し，気持ちよく働ける職場の風土を社会全体で築いていくことが求められます．

表a　知っておきたい妊産婦の労働に関する法律

■男女雇用機会均等法
- （第22条）事業主は，女性労働者が妊産婦のための健康診査等を受診するために必要な時間を確保することができるようにならなければならない
- （第23条）事業主は，女性労働者からの「母性健康管理指導事項連絡カード」の提出等により，健康診査等の結果主治医等から指導を受けた旨の申し出があった場合には，同カードの記載内容等に沿って必要な措置を講じなければならない

■労働基準法
- （第65条第1項及び第2項）産前・産後休業
- （第65条第3項）妊婦の軽易業務転換
- （第64条の3）妊産婦等の危険有害業務の就業制限
- （第66条第1項）妊産婦に対する変形労働時制の適用制限（妊産婦が請求した場合に1日8時間及び1週間について40時間を超えて労働させることができない）
- （第66条第2項及び第3項）妊産婦の時間外労働，休日労働，深夜業の制限（妊産婦が請求した場合は，時間外労働，休日労働及び深夜業をさせることはできない）
- （第67条）育児時間

（篠原枝里子）

文献

i) Snijder CA et al: Physically demanding work, fetal growth and the risk of adverse birth outcomes. The Generation R Study. Occup Environ Med **69**（8）: 543-550, 2012
ii) Nilsson F et al: Risk factors for miscarriage from a prevention perspective: A nationwide follow-up study. BJOG **121**（11）: 1375-1384, 2014
iii) 厚生労働省:「母性健康管理指導事項連絡カード」を利用しましょう．http://www.mhlw.go.jp/bunya/koyoukintou/seisaku05/pdf/03-1.pdf

第5章 妊娠中のセルフケアに関する質問

Q35 下肢の浮腫への対策には何が効果的ですか？

Answer　エビデンスの強さ　中

　下肢のリフレクソロジーを15分間実施したランダム化比較試験（RCT）[1]によると，リフレクソロジーを受けた場合に下肢浮腫は軽減しませんでしたが，自覚症状（不快感，痛み，疲れ）が軽減しました．20分の下肢マッサージを5日間実施したRCT[2]では，下肢浮腫の軽減が認められました．また，下肢のリフレクソロジーと保健指導を1週間おきに2回行った準実験研究[3]によると，介入直後に下肢浮腫が軽減し，自覚症状（重い，だるい，はれぼったい，痛い）が軽減しました．つまり，下肢浮腫に対する効果が高いのは下肢のリフレクソロジーやマッサージですが，持続性はあまり望めないといえます．

（馬場香里）

1. 疑問の背景や傾向

- 妊娠中，下肢の浮腫に悩む妊婦が多くみられます．臨床の助産師は，対策として日常生活への注意や下肢の血行を良くするような運動，弾性ストッキングの使用など，複数の対処法の提案を行っていますが，最も効果の高い対処法は何かを考えたいと思います．

2. 答えの根拠

a 生理的変化

- 妊娠後期には，血液中の水分である血漿量が増加し水血症の状態になるため，血清蛋白量はやや減少傾向になります[4]．血漿量の増加は心拍出量の増加を伴い，腎血漿流量も増加します．また，増大した子宮が下大静脈を圧迫するために下肢の静脈圧が上昇し，毛細血管の浸透性が高まり，さらにエストロゲンやアルドステロンの増加によりナトリウムや水分の再吸収率が増し，間質内の水分が貯留します[5]．よって，妊娠中の浮腫の多くは妊娠に伴う生理的現象であり，妊娠後期になるほど浮腫が生じやすいといえます．

b 浮腫対策に関する報告

- 妊婦を対象とした複数の介入研究を紹介します（表1，2）．まず，下肢の浮腫に対し下肢のリフレクソロジー*を15分間実施したRCT[1]によると，下肢のリフレクソロジー（リラックスリフレクソロジー，リンパリフレクソロジー）を受けた場合，15分間のソファーでの休息と比べ，足首・足背・足趾周囲径の軽減はみられませんでしたが，自覚症状（不快感，痛み，疲れ）の軽減がみられました．また，下肢にEPIC（間欠的空気圧迫機器）を使用したRCT[6]によると，左側臥位での休息と比べて下肢体積の軽減はみられませんでした．次に，足首から足背に浮腫のある80人の正常な妊娠経過をたどる妊婦（妊娠30週以降）に，20分の下肢マッサージ（リフレクソロジーのように，反射区域に関係せず，下肢

---

*リフレクソロジー：身体リンパ液の流れの改善やリラックスを目的として，足裏の反射区域を指で刺激すること．

表1　下肢浮腫[#1]の軽減効果を報告した研究

介　入	研究デザイン	発表年	対象（介入/対照）
下肢マッサージ[2]	RCT	2007	40/40人
下肢のリフレクソロジー[3]	準実験研究	2013	23/19人

[#1] 下肢浮腫は，足首・足背・足趾周囲径により評価．

表2　下肢浮腫の自覚症状[#2]の軽減効果を報告した研究

介　入	研究デザイン	発表年	対象（介入/対照）
下肢のリフレクソロジー[1]	RCT	2007	20・25/10人
下肢のリフレクソロジー[3]	準実験研究	2013	23/19人

[#2] 自覚症状は，自記式質問紙[1]，VAS（ビジュアルアナログスケール）[3]により評価．

を優しく刺激すること）を5日間実施したRCT[2]によると，マッサージを実施しなかった群と比較して，足首・足背・足趾周囲径が有意に減少していました．また，正常な妊娠経過をたどる妊婦（妊娠35週以降）42人にリフレクソロジーとリーフレットを使用した保健指導を1週間おきに2回行った準実験研究[3]によると，保健指導のみを行った場合と比較して，左足首・右足首・右足背において介入直後の周囲径の減少がみられ，特に左足首では介入1週後まで浮腫の減少が継続していました．VAS（ビジュアルアナログスケール）を使用した自覚症状の変化では，介入直後に「重い」「だるい」「はれぼったい」「痛い」といった症状の軽減効果がみられたものの持続せず，回数を重ねることによる累積効果も認められませんでした．つまり，下肢浮腫に対する効果が高いのは下肢のリフレクソロジーやマッサージといえますが，持続性はあまり望めません．

💡 伝えるときのポイント

- 下肢の浮腫への対処法では，効果の持続性はあまり望めませんが，マッサージやリフレクソロジーに浮腫の減少と，自覚症状（不快感，痛み，疲れなど）を軽減させる効果があるといえます．

こんなとき医師にコンサルテーション

- 全身性の浮腫をきたす場合には，妊娠高血圧症候群，慢性腎炎，心不全などを考慮する必要がある[7]ため，それらを疑わせる症状があったら速やかに医師に相談しましょう．

文献

1) Mollart L: Single-blind trial addressing the differential effects of two reflexology techniques versus rest, on ankle and foot oedema in late pregnancy. Complement Ther Nurs Midwifery **9**（4）: 203-208, 2003
2) Coban A et al: Effect of foot massage to decrease physiological lower leg oedema in late pregnancy: a randomized controlled trial in Turkey. Int J Nurs Pract **16**（5）: 454-460, 2010
3) 植竹貴子ほか：下肢浮腫を有する妊娠末期の妊婦に対するリフレクソロジーを用いた統合的アプローチの効果．日母性看会誌 **13**（1）: 25-32，2013
4) 島田信宏：マイナートラブルへの対応．臨婦産 **60**（10）: 1305-1307，2006
5) 北川眞理子ほか：下部尿路の変化．今日の助産，第3版，北川眞理子ほか（編），南江堂，東京，p48，2013
6) Jacobs MK et al: Leg volume changes with EPIC and posturing in dependent pregnancy edema. Nurs Res **35**（2）: 86-89, 1986
7) 八重樫伸生：浮腫．NEWエッセンシャル産科学・婦人科学，第3版，池ノ上 克ほか（編），医歯薬出版，東京，p328，2004

第5章 妊娠中のセルフケアに関する質問

Q36 妊娠末期に下肢に静脈瘤ができました．下肢の静脈瘤対策には何が効果的ですか？

Answer　エビデンスの強さ　中

薬物療法（ルトシド*）を使用したランダム化比較試験（RCT）[1]によると，静脈瘤の不快症状を軽減させる効果はみられましたが，安全性の検証が不十分なため実際に使用することは難しいといえます．弾性ストッキングを使用したRCT[2]によると，弾性ストッキングに静脈瘤発生の予防効果はありませんでしたが，不快症状の軽減効果がみられました．鍼灸治療を行った症例報告[3]では，静脈瘤の不快症状の軽減効果がみられました．つまり，静脈瘤に対する介入としては，弾性ストッキングが最も効果が高く，鍼灸治療にも効果がある可能性があるといえます．

（馬場香里）

1. 疑問の背景や傾向

- 妊娠中，下肢に不快症状（痛み，こむら返り，知覚異常，下肢の血管の怒張など）が現れる「静脈瘤」に悩む妊婦がいます．特に妊娠後期になると症状が悪化する可能性があるため，効果的な対処法を伝える必要があります．静脈瘤が悪化すると，血栓ができて（血栓性塞栓症），炎症を起こす（血栓性静脈炎）こともあります．なお，ここで述べる「静脈瘤」とは，表在静脈に出現したものを指します．

2. 答えの根拠

a 妊娠中の静脈瘤の発生機序

- 静脈瘤の原因として，妊娠による骨盤内諸臓器の充血と下半身の静脈うっ滞，エストロゲンによる皮下組織の浮腫傾向，プロゲステロンによる静脈壁の弛緩などがありますが，体質的な要因も加わっています．発生部位は下大静脈の領域で，下肢に多く，外陰部，肛門部，腟壁にできることもあります．症状には，重苦しさ，圧迫感，緊張感，灼熱感，知覚異常，疼痛などが挙げられます．ほとんどの場合，分娩後には軽快，消退しますが，妊娠，分娩を反復するたびに悪化します[4]．

b 静脈瘤の予防・対処に関する報告

- 学生や研修医を対象とした教科書では，静脈瘤の予防法として「長時間の起立を避ける」「下肢を挙上させて休む」「腹部を圧迫するガードルや腹帯を着用しないようにする」などが，また発症した場合には「弾性ストッキングや弾力包帯などがあるが，対症療法でしかない」と紹介されています[5]．そこで，効果について検証した介入にはどのようなものがあるかを調べました．妊婦を対象とした複数の研究を紹介します．

*ルトシド（O-beta-hydroxyethyl rutoside）：毛細血管内の機能に直接働きかけることから，自覚症状を伴う静脈瘤の軽減に効果があると期待された薬物の一つですが，妊婦への安全性については明らかではありません[8]．

- 下肢の静脈瘤に対し，プラセボ薬（$n=32$）とルトシド（$n=37$）を比較したRCT[1]では，有意に静脈瘤の不快症状（夜間のこむら返り，疲労感，むずむず感）を改善する効果がみられ，副作用にも有意差はみられませんでした．ただし，ルトシドを妊娠中に使用することの一般的な安全性については明らかになっていません．
- 弾性ストッキングの効果を検証したRCT[2]では，妊娠12週未満の正常な妊娠経過をたどる妊婦45人のうち，弾性ストッキングを使用しない比較群（$n=15$）と，介入群1［18〜21 mmHgの弾性ストッキングを使用（$n=12$）］および介入群2［25〜32 mmHgの弾性ストッキングを使用（$n=15$）］とを出産予定日まで比較した場合，静脈瘤発生の予防効果はみられませんでした．ただし，静脈瘤発生後の不快症状（痛み，不快感，こむら返り）には改善がみられました（$p<0.05$）．
- そのほかには，鍼灸治療によって静脈瘤の自覚症状の軽減がみられたという症例報告[3]もあります．また，妊娠中のマイナートラブルに対するマタニティビクス（妊婦が出産に向けて行う運動）の効果を調べた研究[6]もありましたが，介入群に静脈瘤を合併した妊婦が含まれなかったため比較検証できていませんでした．つまり，静脈瘤に対する現実的な介入としては，弾性ストッキングが最も効果が高く，鍼灸治療にも効果がある可能性があるといえます．マタニティビクスの効果に関しては，さらなる研究が必要でしょう．

伝えるときのポイント

- 下肢の静脈瘤の対処法として研究されているものとして，弾性ストッキングが最も効果が高く，鍼灸治療にも効果がある可能性があることを伝えましょう．

こんなとき医師にコンサルテーション

- 痛み，下肢の腫脹，蒼白，熱感の所見を認めた場合には，血栓性塞栓症と鑑別するための検査（超音波，血管造影，MRIなど）の必要があるため，医師に相談しましょう[7]．

文献

1) Bergstein NA: Clinical study on the efficacy of O-(beta-hydroxyethyl) rutoside (HR) in varicosis of pregnancy. J Int Med Res **3**（3）：189-193, 1975
2) Thaler E et al: Compression stockings prophylaxis of emergent varicose veins in pregnancy: a prospective randomised controlled study. Swiss Med Wkly **131**（45-46）：659-662, 2001
3) 辻内敬子ほか：妊娠静脈瘤に対する鍼灸治療．医道の日本 **66**（9）：29-38，2007
4) 武谷雄二ほか（監）：静脈瘤．プリンシプル産科婦人科学2，産科編，第3版，メジカルビュー社，東京，p207，2014
5) 八重樫伸生：静脈瘤．NEWエッセンシャル産科学・婦人科学，第3版，池ノ上 克ほか（編），医歯薬出版，東京，p326，2004
6) 田淵由実ほか：マタニティビクスを導入することによる下肢浮腫を含むマイナートラブル対処への効果．母性看 **38**：68-70，2007
7) 上田英梨子ほか：循環器，呼吸器系の変化とマイナートラブル．ペリネイタルケア **26**（6）：10-15，2007
8) Bamigboye AA et al: Interventions for varicose veins and leg oedema in pregnancy. Cochrane Cochrane Database Systematic Reviews 2007 Jan 24;1:CD001066. doi: 10.1002/14651858.CD001066.pub2

第5章　妊娠中のセルフケアに関する質問

Q37 妊娠中に会陰マッサージをすると，会陰裂傷を防げますか？

Answer　エビデンスの強さ　強

妊娠中に会陰マッサージを行った場合と行わなかった場合とを比較して，初産婦は会陰切開や縫合を必要とする会陰裂傷の発生率が有意に低いという結果でした．また，経産婦では会陰損傷の割合に有意差はなかったものの，産後3ヵ月時点での会陰部の痛みが有意に少ないことが報告されており[1]，会陰マッサージによる効果が期待されます．

(竹内翔子)

1. 疑問の背景や傾向

- 出産に伴い，多くの女性に会陰切開や会陰裂傷などの会陰損傷が生じます．また，わが国のガイドラインでは限定的な会陰切開が推奨されているものの[2]，初産婦においてはほぼ全例会陰切開を行う施設も少なくありません．そのような会陰損傷を予防するセルフケアの方法として，妊娠中の会陰マッサージがあります．

2. 答えの根拠

- 2,497人の妊婦を研究に含むランダム化比較試験（RCT）論文4本を系統的に分析したコクランシステマティックレビュー[1]では，妊娠中に会陰マッサージを行った場合は，行わなかった場合に比べ，縫合が必要な会陰損傷および会陰切開の発生率が有意に少なく，初産婦に限定した場合でも，同様に縫合が必要な会陰損傷や会陰切開の発生率が有意に少ないという結果でした．また，経産婦においては，産後3ヵ月時点での会陰部の痛みが有意に少ないことも報告されています（表1）.
- 会陰マッサージの回数別による分析では，週に平均1.5回未満行った場合のみ，縫合の必要な会陰損傷や会陰切開の割合が有意に少なく，会陰マッサージの回数を増やしたからといって会陰損傷や会陰切開のリスクが減少するわけではないという結果でした（表2）.
- 有意差のなかった内容としては，「会陰裂傷1～4度の発生率」「分娩第2期の所要時間」「器械分娩の割合」「産後3ヵ月時点での性交痛」「性交に対する満足度」「尿失禁・便失禁の割合」がありました．

3. 会陰マッサージの方法

- 会陰マッサージは妊娠34週から行います．妊娠34～36週の間にお腹が張る場合には中止する必要があります．また，会陰マッサージではオイルを使用するので，事前にパッチテストを行います．準備するものはスイートアーモンドオイルやオリーブオイルなどの植物性オイルです．オイルを付けた清潔な指1～2本を腟内に3～5cm挿入し，1回5～10分，4時～8時の方向をマッサージします．皮膚が温まって，痛みを感じにくくなるので，お風

表1　会陰マッサージの実施によって有意差のあった結果

有意差のあった項目	論文数	人　数	RR	95%信頼区間
■縫合が必要な会陰損傷の割合：				
初産婦および経産婦	4本	2,480人	0.91	0.86-0.96
初産婦のみ	4本	1,988人	0.90	0.84-0.96
■会陰切開の割合：				
初産婦および経産婦	4本	2,480人	0.84	0.74-0.95
初産婦のみ	4本	1,988人	0.83	0.73-0.95
■産後3ヵ月時点での会陰部の痛み：				
経産婦のみ	1本	376人	0.45	0.25-0.87

RR：リスク比　　　　　　　　　　　　　　　　　　　　　　　（文献1より作成）

表2　会陰マッサージの回数による効果

有意差のあった項目	論文数	人　数	RR	95%信頼区間
■縫合が必要な会陰損傷の割合：				
1.5回未満/週	2本	1,500人	0.84	0.74-0.96
■会陰切開の割合：				
1.5回未満/週	2本	1,500人	0.72	0.57-0.91

RR：リスク比　　　　　　　　　　　　　　　　　　　　　　　（文献1より作成）

呂上りに行うのがお勧めです．会陰マッサージを行った多くの女性の感想として，マッサージ開始直後は痛みや灼熱感を感じても，2～3週間続けることで痛みや灼熱感は軽減することが報告されています[3]．

> **伝えるときのポイント**
> - 会陰マッサージの効果を得るためには，続けることが重要であることを伝えましょう．
> - 会陰マッサージを実施したからといって絶対に会陰損傷が生じないわけではないことについても説明しておきましょう．

文献

1) Beckmann MM et al: Antenatal perineal massage for reducing perineal trauma. Cochrane Database Systematic Reviews 2013 Apr 30;4:CD005123. doi: 10.1002/14651858.CD005123.pub3
2) 日本助産学会ガイドライン委員会：エビデンスに基づく助産ガイドライン：分娩期2012．日助会誌 **26**（別冊）：43-44，2012．http://square.umin.ac.jp/～jam/docs/ebm_guideline_childbirth2012.pdf
3) Labrecque M et al: Women's views on the practice of prenatal perineal massage. BJOG **108**（5）：499-504, 2001

第5章　妊娠中のセルフケアに関する質問

Q38 腰が痛いとき，磁気治療器具（ピップエレキバン®）を貼ってもよいですか？

Answer　エビデンスの強さ　弱

ピップエレキバン®は，人体に磁力線を浸透させて，装着部位のこりと血行の改善を促す医療器具です．説明書には，妊娠初期の不安定期，出産直後の人は専門家と相談のうえ使用するように記載がありますが，装着部位から離れた子宮内の胎児へ磁力線が波及することは考えづらいため，使用に問題はないと考えます．

（岡村麻子）

1．疑問の背景や傾向

- 腰痛や肩こり，頭痛などの症状を訴える妊婦は多数いらっしゃいます．鎮痛薬は児への影響を考えて使用を控える傾向がありますが，ピップエレキバン®などの家庭用磁石入り絆創膏の使用を選択する人がいます．そこで，装着による胎児への影響を考えることになります．

2．答えの根拠

- ピップエレキバン®は「家庭用磁石入り絆創膏」の商品名で，ピップ株式会社が製造販売をしている一般家庭用医療機器です．永久磁石の磁力を利用して，人体に磁力線を浸透させ，装着部位のこりと血行の改善を促すことを使用目的としています．

- 最大磁束密度190 mT（ミリテスラ）で，磁気作用は自然に存在する磁力線の値（0.035〜0.07 mT）と比較すると約1,000倍の磁力になりますが，MRIの磁力線（10 T）と比較すると約1/100になります[1]．MRIは妊娠中でも胎児への影響を心配することなく受けられる検査ですので，ピップエレキバン®は医療用の器具としては低い磁力を発しているということができます．ピップ株式会社の基礎研究と臨床試験の結果により，厚生労働省から「医療用具」の許可を得ている医療機器であり，臨床試験では被験者の体温上昇がサーモグラフィーにより認められていることから効果を証明しています[2]．

- 前述の結果からも，磁力の影響は表面上の効果であることが理解できます．また，磁力は距離の2乗に反比例して減衰します．家庭用磁石入り絆創膏やネックレスは距離を5 cm離すと磁力は0になるとの報告があります[3]．妊娠週数により差はあるものの腹部・背部から子宮内胎児までの距離は5 cm以上あるので，腰や肩に器具を装着しても磁力が子宮，または子宮内に到達することはないと考えられます．また，2001年の国際がん研究機関（IARC）の報告では，「磁界」は「カフェイン」と同様のグループ3（疫学研究で発がん性を示す根拠が不十分，動物実験データなし）の「発がん性を分類できない（Not classifiable as to its carcinogenicity to humans）」とするカテゴリーになっており，発がん性も含めて，妊婦が使用しても胎児に危険が及ぶことはないと考えられます[4]．磁気ネックレスについても，磁気ネックレスの磁力が子宮内に到達することはないため同様です．

第5章　妊娠中のセルフケアに関する質問

💡 伝えるときのポイント

- 器具からの磁力が子宮に届くことはないので，胎児への悪影響は考えづらいと伝えましょう．
- 効果ははっきりとしたものではないので，症状の緩和がなければ他の方法も考慮するよう伝えましょう．
- 妊娠中は皮膚が過敏になっているため，貼付した皮膚の状態がどうであるかを尋ねましょう．

こんなとき医師にコンサルテーション

- 肩こり，腰痛，頭痛の症状が緩和しない場合などは，医師に相談しましょう．

文献

1) World Health Organization（WHO）: Environmental Health Criteria 232, WHO, 2006
2) ピップ株式会社：ピップエレキバンの効果．http://www.elekiban.com/effect
3) 電気事業連合会：身の回りの磁界の強さと距離の関係．http://www.fepc.or.jp/enterprise/souden/shizenkai/kenkou/
4) 電気事業連合会：電磁界の健康への影響．http://www.fepc.or.jp/enterprise/souden/shizenkai/kenkou/

第5章 妊娠中のセルフケアに関する質問

Q39 妊娠中に体重がほとんど増加しないと，胎児の成長・発達にどのような影響がありますか？

Answer　エビデンスの強さ　中

妊娠中に妊婦の体重増加がBMIを基にした基準よりも乏しい場合は，低体重児，2,500 g以下の低出生体重児，早産（＜妊娠37週）児の割合を増加させるといった結果が報告されています．特に体重増加が7 kg以下であった場合は，低体重児の割合のほか，児の痙攣のリスクや入院期間延長などの影響も報告されています．

（篠原枝里子）

1. 疑問の背景や傾向

- 妊娠適齢期にある女性の健康問題として，女性における低体重（やせ）の者（BMI＜18.5）の割合が増加していることが挙げられています[1]．妊娠前の体格や妊娠中の体重増加が低出生体重児の出生頻度に関係することや，適切な栄養指導や体重管理の重要性が示唆されています[1]．日本における児の出生体重は30年前と比べ180 g減少しており，2009年度の単体児の平均出生体重は3,020 gでした[2]．近年では，胎芽期・胎生期から出生後の発達期における種々の環境因子が，成長後の健康や種々の疾病発症リスクに影響を及ぼすという，1980年代にBakerが提唱した「成人病胎児期発症説」（developmental origins of health and disease：DOHaD）が唱えられるようになり，研究が続けられています[3]．

2. 答えの根拠

- 米国で実施された20,465人の糖尿病でない，単胎，正期産児の後ろ向きコホート研究では，米国医学研究所（IOM）のBMIを基にして作成されたガイドラインの基準と比べ妊娠中の母体の体重増加量が少なかった場合，児の新生児集中治療室（NICU）の入院率が減少した（オッズ比0.66，95％信頼区間0.46-0.96）とする結果が報告された一方，低体重児（small-for-gestational age：SGA）の増加（オッズ比1.66，95％信頼区間1.44-1.92）[4]といったリスクも挙げられています．そのなかでも，妊娠中の体重増加が7 kg以下であった女性は，SGAのリスクがさらに高く（オッズ比2.26，95％信頼区間1.76-2.90），児の痙攣発症のリスクを高め（オッズ比10.66，95％信頼区間2.17-52.36），入院期間が5日間以上であった者の割合も多い（オッズ比1.44，95％信頼区間1.02-2.04）ことが報告されています．

- また，先進国と開発途上国の3,467,638人の女性を含む55の研究（37コホート研究，18症例対象研究）を対象としたシステマティックレビューの結果では，推奨体重の基準よりも妊娠中の体重増加が少なかった場合，2,500 g以下の低出生体重児の増加（リスク比1.85，95％信頼区間1.72-2.00），早産（＜妊娠37週）の増加（リスク比1.64，95％信頼区間1.62-1.65）[5]といったリスクがあることが報告されています．

第5章　妊娠中のセルフケアに関する質問

表1　厚生労働省「健やか親子21」（2006年）での全妊娠期間を通しての推奨体重増加量および妊娠中期〜末期における1週間あたりの推奨体重増加量

体格区分*1	推奨体重増加量	1週間あたりの体重増加量*4
低体重（やせ）：BMI 18.5 未満	9〜12 kg	0.3〜0.5 kg/週
ふつう：BMI 18.5 以上 25.0 未満	7〜12 kg*2	0.3〜0.5 kg/週
肥満：BMI 25.0 以上	個別対応*3	個別対応

BMI：body mass index ［＝体重（kg）/身長（m）^{2}］
*1 体格区分は非妊時の体格による．
*2 体格区分が「ふつう」の場合，および BMI が「低体重（やせ）」に近い場合は推奨体重増加量の上限に近い範囲を，「肥満」に近い場合は推奨体重の下限に近い範囲を推奨することが望ましい．
*3 BMI が 25.0 をやや超える程度の場合はおおよそ 5 kg を目安とし，著しく超える場合には他のリスクを考慮しながら，臨床的な状況を踏まえ個別に対応する．
*4 妊娠初期については体重増加に関する利用可能なデータが乏しいことなどから，1週間あたりの推奨体重増加量の目安を示していないため，つわりなどの臨床的状況を踏まえ個別に対応する．

（文献7より作成）

- 日本では，妊娠中の体重増加に関しては複数の学会や機関が推奨値を示していますが，未だコンセンサスが得られていません[6]．厚生労働省の「健やか親子21」（2006年）では，適正な体重増加の観点から推奨された値が示されています（表1）[7]．これらの体重増加の推奨値は，どれもBMIの体格を基準に推奨されていますが，適切な体重増加量に関してはエビデンスに乏しいです．また，厚生労働省の「日本人の食事摂取基準」（2010年）のなかでは，普通の体格の妊婦（非妊時BMI 18.5〜25.0）が妊娠40週の時点で約3 kgの単胎児を出産するのに必要な体重増加量は11 kgとしています[8]．

💡 伝えるときのポイント
- 妊娠中の適切な体重増加量の目安は人により異なります．体重管理に関しては，食事や運動も含めて健康的な妊娠生活を心がけるよう伝えましょう．
- BMIで「やせ」に当てはまる妊婦は，妊娠中の体重増加が乏しい場合に早産や低出生体重児のリスクが高まるため，適切に体重増加しているか継続的に経過観察していきましょう．

こんなとき医師にコンサルテーション
- 妊娠中に胎児発育遅延が疑われる場合や，妊娠中の体重増加が乏しい場合は，医師に相談しましょう．

文献
1) 厚生労働省：妊産婦のための食生活指針，2006．http://www.mhlw.go.jp/houdou/2006/02/h0201-3a.html
2) 母子衛生研究会（編）：わが国の母子保健，平成26年，母子保健事業団，東京，2014
3) ディヴィッド・パーカー：胎内で成人病は始まっている，福岡秀興（監訳），ソニーマガジンズ，東京，2005
4) Stotland NE et al: Gestational weight gain and adverse neonatal outcome among term infants. Obstet Gynecol **108**（3 Pt 1）：635-643, 2006
5) Han Z et al: Low gestational weight gain and the risk of preterm birth and low birthweight: A systematic review and meta-analyses. Acta Obstet Gynecol Scand **90**（9）：935-954, 2011
6) 日本産科婦人科学会・日本産婦人科医会（編・監）：CQ010 妊娠前の体格や妊娠中の体重増加については？ 産婦人科診療ガイドライン産科編2014，p47-48，杏林舎，東京，2014
7) 厚生労働省「健やか親子21」推進検討委員会：「妊産婦のための食生活指針」について．http://rhino.med.yamanashi.ac.jp/sukoyaka/pdf/ninpu03.pdf
8) 厚生労働省：日本人の食事摂取基準，2010．http://www.mhlw.go.jp/bunya/kenkou/sessyu-kijun.html

コラム　歯周病の妊婦は，低体重児早産のリスクが高くなる？

　妊娠すると歯の状態が悪くなる，歯周病になりやすいと言われます．具体的な機序としてはエストロゲンが歯周病原細菌の増殖を促し，プロゲステロンが炎症の元であるプロスタグランジンを刺激することから，妊娠中期から後期にかけて妊娠性歯肉炎が起こりやすくなるとされています（日本臨床歯周病学会）．

　「歯周病（periodontal disease）」とは，歯周疾患と同義語で，歯周組織にみられる疾患の総称です．歯周病では，口腔内の限局した影響だけではなく，全身への影響も懸念されています[i]．

　コクランデータベースをみると，歯周病治療が早産を予防するかというシステマティックレビューのプロトコール[ii]は公表されていましたが，未だレビューは完成していませんでした．ただし，「歯周病治療（periodontal therapy for pregnant women）」という用語で検索するとコクランデータベースには興味深い研究が並んでいましたので，以下に紹介します．

　López NJら[iii]は，歯周病をもつ妊婦のうち妊娠28週までに治療を行った治療群200人，出産後に治療を行った対照群200人を比較したランダム化比較試験（RCT）を発表しています．それによれば，プライマリアウトカムを「37週前の分娩（早産）」と「出生時体重2,500g未満」としたところ，治療群は1.84％（3/163），対照群は10.11％（19/188）（オッズ比5.49，95％信頼区間1.65-18.22，p=0.001）で，つまり歯周病は低出生体重児早産（preterm low birth weight）の独立したリスクファクターになり得るとされました．彼らは，歯周病妊婦は，治療によって有意に低出生体重児早産のリスクを減少させることができると述べています．

　一方，同様のRCTデザインによって，治療による早産率に違いが認められなかったという報告[iv]もあります．

　また，Geisingerらの研究[v]では，妊婦に対する集中的な口腔衛生教育の効果が述べられています．妊娠16～24週の妊婦のプラーク・インデックス，歯肉炎，深さの状態をベースラインとして，口腔衛生教育を実施して8週後に比較すると，プラーク・インデックスが改善し，他の指標も良好な結果に変化していることが示されています．つまり，集中的な口腔衛生教育によって，妊娠中でも口腔環境の改善の可能性があるということです．

　妊娠が口腔内衛生および歯周病を悪化させること，妊婦の歯周病は早産のリスクを招く要因のひとつであることを認識し，妊婦に歯周病検診を勧め，治療や口腔内衛生教育を行うことには一理あるといえます．

（堀内成子）

文献

[i] 久我原朋子ほか：妊婦の歯周病と早産との関連についての文献検討．川崎医療福祉会誌 **18**：227-237，2008．
http://www.kawasaki-m.ac.jp/soc/mw/journal/jp/2008-j18-1/1_kugahara.pdf

[ii] Crowther CA et al: Treating periodontal disease for preventing preterm birth in pregnant women. Cochrane Database Systematic Reviews 2005 Apr 20:CD007950. doi: 10.1002/14651858.CD005297

[iii] López NJ et al: Periodontal therapy may reduce the risk of preterm low birth weight in women with periodontal disease: a randomized controlled trial. J Periodontol **73**: 911-924, 2002

[iv] Offenbacher S et al: Effects of periodontal therapy on rate of preterm delivery: a randomized controlled trial. Obstet Gynecol **114**: 551-559, 2009

[v] Geisinger ML et al: Oral health education and therapy reduces gingivitis during pregnancy. J Clin Periodontol **41**: 141-148, 2014

第6章

母体の年齢に関する質問

第6章　母体の年齢に関する質問

Q40 高年齢妊娠・出産には，どのようなリスクがありますか？

Answer　エビデンスの強さ　強

母体の年齢が35歳以上だと，35歳未満の女性と比較して次の内容のリスクが高くなります；「流産（妊娠24週未満）」「妊娠高血圧腎症」「妊娠糖尿病」「SGA（small-for-gestational age）（5パーセンタイル未満）」「帝王切開（予定と緊急）」．一方，「死産」「妊娠高血圧」「妊娠34週未満の早産」「LGA（large-for-gestational age）（95パーセンタイル以上）」には，母体の年齢による有意差はありませんでした[2]*1．

（飯田真理子）

1. 疑問の背景や傾向

- 近年，わが国の女性の平均出産年齢は上昇傾向にあります．2000年には20歳代で出産をする女性の割合が53.1％，30歳代が43.9％であったのに対し，2012年には20歳代が37.4％，30歳代が57.2％になっており，30歳以上での出産が半分以上を占めるようになりました[1]．日本産科婦人科学会は高齢初産を35歳以上の初産婦と定義しており，高年齢妊娠・出産をする女性の割合は，2000年は11.8％であったのが，2012年には25.9％となっており[1]，全出産の1/4を占めるようになりました．

2. 答えの根拠

a 母体年齢と思わしくないアウトカムとの関連

- 英国で行われた後ろ向き研究[2]を基に解説します．この研究では英国の3ヵ所の病院でデータ収集が行われました．病院の初回受診時が妊娠11〜13週で単胎児を妊娠している女性が対象で，除外されたのは出生前または新生児期に，異数性の染色体（fetal aneuploidy）や主要な障害（major defects）が認められたり，心理社会的要因での分娩終了をした女性でした．

- 分析に含まれた76,158人の女性の年齢中央値は31.3歳，身長は164 cm，体重は65.5 kg，喫煙者は10.0％で，慢性高血圧が1.1％，1型もしくは2型糖尿病が0.7％にみられま

---

*1 文献2で用いられている用語の定義は下記のとおりです（筆者注：この文献では女性の教育背景や社会経済的背景の考慮はされていません．さらに，妊娠24週未満の流死産が除外されており，また人種も異なるため，結果の解釈には注意が必要です）．
・妊娠高血圧腎症，妊娠高血圧：International Society for the Study of Hypertension in Pregnancy（ISSHP）の定義による．妊娠24週未満の流死産は除外．
・妊娠糖尿病：スクリーニングは2段階で行われ，世界保健機関（WHO）の定義による．1型もしくは2型糖尿病で妊娠30週未満の流死産は除外（スクリーニングと診断を受けていない可能性があるから）．
・自然早産：妊娠34週未満の自然分娩．妊娠34週未満の流死産と医原性の早産（iatrogenic delivery）は除外．医原性の早産の主な原因は妊娠高血圧性腎症と胎児発育不全によるもの．
・SGA，LGA：それぞれ5パーセンタイル未満，95パーセンタイル以上．妊娠24週未満の流死産は除外．

第6章 母体の年齢に関する質問

表1 母体の年齢によるアウトカムの比較

有意差がみられたアウトカム	35〜39歳 調整後オッズ比（95%信頼区間）	40歳以上 調整後オッズ比（95%信頼区間）
流産（妊娠24週未満）	1.36（1.15-1.62）	2.51（1.99-3.15）
妊娠高血圧腎症	1.19（1.05-1.35）	1.49（1.22-1.82）
妊娠糖尿病	1.62（1.43-1.83）	1.88（1.55-2.29）
SGA（5パーセンタイル未満）	1.15（1.05-1.25）	1.46（1.27-1.69）
予定帝王切開	1.80（1.71-1.90）	2.17（1.99-2.37）
緊急帝王切開	1.62（1.54-1.71）	1.95（1.77-2.14）

（文献2より作成）

した．人種は，白人が75.6％，黒人が15.0％，南アジア人が4.8％，東アジア人が2.4％，混血（mixed）が2.3％でした．35歳未満の女性は全体の73.2％，35〜39歳が21.4％，40歳以上が5.3％でした．

- 35〜39歳と40歳以上の女性の場合，35歳未満の女性と比較して，次のリスクが有意に高いことがわかりました（表1）；「流産（妊娠24週未満）」「妊娠高血圧腎症」「妊娠糖尿病」「SGA（5パーセンタイル未満）」「帝王切開（予定と緊急）」．一方で，「死産（妊娠24週以降）」「妊娠高血圧」「妊娠34週未満の早産」「LGA（95パーセンタイル以上）」には，母体の年齢による有意差はありませんでした．

b 晩産性高年初産婦[*2]

- 35歳を過ぎると軟産道の結合組織が増加し強靱となり，伸展性不良で分娩障害をきたすことが多くありますが，晩産性高年初産婦では分娩障害は比較的少ない[3]という記述もあります．

伝えるときのポイント

- 高年齢での妊娠・出産はハイリスク要因の一つにはなりますが，年齢以外の背景も含めて総合的に妊娠・出産のリスクを判断し，異常の早期発見に努め，必要時は介入を行っていくことを伝えましょう．
- 年齢が上がってからの妊娠・出産はハイリスクになりますが，人間的に成熟し，また社会的にも経済的にも安定しているというメリットもあることを伝えましょう．

文献

1) 厚生労働省：第1編 人口・世帯，第2章 人口動態，第1-18表 出生数・構成割合，年次×出生順位別．厚生統計要覧（平成25年度）．http://www.mhlw.go.jp/toukei/youran/indexyk_1_2.html
2) Khalil A et al: Maternal age and adverse pregnancy outcome: a cohort study. Ultrasound Obstet Gynecol **42**（6）：634-643, 2013
3) 宮川勇生：異常分娩．NEWエッセンシャル産科学・婦人科学，第3版，池ノ上 克ほか（編），医歯薬出版，東京，p436-445, 2004

[*2] **晩産性高年初産婦**：結婚後まもなく妊娠した高年初産婦

第6章　母体の年齢に関する質問

Q41　35歳以上の初めての妊娠では，帝王切開になる確率は高くなりますか？

Answer　エビデンスの強さ　中

　国内外の多くの分娩を調査した研究において，35歳以上の初産婦では35歳未満の初産婦に比べて帝王切開率が高くなるという結果が出ています．原因として，加齢に伴い難産を引き起こすリスク因子が高くなることや，医療者のバイアスおよび産婦の不安などが影響していると考えられます．

（下田佳奈）

1. 疑問の背景や傾向

- 日本産科婦人科学会は，35歳以降の初産婦を「高年初産婦」としており，軟産道強靱などによる分娩障害，染色体異常などの頻度が高まるという理由で要注意妊婦という意味を含めて，この名称を用いています[1]．
- 日本における第1子出生時の母親の平均年齢は，2011年度に初めて30歳を超えており（30.1歳），1980年度の26.4歳と比べるとおよそ4歳も上昇していることがわかります[2]．今後も初産年齢は上昇していくと考えられ，それに伴うリスクについての正しい情報も必要となってくるでしょう．ここでは，帝王切開率についての研究を紹介したいと思います．

2. 答えの根拠

- 母親の年齢と帝王切開率に関しては多くの研究がなされています．国内では，分娩9,619例を対象とした研究[3]が2012年になされていますが，ローリスク初産婦の帝王切開分娩率は，35～39歳，40歳代において，20歳代後半に比べて，それぞれ1.8倍，3.2倍と有意に高いという結果が出ています．同様に自然分娩率は有意に低くなっています．しかし，経産婦群の帝王切開分娩に関しては，20歳代後半および30歳代では有意に低く，40歳代では特に有意差は認められていません．また，母体の年齢の上昇に伴って，子宮筋腫，妊娠高血圧症候群（PIH），妊娠糖尿病（GDM），前置胎盤などの頻度が有意に上昇していたことも報告されています．しかし，それらのリスク因子を除外して解析した場合においても，初産婦では年齢の上昇に伴って，帝王切開や吸引・鉗子分娩が増加を示し，難産（微弱陣痛，回旋異常，分娩遷延）を理由とした適応の割合が高くなっていることから，高年初産婦においては年齢因子自体が難産の原因になっていると結論づけています．
- より多くの症例（初産19,489件）をみた中村の研究[4]では，母体年齢が30歳を過ぎると帝王切開率が徐々に上昇し，35歳を過ぎると急速に頻度が増すと述べられています．年齢上昇に伴って帝王切開の適応となるリスク因子が増加するためなのか，それとも加齢自体が単独要因となっているのかについては，他の交絡因子の影響を取り除いてもなおその頻度が

2.4倍であることから，ここでも同じく高年出産そのものが帝王切開率を有意に高くすることが示されています．また，予定帝王切開の頻度が有意に高く，緊急帝王切開率には有意差がなかったとする研究[5]では，産婦の出産への不安や高年初産自体をハイリスクと認識する医師の判断が影響しているのではないかとの指摘もあります．

- 海外の研究でも同様の結果がみられています．2,829人の初産婦，3,790人の経産婦を対象としたノルウェーの研究[6]を例に挙げてみると，35歳以上の初産婦では予定帝王切開率および緊急帝王切開率のどちらも35歳未満の初産婦より高くなっているとの結果が出ています．しかし，ここでも経産婦においては加齢による緊急帝王切開率に変化はありませんでした．18,239人を対象にした英国の研究[7]でも，35歳以上の初産婦は予定帝王切開率が35歳未満に比べて2.7倍，緊急帝王切開率が2.6倍という結果になっています．
- いずれの研究でも，35歳以上の分娩に関しては初産婦において帝王切開率が高くなることが指摘されており，その原因としては加齢に伴い難産になる微弱陣痛や分娩遷延のリスク因子が上昇すること，高年初産自体をハイリスクと認識し予定帝王切開を行う医療者側のバイアス，自身の年齢から帝王切開を希望する産婦の不安といったことの影響が考えられるとされています．

伝えるときのポイント

- 統計的には35歳以上の分娩は帝王切開になる確率が高いものの，必ずしもすべての分娩がそのようになるのではなく，年齢だけで判断することなくそれぞれの妊婦を個別的に判断していくことが重要です．

文献

1) 日本産科婦人科学会（編）：産科婦人科用語集・用語解説集，第3版，金原出版，東京，2013
2) 内閣府：平成25年版少子化社会対策白書．http://www8.cao.go.jp/shoushi/shoushika/whitepaper/measures/w-2013/25webhonpen/html/b1_s1-1.html
3) 笠井靖代ほか：年齢因子は分娩に影響するか．日周産期・新生児会誌 **48**（3）：585-594，2012
4) 中村 敬：高年産婦と帝王切開．産婦の実際 **43**（4）：427-434，1994
5) 眞田佐知子：当院における高齢出産の検討．産婦の進歩 **61**（3）：217-223，2009
6) Wang Y et al: The impact of advanced maternal age and parity on obstetric and perinatal outcomes in singleton gestations. Arch Gynecol Obstet **284**（1）：31-37, 2011
7) Essex HN et al: Which women are at an increased risk of a caesarean section or an instrumental vaginal birth in the UK: an exploration within the Millennium Cohort Study. BJOG **120**（6）：732-743, 2013

第6章 母体の年齢に関する質問

Q42 35歳以上の妊娠では，早産しやすいですか？

Answer　エビデンスの強さ　中

初産婦に対象をしぼった研究は認められませんでしたが，初産婦・経産婦を区分せずに検討した研究では，35歳以上の母親では20〜34歳の母親と比べ，早産する率が高い結果が認められています．

（田所由利子）

1. 疑問の背景や傾向

- 2012年に生まれた子について出生順位別に母親の平均年齢をみると，第1子では30.3歳，第2子は32.1歳，第3子は33.3歳となっており，1975年と比べ，それぞれ4.6歳，4.1歳，3.0歳と上昇しています[1]．第1子を出産した母親のうち35〜39歳である者の割合も，1980年の1.9％から2012年には15.9％に上昇しています．このように，出産年齢が上がっていますが，医学的には30歳代後半から出産に伴うリスクが高くなるといわれています[2]．

2. 答えの根拠

- 高齢妊娠と早産の関係については，世界保健機関（WHO）の複数の国のサーベイデータに対して横断的二次分析を行った研究があります[3]．この研究の対象となったのは29ヵ国359施設の308,149人の単胎だった女性のデータです．残念ながら，先進国のデータは諸事情により含まれていませんでしたが，日本はボランティア的に参加しています．分析においては，教育背景や結婚状況などが国や施設レベルで調整されています．20〜34歳の母親と比べて35歳以上の母親が妊娠37週未満の早産となるオッズ比を表1に示します．この結果から，35〜39歳では1.2倍，40〜44歳では1.4倍有意に早産しやすく，また45歳以上では有意差は出ませんでしたが，1.3倍早産しやすい傾向が認められました．

表1　母親の年齢と早産との関連（母親年齢20〜34歳を基準にしたオッズ比）

年　齢	オッズ比	95%信頼区間
20〜34歳	1.0	―
35〜39歳	1.2	1.1-1.2
40〜44歳	1.4	1.2-1.5
45歳以上	1.3	0.9-1.6

（文献3より作成）

伝えるときのポイント

- 高齢出産では，早産だけではなく他の合併症も高くなるといわれており，そのような情報を妊婦も持っている場合が増えてきました．リスクが高いということはイコールそのリスクが生じるということではありません．きちんと妊婦健診を受けることの重要性を伝えるとともに，妊婦自身が気づける異常所見，日常生活でできることを説明し，妊娠期を過度に心配して過ごさなくてすむような精神的支援も行いましょう．

文献

1) 厚生労働省大臣官房統計情報部：平成26年わが国の人口動態：平成24年までの動向，p10. http://www.mhlw.go.jp/toukei/list/dl/81-1a2.pdf
2) 厚生労働省：平成25年版厚生労働白書，p102. http://www.mhlw.go.jp/wp/hakusyo/kousei/13/dl/1-02-3.pdf
3) Laopaiboon M et al：Advanced maternal age and pregnancy outcomes: A multicountry assessment. BJOG **121**(Suppl 1): 49-56, 2014

第6章 母体の年齢に関する質問

Q43 35歳以上の妊娠では，ダウン症の確率は高くなりますか？

Answer　エビデンスの強さ　中

出生1,000人のうち，ダウン症候群の児は母親が25歳では0.7〜0.8人，30歳では1.1〜1.2人，35歳では2.6〜3.0人，40歳では8.9〜11.7人とされており[1]，35歳を境に急激に増えるのではなく，段階的に増えていきます．

（田所由利子）

1. 疑問の背景や傾向

- ダウン症候群（21トリソミー）は21番染色体の過剰による疾患で，原因の95%を占める標準型トリソミー型は，どちらかの親の染色体の減数分裂時の不分離によって起こります．卵子の不分離によるものが8割で，母親の高年齢に伴いやすいとされています[2]．

2. 答えの根拠

- Morrisら[1]は，既存の6研究から母親の年齢別にダウン症児の出生について検討しています．検討された6研究の結果をまとめたものが表1です．ダウン症児が生まれる率は，35歳まではどの研究結果も類似しており，出生1,000人に対し，25歳では0.7〜0.8人，30歳では1.1〜1.2人でした．35〜44歳では研究結果によって多少の違いが認められましたが，出生1,000人に対し，35歳では2.6〜3.0人，40歳では8.9〜11.7人でした．45〜54歳では研究によって違いが認められ，出生1,000人に対し，45歳では28.1〜52.5人でした．6研究のうち2002年に発表されたものが最新でしたが，研究が新しいほど出生前診断による人工妊娠中絶について調整した値が使われていました．
- 日本人を対象にした研究[3]では，高齢妊娠を理由に35歳以上の妊婦に対し行われた羊水検査によりダウン症と診断された児の数から，予測値を算出しています．それによると，羊水検査を実施した1,000人中ダウン症と児が診断されるのは，35歳で2.6人，40歳で9.0人，45歳で30.6人でした．これら算出された値は米国などで行われた既存の研究結果との有意差は認められませんでした．
- なお，表1をみてもわかるように，ダウン症の児を出産する率は35歳を境に急激に高くなるわけではなく，年齢とともに徐々に高くなっていきます．
- ここでは2つの研究を挙げましたが，ダウン症の児の率が羊水検査の結果から出されたのか，出生児から出されたのかで多少異なってきます．一般的に羊水検査の結果から算出された結果のほうがダウン症児の率は高い傾向にあります．というのは，羊水検査後，自然流産や死産という結果になってしまう児もいるからです．ダウン症の児のうち，母体内での成育過程において70〜80%は流産となり，出生まで育つのは20〜30%[4]といわれています．

第6章 母体の年齢に関する質問

表1 年齢別ダウン症児出生数（出生1,000対）

母親の年齢（歳）	ダウン症児出生予測人数
21	0.63〜0.70
23	0.66〜0.74
25	0.71〜0.80
27	0.81〜0.91
29	0.96〜1.08
31	1.22〜1.40
33	1.74〜1.97
35	2.60〜2.97
37	4.12〜5.01
39	6.81〜8.93
41	11.59〜15.74
43	20.05〜28.37

Morris ら（2003年）[1]が検討した6研究から各年齢における最小・最大値を引用した.

伝えるときのポイント

- ダウン症という言葉については妊婦も知っていることがほとんどです．一方，ダウン症の児の成長・発達の特徴や，得られる支援に関する情報を持っていることは少ないようです．医療者自身も，このような情報を持っていないことが少なくありません．ダウン症と母親の年齢との関連を尋ねられたら，その関連を伝えるだけではなく，ダウン症の人たちやその家族に対する相談のほか，ダウン症に関する情報提供などを行っている日本ダウン症協会[5]など，ダウン症の児の成長・発達や支援に関する情報も一緒に伝えていきましょう．

文献

1) Morris JK et al: Comparison of models of maternal age-specific risk for Down syndrome live births. Prenat Diagn 23 (3): 252-258, 2003
2) 和田和子：25. 21トリソミー（ダウン症）．家族への説明で使える！ イラストでわかる新生児の疾患・治療・ケア，楠田 聡（監），メディカ出版，大阪，p170，2010
3) Yaegashi N et al: Age-specific incidences of chromosome abnormalities at the second trimester amniocentesis for Japanese mothers aged 35 and older: collaborative study of 5484 cases. J Hum Genet 43 (2): 85-90, 1998
4) 月野隆一：先天異常児を育てる．女性に寄り添う看護シリーズ3，赤ちゃんに先天異常が見つかった女性への看護：先天異常・遺伝の基本的な知識と妊娠期から新生児期への支援，山中美智子（編），メディカ出版，大阪，p105，2010
5) 日本ダウン症協会：JDSについて．http://www.jdss.or.jp/about/index.html

第7章

検査・治療に関する質問

第7章　検査・治療に関する質問

Q44 母体血を用いた新しい出生前遺伝学的検査（新型出生前診断）では，どのくらいの確率で胎児の病気や障害がわかるのでしょうか？

Answer　エビデンスの強さ　中

　母体血を用いた新しい出生前遺伝学的検査は非確定的検査であるため，この検査結果だけで診断は行われません．現在普及している技術は，特定の染色体（21トリソミー，18トリソミー，13トリソミー）に対するもので，診断には羊水検査などによる確定的検査が必要になります．また，この検査は一部の認可施設で実施されており，検査を受けるには適切な遺伝カウンセリングを受ける必要があります．

（田所由利子，青木美紀子）

1. 疑問の背景や傾向

- 臨床で行われる胎児の出生前検査には，非確定的検査として超音波検査，母体血清マーカー検査が，確定的検査として絨毛検査，羊水検査がありました．2013年には「新型出生前診断」として母体血を用いた新しい出生前遺伝学的検査（以下，本検査）も臨床研究として行われるようになりました．

2. 答えの根拠

- 現在，普及している技術の対象疾患は，21トリソミー（ダウン症候群），18トリソミー，13トリソミーです．本検査について一般に新型出生前「診断」と表現されることがありますが，本検査は非確定的検査であり，診断には羊水検査などによる確定的検査がさらに必要となります．

- 日本で行われた検査の解析を行う会社の一つである米国のSequenom社のPalomakiらが発表したデータ[1]をまとめた中山の報告[2]から，感度[*1]，特異度[*2]，陽性的中度[*3]についてまとめたのが表1です．この表からもわかるように，本検査が陰性の場合は対象とする疾患がみられる可能性はきわめて低いもののゼロではなく，反対に陽性の場合は対象とする疾患がみられる可能性は高いものの偽陽性の場合があり得ます[2]（表1）．なお，陽性的中度は，その疾患を持っている者の割合が多いグループに検査を行うことで上がります．したがって，本検査はこれらの疾患を胎児が持っている可能性が高いハイリスク妊婦において陽性的中度が高い検査と言えます．

- 母体血中には胎児由来の浮遊DNAが存在しており，検査結果はこの割合から出され，陽性，陰性，保留という判定で示されます．判定保留は，母体血中の浮遊DNAの中で胎児由

[*1]感度：疾患が実際にあった者のうち検査で陽性と出た率
[*2]特異度：疾患が実際にはなかった者のうち検査においても陰性だった率
[*3]陽性的中度：検査で陽性だった者のうち実際に疾患があった者の率
　以上の用語の詳細については，冒頭掲載の「統計関連用語の解説一覧」も参照のこと．

第7章　検査・治療に関する質問

表1　Sequenom 社の米国でのデータによる新しい出生前遺伝学的検査の感度・特異度・陽性的中度

疾患名	感度（％）	特異度（％）	陽性的中度（％）
21トリソミー	99.1	99.9	99.5
18トリソミー	100.0	99.7	92.2
13トリソミー	91.7	99.1	40.7

（文献1, 2より作成）

表2　母体血を用いた新しい出生前遺伝学的検査の対象となる妊婦

母体血を用いた新しい出生前遺伝学的検査を受けることを希望する妊婦のうち，次の①〜⑤のいずれかに該当する者を対象とする
①胎児超音波検査で，胎児が染色体数的異常を有する可能性が示唆された者
②母体血清マーカー検査で，胎児が染色体数的異常を有する可能性が示唆された者
③染色体数的異常を有する児を妊娠した既往のある者
④高齢妊娠の者
⑤両親のいずれかが均衡型ロバートソン転座を有していて，胎児が13トリソミーまたは21トリソミーとなる可能性が示唆される者

（文献5より作成）

来成分が低濃度であることが原因と考えられています[3]．胎児由来の浮遊DNA量は妊娠週数とともに上昇するため，本検査は妊娠10週以降に実施可能となります[4]．

- 本検査は**表2**のようにハイリスク妊婦が対象となっており，「妊婦本人が熟慮の上で判断・選択するものであり，妊婦に対して通常の妊婦健診で安易に勧めたり，指示的に説明するべきではない」[5]とされています．本検査を受ける対象者が検査自体や，その結果を理解するには，また対象疾患を持つ児の成長過程や受けられる援助を知るには，対象者の理解や心身の状況に即した支援が必要となります．また，検査結果と対象者の意向によってはさらなる検査を受けるか否かや，妊娠の継続に関わる意思決定への支援が求められることもあります．したがって，本検査は遺伝カウンセリングを含めた検査実施体制が整えられていると日本医学会で認可された施設[6]において実施されています．

💡 伝えるときのポイント

- 新型出生前「診断」との言葉が一般に使われているため，母体血を用いた新しい出生前遺伝学的検査は，胎児の異常が診断されるとの誤った認識が持たれていることがあります．したがって，相手の知識を確認しながら説明しましょう．

文献

1) Palomaki GE et al: DNA sequencing of maternal plasma reliably identifies trisomy 18 and trisomy 13 as well as Down syndrome: an international collaborative study. Genet Med **14**: 296-305, 2012
2) 中山智祥：新型出生前診断の検査精度．医療と検査機器・試薬 **36**（5）：594-600，2013
3) 佐村　修：非侵襲的出生前遺伝学的検査（NIPT）．ペリネイタルケア **429**：142-146，2014
4) 日本産科婦人科学会・日本産婦人科医会（編・監）：CQ106-1 胎児異常の有無（出生前診断）について問われたら？ 産婦人科診療ガイドライン産科編2014，p81，101，杏林舎，東京，2014
5) 日本産科婦人科学会倫理委員会，母体血を用いた出生前遺伝学的検査に関する検討委員会：母体血を用いた新しい出生前遺伝学的検査に関する指針．http://www.jsog.or.jp/news/pdf/guidelineForNIPT_20130309.pdf
6) 日本医学会：母体血を用いた出生前遺伝学的検査の実施に関する規則．http://jams.med.or.jp/rinshobukai_ghs/rule.pdf

第7章 検査・治療に関する質問

Q45 羊水検査をすると，流産する可能性は高くなりますか？

Answer　エビデンスの強さ　強

自然流産率は，羊水検査を受けた群では2.1％，受けなかった群では1.3％であり，羊水検査を受けた群において有意に高い結果[1]が認められています．

（田所由利子）

1. 疑問の背景や傾向

- 羊水検査を受ける人が増えています．国立成育医療研究センターの左合らの調査によると，2012年の羊水検査実施件数（推計）は約2万件で，10年前と比べ倍増していました[2]．高齢妊娠・出産の増加が背景にあるとされており，今後も増加することが見込まれています．
- 羊水検査を受ける時期は妊娠15～16週以降とされており，結果が出るまでに2週間ほどかかります[3]．羊水検査の適応としては，日本産科婦人科学会倫理委員会から「侵襲的な検査や新たな分子遺伝学的技術を用いた検査の実施要件」[4]として表1の項目が挙げられています．

2. 答えの根拠

- 羊水検査について検討したコクランシステマティックレビュー[1]では，羊水検査を実施した群と実施しなかった群の比較としては，4,606人の妊婦を対象としたランダム化比較試験（RCT）（Tabor A et al, 1986）の1件が該当していました．羊水検査実施群のほとんどが妊娠16週で実施され，妊娠15週は17％，それ以前は3.6％と，日本の施行時期とほぼ合っていました．検査後の自然流産率は，羊水検査を受けた群では2.1％，検査を受けなかった群では1.3％であり，検査を受けた群において自然流産率は有意に高く，羊水検査を受けた群では受けていない群の1.60倍（95％信頼区間1.02-2.52）流産となったという結果でした．
- 『産婦人科診療ガイドライン産科編2014』では，羊水検査に伴う流産率は0.3～0.5％とされています[3]．

第7章　検査・治療に関する質問

表1　侵襲的な検査や新たな分子遺伝学的技術を用いた検査の実施要件

1. 夫婦のいずれかが，染色体異常の保因者である場合
2. 染色体異常症に罹患した児を妊娠，分娩した既往を有する場合
3. 高齢妊娠の場合
4. 妊婦が新生児期もしくは小児期に発症する重篤なX連鎖遺伝病のヘテロ接合体の場合
5. 夫婦の両者が，新生児期もしくは小児期に発症する重篤な常染色体劣性遺伝病のヘテロ接合体の場合
6. 夫婦の一方もしくは両者が，新生児期もしくは小児期に発症する重篤な常染色体優性遺伝病のヘテロ接合体の場合
7. そのほか，胎児が重篤な疾患に罹患する可能性のある場合

（文献4より作成）

伝えるときのポイント

- 羊水検査は出生前遺伝学的検査の一つです．羊水検査に伴う流産率を尋ねられたら，流産率を答えるだけではなく，その質問の出た背景を確認しましょう．遺伝に関する相談や出生前遺伝学的検査の希望があるかを確認し，ある場合には，遺伝カウンセリング・検査を受けられる窓口につないでいきましょう．

文献

1) Alfirevic Z et al: Amniocentesis and chorionic villus sampling for prenatal diagnosis. Cochrane Database Systematic Reviews 2003 Jwl 21;3: CD003252. doi: 10.1002/14651858.CD003252
2) 日本経済新聞：羊水検査，10年で倍増：出生前診断に関心高まる（2013年6月22日記事）．http://www.nikkei.com/article/DGXNASDG2100C_S3A620C1CR0000/
3) 日本産科婦人科学会・日本産婦人科医会（編・監）：CQ106-5 出生前診断としての染色体検査・遺伝子検査の実施上の留意点は？産婦人科診療ガイドライン産科編2014，杏林舎，東京，p99-102，2014.
4) 日本産科婦人科学会倫理委員会：出生前に行われる遺伝学的検査および診断に関する見解，2013．http://www.jsog.or.jp/ethic/H25_6_shusseimae-idengakutekikensa.html

111

第7章　検査・治療に関する質問

Q46 遺伝カウンセリングを受けると，どのような効果がありますか？

Answer　エビデンスの強さ　中

専門家から遺伝検査の結果説明を受けた妊婦は，検査の理解が促され，スクリーニング検査と診断的検査をより区別していました．また，満足感も高くなっていました[1]．

（田所由利子）

1. 疑問の背景や傾向

- 遺伝カウンセリング（遺伝相談）は，「遺伝に関するさまざまな悩みをもった相談者に対して，専門的な知識と技術に基づいて適切な情報を提供し，相談者自身が問題解決の方向を見出し解決するよう援助すること」[2] です．

- 遺伝カウンセリングは臨床遺伝専門職の資格・知識をもった人によって行われます[3]．資格には臨床遺伝専門医（医師）のほかに，認定遺伝カウンセラーがあり，一定の実地修練を積んだ後に日本人類遺伝学会と日本遺伝カウンセリング学会によって共同で認定されています．認定遺伝カウンセラーとなり得る基盤の職種には助産師，看護師，保健師も含まれています[4]．また，助産師のコア・コンピテンシー（日本の助産師に求められる必須の実践能力）として「異常児を妊娠・出産した既往歴がある女性や，児の健康に不安を抱く未妊婦とその家族に対して，最新の情報提供や遺伝相談を中心にしたカウンセリングによる支援を行う」[5] ことが挙げられており，知識をもった人として助産師も支援にあたる職種です．さらに，遺伝カウンセリングを希望する対象者が，遺伝カウンセリングを上手に利用できるよう看護職が橋渡しすることは有用と言われています[6]．

- 出産の高年齢化，遺伝診断技術の向上・母体血を用いた新しい出生前遺伝学的検査の試験開始など，遺伝診断の実施が増えるなか，検査法や検査結果の解釈・説明，検査を受けるか否か，妊娠継続の意志決定に関する支援などで遺伝カウンセリングが求められています．

2. 答えの根拠

- 遺伝相談はライフサイクルのさまざまな場面に関係しますが，ここでは周産期に関連のある研究に焦点をおきました．

- 米国で行われた妊婦379人を対象に行われた研究[1] では，妊娠初期の超音波検査と血液検査でのリスク評価を，誰からいつ提供されるかについて2群を比較しています．1群目は，超音波検査と血液検査を同日に実施し，後日かかりつけ医からカウンセリングを受けました．2群目は，血液検査を事前に行い超音波検査実施日に周産期の専門家からカウンセリングを受けました．その結果，2群目のほうが，スクリーニング検査と診断的検査をより区別しており，検査の理解度が高く，また，満足感についても高いという結果でした．

- 周産期における遺伝カウンセリングは前述のように検査結果を伝えるときだけでなく，検査

第7章　検査・治療に関する質問

前や検査結果を伝えた後のフォローなども含め多岐にわたるうえ，遺伝カウンセリングは新しい分野でもあり，特に周産期に関連した研究はまだ少ないのが現状です．したがって，特に周産期におけるさまざまな場面での遺伝カウンセリングの効果はこれからの研究課題といえます．

> **伝えるときのポイント**
> - 遺伝疾患，遺伝疾患の検査の理解は難しく，さらに相談者は心身ともにケアのニーズがある場合がほとんどです．そのため，遺伝に関する相談や遺伝診断の希望がある場合，遺伝カウンセリングを受けられる窓口に適切につなげられるように，地域での窓口や遺伝カウンセリングを提供している病院を確認しておきましょう．

文献

1) Fox NS et al: First-trimester aneuploidy risk assessment: the impact of comprehensive counseling and same-day results on patient satisfaction, anxiety, and knowledge. Am J Perinatol **28**（1）: 13-17, 2011
2) 富和清隆：遺伝相談とは．総合診療ブックス：一般外来で遺伝の相談を受けたとき，藤田　潤ほか（編），医学書院，東京，p2，2004
3) 斎藤加代子：遺伝カウンセリング．遺伝医学やさしい系統講義18講，福嶋義光（監），メディカル・サイエンス・インターナショナル，東京，p285，2013
4) 認定遺伝カウンセラー制度委員会：認定遺伝カウンセラー制度について．http://plaza.umin.ac.jp/~GC/About.html
5) 日本助産師会：助産師のコア・コンピテンシー．http://www.midwife.or.jp/b_attendant/competency02.html#com_01
6) 田村智英子：遺伝カウンセリングの基礎知識．女性に寄り添う看護シリーズ3，赤ちゃんに先天異常が見つかった女性への看護：先天異常・遺伝の基本的な知識と妊娠期から新生児期への支援，山中美智子（編），メディカ出版，大阪，p32，2010

第7章 検査・治療に関する質問

Q47 妊娠初期にX線検査を受けてしまいました．胎児に影響はありますか？

Answer　エビデンスの強さ　中

通常のX線検査で受ける放射線では，胎児への影響は小さい[1]とされています．

（田所由利子）

1. 疑問の背景や傾向

- 妊娠に気づく前に健康診断などでX線検査を受けたことに不安を感じ，胎児への影響について医療者に質問する妊婦が時々います．胎児奇形の原因の一つに放射線被ばくが挙げられますが[2,3]，妊娠初期のX線検査は胎児に影響するのでしょうか．

2. 答えの根拠

- 『産婦人科診療ガイドライン産科編2014』のCQ103「妊娠中の放射線被曝の胎児への影響についての説明は？」[1]では，放射線被ばくの胎児への影響について詳しく検討されています．

- 結論から述べると，「実際問題として診断用放射線は，通常50ミリグレイ（mGy）以下の線量であり，誤って放射線治療を受けた場合や，原発事故など特殊な場合を除き，胎児への影響は小さい」とされています．

- 大量の放射線は受精卵を死亡させ流産を起こす可能性はあっても，流産せずに生き残った胎芽は完全に修復されて奇形を起こすことはないという "all or none" の法則があります．この法則が当てはまる時期として，受精後10日目まで[4]と，受精後13日目まで[5-7]の説が示されています．

- 妊娠4週（受精後14日）〜10週の器官形成期での被ばくについては表1のように報告されています．なかには報告結果が分かれているものもありますが，それらは150 mGy以上被ばくの場合であり，通常のX線検査には当てはまりません．通常のX線検査の50 mGy以下の被ばくでは，どれも胎児への有害事象は引き起こさず，リスクは無視できる範囲という報告となっています．

- また，妊娠10〜27週での放射線被ばくでは中枢神経障害を引き起こす可能性はありますが，これも100 mGy未満では影響しないとされています．さらに，放射線被ばくは知能指数（IQ）低下に関連するとされていますが，その閾値は100 mGy程度とされており[5]，妊娠のどの時期であっても100 mGy以下の線量ではIQの低下は確認されていないという報告でした[8]．

第7章 検査・治療に関する質問

表1 被ばく量と胎児奇形に関する報告

	被ばく量	胎児奇形に関する報告
産婦人科診療ガイドライン産科編2014[1]	50 mGy 未満	受精後11日〜妊娠10週では安全
ACOG ガイドライン（2004）[9]	50 mGy 以下	有害事象を引き起こさない
NCRP（1977）[10]	50 mGy 以下	リスクは無視できる範囲
	150 mGy 以上	リスクは増加する
ICRP84（2000）[8]	100 mGy 未満	妊娠のどの時期であっても100 mGy 未満の胎児被ばく線量は妊娠の中絶の理由と考えるべきではない
Streffer ら（2003）[5]	100 mGy 以上	奇形発生率は増加する
Brent（1999）[11]，De Santis ら（2005）[7]	100〜500 mGy	奇形発生率は増加しない

ACOG：米国産婦人科学会，NCRP：米国放射線防護委員会，ICRP84：国際放射線防護委員会勧告84　（文献1より作成）

伝えるときのポイント

- 妊娠初期に受けたX線検査の胎児への影響を心配していた思いを受け止めたうえで，その心配が軽減できるよう，検診などで受けるX線検査は胎児へは影響しないことを伝えましょう．

文献

1) 日本産科婦人科学会・日本産婦人科医会（編・監）：CQ103 妊娠中の放射線被曝の胎児への影響についての説明は？ 産婦人科診療ガイドライン産科編2014, 杏林舎, 東京, p58-61, 2014
2) 荒木　勤：胎児の発育異常. 最新産科学異常編, 第22版, 文光堂, 東京, p145, 2012
3) 石原　昌：ハイリスク新生児. ウィメンズヘルスナーシング, 周産期ナーシング, 第2版, 村本淳子ほか（編）, p354, ヌーヴェルヒロカワ, 東京, 2011
4) Hall EJ: Scientific view of low-level radiation risks. Radiographics 11（3）: 509-518, 1991
5) Streffer C et al: Biological effects after prenatal irradiation (embryo and fetus). A report of the International Commission on Radiological Protection. Ann ICRP 33（1-2）: 5-206, 2003
6) Jankowski CB: Radiation and pregnancy. Putting the risks in proportion. Am J Nurs 86（3）: 260-265, 1986
7) De Santis M et al: Ionizing radiations in pregnancy and teratogenesis: a review of literature. Reprod Toxicol 20（3）: 323-329, 2005
8) International Commission on Radiological Protection (ICRP): Pregnancy and medical radiation. Ann ICRP 30（1）: iii - viii, 1-43, 2000
9) ACOG Committee on Obstetric Practice: ACOG Committee Opinion. Number 299, September 2004 (replaces No. 158, September 1995). Guidelines for diagnostic imaging during pregnancy. Obstet Gynecol 104: 647-651, 2004
10) National Council on Radiation Protection and Measurements (NCRP): Medical radiation exposure of pregnant and potentially pregnant women. Report No.54, 1977 (committee report)
11) Brent RL: Utilization of developmental basic science principles in the evaluation of reproductive risks from pre- and postconception environmental radiation exposures. Teratology 59（4）: 182-204, 1999

第7章 検査・治療に関する質問

Q48 妊娠中につぼ療法・鍼灸治療を受けることで，胎児に影響はありますか？

Answer エビデンスの強さ **弱**

妊娠中に灸治療を受けた群と受けなかった群では，前期破水，子宮内胎児死亡，胎盤早期剥離において有意差は認められませんでした．

(東原亜希子)

1. 疑問の背景や傾向

- 中医学［コラム「東洋医学，中医学，韓医学，漢方医学とは」（228ページ）参照］の古典によると，鍼治療，特に陣痛を誘発する三陰交などの経穴を用いることは，陣痛発来，流産を招く可能性があるため，妊婦に対して禁忌と考えられてきました．しかし，最近の動向として，さまざまな研究から妊婦への禁鍼灸穴であっても，時期や使用の仕方によっては母体・胎児に有害な事象はないという考えにシフトしてきている傾向が見受けられます．果たしてそうなのでしょうか．

2. 答えの根拠

a 鍼治療

- 「妊娠中の骨盤痛および腰背部痛の予防と治療における介入効果」を検証した4,093人の女性を含むランダム化比較試験（RCT）26本から構成されたコクランシステマティックレビューを基に解説します[1]．
- いずれの文献においても，胎児への影響については検討されていませんでした．そのなかで母親への副作用を示している論文として，骨盤痛と腰痛のある妊婦に対して，鍼灸治療＋通常ケアと通常ケアを比較したKvorningら（2004年）のRCT 1本（$n=72$）があり，鍼灸治療＋通常ケア群37人のうちの38％に副作用が認められたとしています．内訳は，局部痛（6人），熱感あるいは発汗（5人），局所の血腫（2人），倦怠感（2人），吐き気（2人），衰弱（1人）で，分娩，新生児には影響がなかったと報告しています．

b 灸治療

- 「骨盤位に対する灸治療効果」を検証した1,346人の女性を含むRCT 8本から成るコクランシステマティックレビューを基に解説します[2]．
- 灸治療をした場合としなかった場合で有意差がなかった項目（母体と胎児の有害事象に関する項目）を表1に示します．

c つぼ療法

- つぼ療法と有害事象について系統的に分析した論文は見つかりませんでした．

表1 灸治療を受けた群と受けなかった群で有意差がなかった項目

項　目	論文数	人　数	RR	95%信頼区間
前期破水	2	328	0.82	0.05-9.31
子宮内胎児死亡	1	260	0.33	0.01-8.11
胎盤早期剝離	1	122	0.29	0.01-7.05

RR：リスク比．両群に有意差がないことから，胎児に害がないことがわかります．

- 以上から，つぼ療法に関しては不明ですが，鍼灸治療は胎児に対して有害事象はないといえそうです．ただ，胎児への有害事象を研究の主目的にしている論文はないため有害事象の項目数，論文数が少なく，依然として検討の余地が十分あり，エビデンスレベルが高いとは言い切れません．

こんなとき医師にコンサルテーション

- 胎児に対する有害事象の報告は少ないですが，出血やお腹の張りがある場合は実施する前に主治医に相談してみましょう．

文献

1) Pennick V et al: Interventions for preventing and treating pelvic and back pain in pregnancy. Cochrane Database Systematic Reviews 2013 Aug 1;8:CD001139. doi: 10.1002/14651858.CD001139.pub3
2) Coyle ME et al: Cephalic version by moxibustion for breech presentation. Cochrane Database Systematic Reviews 2012 May 16;5:CD003928. doi: 10.1002/14651858.CD003928.pub3

第7章　検査・治療に関する質問

Q49 妊娠中に鍼灸治療を受けることで，逆子は治りますか？

Answer　エビデンスの強さ　中

逆子の胎児を持つ母親に，妊娠中に灸と鍼を併用した方法で治療すると，治療しなかった場合と比較して，分娩時に骨盤位・横位といった非頭位の割合が低く，帝王切開の割合も少なかったという結果でした[1]．しかし，この結果はランダム化比較試験（RCT）論文1本のみの評価のため，エビデンスの強さはさほど強くありません．また，逆子の鍼灸治療の論文は妊娠週数や治療方法などにばらつきがあり，統一されていません．

（東原亜希子）

1. 疑問の背景や傾向

- 自然分娩を希望する妊婦にとって，胎位異常の骨盤位は多くの場合予定帝王切開となるため，骨盤位を頭位に治すことは切実な願いです．胎位矯正法には逆子体操，外回転術や鍼灸治療があります．逆子体操の効果に関しては明白な根拠はないとされています[2]．外回転術は骨盤位分娩を減少させる効果があることが報告されていますが，胎盤早期剥離や胎児心拍の悪化といった副作用があることから，日本産科婦人科学会ガイドラインでの外回転術に関する記述では，施行する場合は緊急帝王切開が可能な施設であることなどの条件が厳しく規定されています[3]．
- 助産院などでは，骨盤位に対して鍼灸治療を妊婦に勧めている施設も多いです．日本でも逆子に対する鍼灸治療の効果を検証する研究は実施されていますが，RCTはありません．また，胎位変換に至る機序は解明されておらず，治療法にもばらつきがあります．

2. 答えの根拠

- 1,346人の女性を含むRCT論文8本を系統的に分析したコクランシステマティックレビュー[1]を基に解説します．レビューのなかのNeriら（2004年）の論文では，妊娠32〜35週の226人の逆子妊婦のうち介入群112人に，至陰の経穴に「置鍼」と「棒灸」といった鍼灸治療を実施しています．その結果，分娩時の頭位の割合が介入群53.6％，対照群37.7％（リスク比1.42，95％信頼区間1.06-1.90）となり，鍼灸治療した群で有意に胎位変換率が高く，帝王切開の割合が低かったことが示されています（表1：上段）．
- 灸治療のみに関しては，4本のRCT論文の結果が統合されており，分娩時の骨盤位・横位といった頭位ではない割合に関して，介入群と対照群に有意差はみられませんでした（表1：下段）．内訳を紹介しますと，中国人女性260人を対象にした，至陰の経穴に灸治療（妊婦自身が棒灸を施す）を実施したCardiniら（1998年）の論文では，妊娠35週時の頭位の割合が介入群75.4％，対照群47.7％（リスク比1.58，95％信頼区間1.29-1.94）であり，灸治療が有意に良好な成績を示したと報告されています．しかし，同じ研究者が

表1　鍼灸治療および灸治療のみを受けた妊婦における分娩時の逆子と帝王切開の割合

	論文数，人数	RR	95%信頼区間
■鍼灸治療：			
分娩時の逆子（頭位ではない）	1本，226	0.73	0.57–0.94
帝王切開	1本，226	0.79	0.64–0.98
■灸治療のみ：			
分娩時の逆子（頭位ではない）	3本，593	0.90	0.67–1.19
帝王切開	2本，472	1.05	0.87–1.26

RR：リスク比　　　　　　　　　　　　　　　　　　　　　　　　　（文献1より引用）

2005年にイタリアで初産婦123人を対象にRCTを実施したところ，有意差は認められませんでした．また，スイスでのGuittierら（2009年）のRCTにおいても有意差は認められませんでした．

伝えるときのポイント

- 鍼灸治療は逆子が必ず治る治療法ではなく，しかも治療費の負担もあります．しかし，母児の生命に危険が伴う有害事象はあまり報告されていないこと（Q48参照）を踏まえ，逆子で悩む妊婦に情報として伝えていくことは良いのではないでしょうか．

こんなとき医師にコンサルテーション

- 妊婦健診に通っている主治医もしくは助産師に，逆子の鍼灸治療に通う旨を伝えてから治療を受けたほうがよいでしょう．
- 鍼灸治療中，まれにお腹の張りを訴える妊婦もいることから，「切迫早産でお腹が張りやすい」「羊水が少ない」と医師から言われている妊婦は，鍼灸治療を受ける前に医師に相談するとよいでしょう．

文献

1) Coyle ME et al: Cephalic version by moxibustion for breech presentation. Cochrane Database Systematic Reviews 2012 May 16;5:CD003928. doi: 10.1002/14651858.CD003928.pub3
2) Hofmeyr G et al: Cephalic version by postural management for breech presentation. Cochrane Database Systematic Reviews 2012 Oct 17;10:CD000051. doi: 10.1002/14651858.CD000051.pub2
3) 日本産科婦人科学会・日本産婦人科医会（編・監）：CQ402 単胎骨盤位の取り扱いは？ 産婦人科診療ガイドライン産科編2014，p213-215，杏林舎，東京，2014

第8章

出産に関する質問

第8章　出産に関する質問

Q50 助産師から受ける継続ケアには，どのようなメリットがありますか？

Answer　エビデンスの強さ　強

妊娠中から産後まで助産師から継続したケアを受けた女性は，その他のケア体制でケアを受けた女性と比較して，自然分娩が多く，器械分娩，会陰切開の実施が少なく，顔見知りの助産師が分娩時に立ち会うことが多いというメリットがあります．しかも，帝王切開率は変わらず，母児双方にとって助産師による継続ケアによるデメリットはみられませんでした．

（飯田真理子）

1. 疑問の背景や傾向

- 近年，助産外来や院内助産を開設する施設が増加傾向にあります．助産師は妊娠・出産が正常に経過するよう女性自身の産む力を引き出し，母児とその家族をサポートする役割があります．では，助産師のケアを継続的に受けるメリットにはどのようなものがあるでしょうか．

2. 答えの根拠

a　コクランレビューの結果

- 助産師主導ケアとその他のケアを比較したコクランシステマティックレビュー[1]を基に解説します．このレビューでは，合計16,242人の女性（産科的にローリスクとハイリスクを含む）を含む13本の研究が統合されていました．その結果，助産師主導ケアを受けた女性は，その他のケアを受けた女性と比較し，次のようなメリットがありました（表1）；「局所麻酔の使用が少ない」「器械分娩（鉗子，吸引）が少ない」「早産が少ない」「経腟分娩が多い」「人工破膜の実施が少ない」「会陰切開の実施が少ない」「妊娠24週以前の死産・新生児死亡が少ない」「分娩時に麻酔を使用しないことが多い」「顔見知りの助産師の分娩時の立ち会いが多い」．このようにメリットが多くある一方で，「分娩所要時間が長い」という結果もありました．

- 助産師主導ケアとその他のケアで産科的なアウトカムに有意差がなかったのは，次の内容でした；「帝王切開分娩の割合」「全期間を通した死産・新生児死亡」「会陰損傷のない割合」「妊娠中の入院」「妊娠中の出血」「分娩誘発」「分娩促進」「オピオイドを使用した麻酔」「縫合を必要とする会陰裂傷」「産後出血」「母乳育児の期間」「産褥の入院期間」「低出生体重児」「5分後のアプガースコア7点以下」「新生児の痙攣」「新生児集中治療室（NICU）への入院」「新生児の入院期間」「妊娠24週以降の死産・新生児死亡」．

- このレビューの筆者らは，多くの女性が助産師による継続的ケアを受けられるようにすべきだが，合併症がある場合は注意しなければならないとしています．

表1　助産師主導ケア*とその他のケア**を受けた女性のアウトカムの比較

有意差がみられたアウトカム	論文数，人数	RR，MD	95%信頼区間
局所麻酔の使用が少ない	13本，15,982	RR 0.83	0.76-0.90
器械分娩（鉗子，吸引）が少ない	12本，15,809	RR 0.88	0.81-0.96
早産が少ない	7本，11,546	RR 0.77	0.62-0.94
経腟分娩が多い	11本，14,995	RR 1.05	1.03-1.08
人工破膜の実施が少ない	4本，3,253	RR 0.80	0.66-0.98
会陰切開の実施が少ない	13本，15,982	RR 0.84	0.76-0.92
妊娠24週以前の死産・新生児死亡が少ない	10本，13,953	RR 0.81	0.66-0.99
分娩時に麻酔を使用しないことが多い	6本，8,807	RR 1.16	1.04-1.31
顔見知りの助産師の分娩時の立ち会いが多い	6本，5,225	RR 7.83	4.15-14.80
分娩所要時間が長い	3本，3,328	MD 0.50	0.27-0.74

RR：リスク比，MD：平均差　　　　　　　　　　　　　　　　　　　　　　　　　（文献1より作成）

（筆者注）

***助産師主導ケア**：助産師がその女性に対し責任を持っている専門職として，多くの場合，1人以上の医療者と相談しながら，そのケアが実施されている体制のこと．このなかには，少人数の助産師がチームでケアをする場合や，他の助産師のバックアップを受けながら主に1人の助産師がケアを提供する場合が含まれます．

****その他のケア**：次のようないくつかの体制があります；①医師・産婦人科医がその女性に対し責任を持っており，助産師や看護師はその指示のもとに分娩や入院中のケアを提供する体制，②分担制といって，女性が妊娠から産褥のいつの時期にあるのか，どこでケアが提供されているかによってケアの責任者が異なる体制，③ほとんどのケアが医師・産婦人科医によって提供される体制．

b 日本における助産師主導ケア

- 日本において実施された，助産師主導ケアと医師主導ケアを受けた母児の健康状態を比較した観察研究[2]を紹介します．
- この研究は産科的にローリスクの女性が含まれ，分析には産褥入院中の女性（$n=280$）と産後1ヵ月の女性（$n=238$）が含まれました．助産師主導ケアを受けた女性は医師主導ケアを受けた女性と比較して，ケアの満足度が高く，前期破水が少なく，入院中と産後1ヵ月時の完全母乳育児率が高く，Steinのマタニティブルーズ尺度の得点が低いという結果でした．また，児のアプガースコアに有意差はないという結果でした．

伝えるときのポイント

- 助産師主導の継続ケアを受けられるかは，産科的なリスクの程度によって異なります．しかし，リスクの有無や施設の特徴に違いがあったとしても，助産師はいつでも母児をサポートする専門職です．

文献

1) Sandall J et al: Midwife-led continuity models versus other models of care for childbearing women. Cochrane Database Systematic Reviews 2013 Aug 21;8:CD004667. doi: 10.1002/14651858.CD004667.pub3
2) Iida M et al: A comparison of midwife-led care versus obstetrician-led care for low-risk women in Japan. Women Birth **27**（3）: 202-207, 2014

第8章　出産に関する質問

Q51 妊娠中に体重が増えすぎると，分娩時にどのような影響やリスクがありますか？

Answer　エビデンスの強さ　中

　妊娠中に体重が増えすぎると，分娩時に，児の在胎不当過大（large-for-gestational age：LGA），5分後アプガースコア低値，胎便吸引症候群，痙攣，低血糖症，多血症のリスクを高める可能性があります．また，18 kg以上の著しい体重増加の場合，児の出生後の補助換気導入のリスクも同時に高まります．肥満妊婦の過度な体重増加は母体のリスクが高く，緊急帝王切開，器械分娩，分娩後の多量出血や感染症のリスクを高める可能性があります．

（篠原枝里子）

1．疑問の背景や傾向

- 日本では，妊娠中の体重増加の至適基準に関して，BMIの体格を基準に複数の学会や機関が推奨値を示していますが，エビデンスに乏しく，未だコンセンサスが得られていません[1]（厚生労働省[2]の推奨値についてはQ39の表1参照）．また，肥満妊婦（BMI＞25）の体重増加基準に関しては，厚生労働省，日本肥満学会では「個別対応」[2,3]としていますが，日本産科婦人科学会では「5〜7 kg」[4]としています．

2．答えの根拠

- 米国で行われた単胎，正期産の児を対象に行われた後ろ向きコホート研究の結果（$n=20,465$）を紹介します．この研究では，BMIで区分された妊娠中の推奨体重増加基準［米国医学研究所（IOM）の基準］に比べ妊娠中の体重増加量が多い場合，基準値内であった場合と比較して，LGA（オッズ比1.98，95％信頼区間1.74-2.25），5分後アプガースコア低値（オッズ比1.33，95％信頼区間1.01-1.76），胎便吸引症候群（オッズ比1.79，95％信頼区間 1.12-2.86），痙攣（オッズ比6.50，95％信頼区間1.43-29.65），低血糖症（オッズ比1.52，95％信頼区間1.06-2.16），多血症（オッズ比1.44，95％信頼区間1.06-1.94）のリスクを有意に増加させることが報告されています[5]．また，体重増加が18 kg以上と著しい場合には，児に補助換気を必要とするリスクが増える（オッズ比1.52，95％信頼区間 1.16-2.00）ほか，同様にLGA，胎便吸引症候群，痙攣，低血糖症，多血症の増加が報告されています[5]．

- また，肥満*妊婦の過度な体重増加では母体のリスクも高まることが報告されています．先進国および開発途上国の45件のコホート研究を含むメタアナリシスの研究では，理想的なBMI（18.5〜24.9）の妊婦に比べ，肥満（BMI＞30）または病的肥満（BMI＞40）で

---

*肥満の基準は国により異なります．日本では日本肥満学会がBMI 25以上を肥満と定義していますが，世界保健機関（WHO）の基準ではBMI 30以上を肥満と定義し，BMI 25以上30未満は肥満ではなく太りすぎと定義されています[7]．

あった妊婦は，緊急帝王切開（オッズ比1.63，95%信頼区間1.40-1.89），器械分娩（オッズ比1.17，95%信頼区間1.13-1.21），分娩後の多量出血（オッズ比1.24，95%信頼区間1.20-1.28），感染症（オッズ比3.34，95%信頼区間2.74-4.06）を増加させることが報告されています[6]．また，太りすぎ（BMI 25〜30）の妊婦でも，帝王切開（緊急および選択的を含む）（オッズ比1.48，95%信頼区間1.39-1.58），分娩後多量出血（オッズ比1.42，95%信頼区間1.10-1.84）の増加が報告されています[6]．

伝えるときのポイント

- 妊娠中の体重増加の目安は妊婦のBMIにより異なりますが，過度に体重が増えすぎることは，出産時に児へのリスクを高めます．
- 特に妊娠前から肥満の妊婦は，妊娠中に体重が増えすぎることで，分娩時の母体へのリスクも高まることを伝えましょう．

文献

1) 日本産科婦人科学会・日本産婦人科医会（編・監）：CQ010 妊娠前の体格や妊娠中の体重増加については？ 産婦人科診療ガイドライン産科編2014, p47-48, 杏林舎, 東京, 2014
2) 厚生労働省「健やか親子21」推進検討委員会：「妊産婦のための食生活指針」について．http://rhino.med.yamanashi.ac.jp/sukoyaka/pdf/ninpu03.pdf
3) 日本肥満学会（編）：肥満症診断基準2011．肥満研 **17**（臨時増刊）：58, 2011
4) 中林正雄：妊娠中毒症の栄養管理指針．日産婦会誌51（12）：N508, 1999．http://www.jsog.or.jp/PDF/51/5112-507.pdf
5) Stotland NE：Gestational weight gain and adverse neonatal outcome among term infants. Obstet Gynecol **108**（3 Pt 1）：635-643, 2006
6) Heslehurst N et al: The impact of maternal BMI status on pregnancy outcomes with immediate short-term obstetric resource implications: a meta-analysis. Obes Rev **9**（6）：635-683, 2008
7) World Health Organization（WHO）：BMI classification. http://www.assessmentpsychology.com/icbmi.htm

第8章　出産に関する質問

Q52 帝王切開を受けるにあたり，自己血は採血しておいたほうがよいですか？

Answer　エビデンスの強さ　中

帝王切開前に自己血採血を実施するかは帝王切開の適応によります．大量出血のリスクが高い場合，たとえば前置・低置胎盤・巨大子宮筋腫，既往帝王切開，癒着胎盤疑い，羊水過多・巨大児誘発分娩，多胎などの場合は，自己血採血を考慮します．また，まれな血液型や不規則抗体陽性の場合も考慮の対象となります．

（飯田真理子）

1. 疑問の背景や傾向

- 帝王切開術の適応には，前置胎盤，既往帝王切開，子宮筋腫合併，多胎妊娠などにより予定されているものから，常位胎盤早期剝離，胎児機能不全などにより分娩時に緊急で適応となる場合があります．帝王切開での出血量は，単胎娩出時で1,500 mL（羊水含む；90パーセンタイル値），多胎の場合は2,300 mL（羊水含む；90パーセンタイル値）になります．
- 2012年の日本の妊産婦死亡率は分娩10万に対し4であり，周産期医療の進歩により低下してきているものの，分娩時の出血は依然母体死亡の主要原因となっています．出血の際の処置として行う自己血輸血は，同種血輸出の副作用を回避できるというメリットがありますが，すべての人に自己血貯血の必要があるのでしょうか．また，自己血採血は安全なのでしょうか．

2. 答えの根拠

a ハイリスク妊婦に対する術前の自己血貯血の安全性と効果

- 日本の大学病院で行われた研究[1]を基に解説します．2009年1月から2012年6月の間の3,095人の分娩のうち，大量出血が予測され，術前自己血貯血を実施した69人の結果が分析対象となっていました．分析の対象には前置胎盤，癒着胎盤，子宮筋腫などが含まれ，まれな血液型や不規則抗体陽性の人は大量出血のリスクではないため，この分析からは除外されていました．採取された血液は，赤血球濃厚液と新鮮凍結血漿に分けて保存されました．
- 対象者の平均年齢は35.1±4.1歳であり，自己血の採血時期は妊娠33.2±2.0週，実施回数は平均2.7回/人，採血量の平均は1,200 mL（400〜2,000 mL），実施時のヘモグロビン（Hb）値は11.1±0.7 g/dLでした．採血中の迷走神経反射，血圧低下，non-reassuring fetal heart rate，採血バッグの細菌汚染や凝集体形成はみられませんでした．分娩様式は60人（87.0％）が帝王切開，9人（13.0％）が経腟分娩でした．69人の分娩時の出血は1,976±1,654 mLであり，そのうち前置・部分胎盤の人の分娩時出血は2,328±1,940 mLでした．自己血輸血が行われたのは69人中64人であり，出血量が540〜3,630 mLの59人には自己血輸血のみ，出血量が5,000〜9,695 mLだった5人

には自己血輸血と同種血輸血の両方が行われました．結果として，大量出血のリスクが高い妊婦に対する自己血貯血は安全であり，胎児への害もみられず，同種血輸血を回避するのに効果的であったと述べられていました．

b 妊婦における自己血採血による胎児血流への影響の結果

- 自己血採血による胎児血流への影響について検討を行った研究[2]を基に解説します．この研究では前置胎盤，癒着胎盤，子宮筋腫合併妊娠，まれな血液型などの妊婦30人を対象に自己血採血を行いました．1人あたり1～3回，延べ65回の採血を行い，その間に母体の迷走神経反射はみられず，胎児心拍モニタリングでの異常もみられませんでした．胎児中大脳動脈最大血流速度は採血後に一過性に上昇がみられましたが，これは軽度貧血とされる範囲以下の変化でした．これらのことより，自己血採血は胎児の血流動態を一時的には変化させますが，有害ではない範囲であり，安全に施行できるとしていました．

c 『産科危機的出血への対応ガイドライン』

- 『産科危機的出血への対応ガイドライン』[3]では，大量出血のリスクがある場合，あるいはまれな血液型や不規則抗体陽性の場合には自己血貯血を考慮するとあります．ここでの大量出血のリスクとは，前置・低置胎盤・巨大子宮筋腫，既往帝王切開，癒着胎盤疑い，羊水過多・巨大児誘発分娩，多胎などのことを指します．

d 海外のガイドライン

- 米国産婦人科学会（ACOG）[4]では，輸血を必要とするような大量出血の妊婦を予測することが難しく，妊婦は貧血であることが多いため，自己血貯血はまれな血液型の場合のみに限定しています．また，英国産婦人科学会（RCOG）[5]は，胎盤機能不全や，分娩までにHb値が回復するか，貯血量が出血対応のために十分であるかなどの懸念があるため，妊婦の自己血貯血は勧めていません．

> **伝えるときのポイント**
>
> - 帝王切開予定だからといって全員が自己血採血の対象となるわけではなく，大量出血が予測される場合にのみ，自己血採血が考慮されます．自己血採血を行う際には母体と胎児の状態を確認しながら行うことを伝え，不安の軽減に努めましょう．

文献

1) Yamamoto Y et al: Safety and efficacy of preoperative autologous blood donation for high-risk pregnant women: experience of a large university hospital in Japan. J Obstet Gynaecol Res **40**（5）：1308-1316, 2014
2) 定方久延ほか：妊婦における自己血採血による胎児血流への影響についての検討．日周産期・新生児会誌**48**（4）：850-853，2013
3) 日本産科婦人科学会ほか：産科危機的出血への対応ガイドライン．http://www.jspnm.com/topics/data/topics100414.pdf
4) American College of Obstetricians and Gynecologists（ACOG）：ACOG Practice Bulletin: Clinical Management Guidelines for Obstetrician-Gynecologists Number 76, October 2006: postpartum hemorrhage. Obstet Gynecol **108**（4）：1039-1047, 2006
5) Royal College of Obstetricians and Gynaecologists（RCOG）：Blood Transfusion in Obstetrics, Green-top Guideline No.47, RCOG, London, 2007. https://www.rcog.org.uk/globalassets/documents/guidelines/gt47bloodtransfusions1207amended.pdf

第8章 出産に関する質問

Q53 フリースタイル出産には，どのようなメリットがありますか？

Answer　エビデンスの強さ　強

　分娩第1期に産婦が自由な姿勢をとった場合，仰臥位と比較して，「分娩第1期が短い」「帝王切開率が低い」「硬膜外麻酔の使用率が低い」「児の新生児集中治療室（NICU）への入院率が低い」という結果でした[1]．分娩第2期に産婦が自由な姿勢をとった場合，仰臥位と比較して，「器械分娩が少ない」「会陰切開が少ない」「胎児心拍の異常が少ない」という結果でした[2]．一方，デメリットとして「会陰裂傷2度が多い」「出血量500 mL以上が多い」ということがありました．

（飯田真理子）

1. 疑問の背景や傾向

- フリースタイル出産は，分娩進行中に産婦自身が希望する自由な姿勢で過ごし，自由な姿勢で出産することをいいます．フリースタイル出産を経験した産婦は，自分自身で分娩をコントロールでき，出産の満足度も高いといわれています．しかし，医療者の処置のしやすさや分娩介助のしやすさから，仰臥位での分娩を取り入れている施設が多くあります．ただし，長時間仰臥位をとっていると，仰臥位低血圧症候群を引き起こしたり，産婦の主体性を妨げたりすることにもつながります．

2. 答えの根拠

a 分娩第1期の過ごし方

- 分娩第1期に垂直位（歩行，座位，立位，膝立ちを含む）をとった場合と，臥位（仰臥位，ファーラー位，側臥位）をとった場合の分娩時のアウトカムを比較したコクランシステマティックレビュー[1]を基に説明します（表1）．
- このレビューでは，3,337人の女性を含む18本のランダム化比較試験（RCT）を系統的に分析した結果，分娩第1期に垂直位の姿勢をとったり動き回ったりしていた場合には，仰臥位で過ごした場合と比較して，次のようなメリットがありました：「分娩第1期が短い」「帝王切開率が低い」「硬膜外麻酔の使用率が低い」「児のNICUへの入院率が低い」．また，次の内容に有意差はありませんでした：「自然分娩」「器械分娩」「急遂分娩が必要となるような胎児機能不全徴候や新生児蘇生の必要性」「母体の痛みの自覚や不安」「居心地の悪さへの不満」「オピオイドを使用した麻酔」「オキシトシンを使用した分娩促進の必要性」「分娩第2期の所要時間」「500 mL以上の出血」「会陰切開率」「アプガースコア」「周産期死亡」．ただし，このレビューには1960～2012年に実施された研究が含まれており，実施施設の特徴，時代による医療技術の違い，医療者や分娩をする女性，パートナーの態度が変化していった可能性があるため，結果を解釈する際はこれらのことも考慮する必要があります．

表1 分娩第1期の体位によるアウトカムの比較

有意差がみられたアウトカム	論文数，人数	MD，RR	95%信頼区間
分娩第1期が短い	15本，2,503	MD 1.36	−2.22〜−0.51
帝王切開率が低い	14本，2,682	RR 0.71	0.54〜0.94
硬膜外麻酔の使用率が低い	9本，2,107	RR 0.81	0.66〜0.99
児のNICUへの入院率が低い	1本，200	RR比 0.20	0.04〜0.89

MD：平均差，RR：リスク比 （文献1より作成）

表2 分娩第2期の体位によるアウトカムの比較

有意差がみられたアウトカム	論文数，人数	RR	95%信頼区間
器械分娩が少ない	19本，6,024	0.78	0.68〜0.90
会陰切開が少ない	12本，4,541	0.79	0.70〜0.90
胎児心拍の異常が少ない	2本，617	0.46	0.22〜0.93
会陰裂傷2度が多い	14本，5,367	1.35	1.21〜1.51
出血量500 mL以上が多い	13本，5,158	1.65	1.32〜2.60

RR：リスク比 （文献2より作成）

b 分娩第2期の過ごし方

- 分娩第2期に垂直位（側臥位を含む）をとった場合と，仰臥位（載石位を含む）をとった場合の分娩時のアウトカムを比較したコクランシステマティックレビュー[2]を基に説明します（表2）．
- このレビューでは，7,280人の女性を含む22本のRCTを系統的に分析しており，その結果，垂直位での分娩をした場合には次のようなメリットがありました；「器械分娩が少ない」「会陰切開が少ない」「胎児心拍の異常が少ない」．一方，デメリットとしては，次のことがありました；「会陰裂傷2度が多い」「出血量500 mL以上が多い」．ただし，出血量に関しては測定方法が曖昧だったため，結果の解釈には注意する必要があります．また，次の内容に有意差はありませんでした；「分娩第2期の所要時間」「帝王切開率」「会陰裂傷3度と4度の割合」「分娩第2期の麻酔の使用」「輸血の割合」「胎盤の用手剝離」「児のNICUへの入院率」「周産期死亡」．ただし，レビューに含まれた22本の論文の介入方法はさまざまだったので，結果の解釈には注意が必要です．

> **伝えるときのポイント**
> - 分娩進行中から自由な体位をとることにはメリットとデメリットの両方があるので，その両方を理解できるように説明しましょう．また，フリースタイル分娩が希望だったとしても，分娩監視装置や医療処置が必要なときは仰臥位になってもらうこともあることを伝えておきましょう．

文献

1) Lawrence A et al: Maternal positions and mobility during first stage labour. Cochrane Database Systematic Reviews 2013 Oct 9;10:CD003934. doi: 10.1002/14651858.CD003934.pub4
2) Gupta JK et al: Position in the second stage of labour for women without epidural anaesthesia. Cochrane Database Systematic Reviews 2012 May 16;5:CD002006. doi: 10.1002/14651858.CD002006.pub3

第8章 出産に関する質問

Q54 自然に陣痛が来るようにするために，自分でできることはありますか？

Answer　エビデンスの強さ　強

　乳頭刺激を，1日1時間以上一定期間実施することで「72時間以内に陣痛が来ない女性」が有意に減少した[1]という結果があります．加えて，この方法には分娩後の出血を減らすという効果もありました．しかし，ハイリスク妊婦における自宅での乳頭刺激は望ましくない可能性があるため，妊婦のリスクを判別したうえで情報提供を行うことが望ましいでしょう．

　他に，性交[2]，ひまし油[3]，鍼[4]，ホメオパシー[5]による方法で，自然に陣痛が来るよう試みた研究もありますが，十分な根拠とはなりませんでした．陣痛が起こる前にウォーキングなどの運動により自然な陣痛が発来するように調べたランダム化比較試験（RCT）はありませんでした．

（髙畑香織）

1. 疑問の背景や傾向

- 薬剤などの使用による分娩誘発の割合は世界的に上昇しており[6,7]，その傾向は日本でも例外ではありません．英国国立医療技術評価機構（NICE）のガイドライン[7]では，英国での分娩誘発後の転帰として，緊急帝王切開は22％，器械分娩は15％と報告しています．加えて，分娩誘発は自然な陣痛発来よりも痛みが増強し，硬膜外麻酔などによる分娩の支援が必要になる可能性があります．そのため，母児に対する影響が大きいことから，分娩誘発実施の際には適切な臨床判断が必要であると述べています．

2. 答えの根拠

- 乳頭刺激による頸管熟化作用や陣痛発来の効果について，719人の女性を含む6試験のRCTを系統的に分析したコクランシステマティックレビュー[1]を基に解説します．
- 乳頭刺激を行った場合は，行わなかった場合と比べて，次のことに有意差がありました；「72時間以内に陣痛が来ない女性が少ない（リスク比0.67，95％信頼区間0.60-0.74）」「分娩後の出血が少ない（リスク比0.16，95％信頼区間0.03-0.87）」．
- レビューに含まれた試験での乳頭刺激は，最も短いものでは1日1時間の刺激を3日間実施していました．また，最も長いものでは妊娠39週から産まれるまで，毎日1時間以上（毎日最低3時間以上を推奨）実施していました．他に，電動搾乳器を使用した方法も含まれており，介入方法は統一されていませんでした．しかし，どの研究でも過剰な子宮収縮を避けるために，両乳頭を10～15分ずつ交互に刺激しており，両乳頭を一度に刺激することは避けていました．また，潤滑剤の使用は個人の好みで使用されていました．
- 乳頭刺激の実施時期は，妊娠39週前後が多く認められました．
- 過期妊娠や妊娠高血圧症候群，胎児発育不全などのハイリスク妊婦を対象とした研究では，

3例の周産期死亡が認められていました．しかし，その理由は不明であり，レビューではこの結果を慎重に扱う必要があるとしています．

> **伝えるときのポイント（乳頭刺激を紹介する際の留意点）**
> - 時期：子宮頸管の熟化が進む妊娠39週頃からの実施を勧めます．
> - 対象者：胎児well-being評価が正常と診断されているローリスク妊婦に限ります．
> - 方法：潤滑剤を用いて，1日1時間程度，痛くない程度に乳頭を指でつまむ動作を繰り返しましょう．
> - 効果：1/3の妊婦で3日以内に陣痛が来る可能性があります．
> - 注意点：過剰な子宮収縮を避けるために，両乳頭を一度に刺激しないようにしましょう．子宮収縮の間隔が1分半以内，あるいは収縮が2分以上持続する場合は，痛みがなくても刺激を中止しましょう．とくに，胎動カウントなど自宅で胎児の健康状態を把握する方法について十分な情報提供を行い，対象者の理解度を確認しておく必要があります．

こんなとき医師にコンサルテーション
- 胎動カウントを実施して，心配な場合はかかりつけ医へ相談しましょう．

文献

1) Kavanagh J et al: Breast stimulation for cervical ripening and induction of labour. Cochrane Database Systematic Reviews 2005 Jul 20;3:CD003392. doi: 10.1002/14651858.CD003392.pub2
2) Kavanagh J et al: Sexual intercourse for cervical ripening and induction of labour. Cochrane Database of Systematic Reviews 2001;2:CD003093. doi: 10.1002/14651858.CD003093
3) Kelly AJ et al: Castor oil, bath and/or enema for cervical priming and induction of labour. Cochrane Database Systematic Reviews 2013 Jul 24;7:CD003099. doi: 10.1002/14651858.CD003099.pub2
4) Smith CA et al: Acupuncture for induction of labour. Cochrane Database of Systematic Reviews, 2013 Aug 15;8:CD002962. doi: 10.1002/14651858.CD002962.pub3
5) Smith CA: Homoeopathy for induction of labour. Cochrane Database Systematic Reviews 2003 Oct 20;4:CD003399. doi: 10.1002/14651858.CD003399
6) ACOG Committee on Practice Bulletins Obstetrics: ACOG Practice Bulletin No. 107: Induction of labor. Obstet Gynecol **114** (2 Pt 1)：386-397, 2009
7) National Institute for Health and Clinical Excellence（NICE）：NICE Clinical Guideline 70, Induction of Labour. http://www.nice.org.uk/resource/CG70/pdf/c/cg70-induction-of-labour-full-guideline?id=2qak2zbaiyx2h24fz73zcexmwa

第8章　出産に関する質問

Q55 破水しましたが，陣痛が始まりません．分娩誘発をしなければなりませんか？

Answer　エビデンスの強さ　強

妊娠37週以降に前期破水した際の分娩誘発は，自然に陣痛が発来するのを待つよりも絨毛羊膜炎と子宮内感染のリスクを減らします．また，分娩誘発をしても帝王切開分娩や器械分娩の割合が増えるわけではありません．そのため，分娩誘発も自然待機も選択肢にはなりますが，破水から陣痛発来までの時間が長くなると絨毛羊膜炎になることが懸念されるので，感染徴候の有無や胎児のwell-beingを注意深く観察していきます．

（飯田真理子）

1. 疑問の背景や傾向

- 分娩開始前に破水をした際の対応は，妊娠週数，胎位，感染の有無，臍帯圧迫，それらに伴う児の状態の変化により規定されます[1]．ここでは妊娠37週以降の場合について述べます．
- 分娩開始をしない場合は，感染徴候の有無や胎児のwell-beingを分娩監視装置で観察しつつ，分娩誘発のタイミングを考慮しますが，産婦のなかには，分娩誘発のために薬剤を使用することに抵抗を示す人もいるのではないでしょうか．自然に陣痛が発来して分娩となるのを待つのと，積極的に介入するのとではどちらが良いのでしょうか．

2. 答えの根拠

a コクランシステマティックレビューの結果

- 妊娠37週以降に生じた前期破水後に，分娩誘発（破水直後に分娩誘発もしくは24時間以内に分娩誘発）した場合と自然待機（破水後24〜96時間待機してから分娩誘発）した場合の胎児，新生児，母体のwell-beingを比較したコクランシステマティックレビュー[2]を基に解説します．
- このレビューでは，合計6,814人の女性を含む12本の研究結果が統合されていました（表1）．その結果，分娩誘発をした場合，絨毛羊膜炎と子宮内感染が自然待機群よりも有意に少ないという内容でした．また，分娩誘発をした群の女性のほうが，自然待機をした群の女性よりもケアを肯定的に受け止めていたという結果でした．新生児に関しては，わずかですが，分娩誘発をした群の出生児の体重が自然待機群の児よりも88.93 g少ないという結果がみられ，新生児集中治療室（NICU）への入院も有意に少ないという結果でした．ただし，入院期間には有意差はみられませんでした．また，次の内容に有意差はありませんでした；「分娩様式」「産褥熱」「硬膜外麻酔の使用」「子宮破裂」「胎児および周産期死亡」「新生児の感染」「臍帯脱出」「5分後のアプガースコア7点未満」「人工呼吸器の使用」「分娩後48時間とそれ以降の母乳育児のトラブル」．

表1　分娩誘発をした場合と自然待機をした場合のアウトカムの比較

有意差がみられたアウトカム	論文数，人数	RR，WMD	95%信頼区間
絨毛羊膜炎	9本，6,611	RR 0.74	0.56-0.97
子宮内感染	4本，445	RR 0.30	0.12-0.74
受けたケアに「良いところはない」	1本，5,031	RR 0.45	0.37-0.54
出生時の体重	3本，845	WMD −88.93 g	−138.73-−39.13
NICUへの入院	5本，5,679	RR 0.72	0.57-0.92

RR：リスク比，WMD：重み付け平均差

（文献2より作成）

b 産婦人科診療ガイドラインの記述

- 『産婦人科診療ガイドライン産科編2014』[1]によると，妊娠37週以降では分娩誘発と自然待機はいずれも選択肢となりますが，待機時間が長いと臨床的絨毛羊膜炎への進展が懸念されるため，分娩誘発のほうが望ましいとしています．

> 伝えるときのポイント
> - 妊産婦の妊娠週数，胎位，感染の有無，臍帯圧迫，それらに伴う児の状態の変化によって，分娩誘発のほうが望ましいか，自然に陣痛が発来するのを待機したほうが良いかを判断していきます．

文献

1) 日本産科婦人科学会・日本産婦人科医会（編・監）：CQ303 前期破水の取り扱いは？ 産婦人科診療ガイドライン産科編2014, 杏林舎, 東京, p139-142, 2014
2) Dare MR et al: Planned early birth versus expectant management（waiting）for prelabour rupture of membranes at term （37 weeks or more）. Cochrane Database Systematic Reviews 2006 Jan 25;1: CD005302. doi: 10.1002/14651858. CD005302.pub2

第8章　出産に関する質問

Q56 分娩第1期にお風呂に入ると，どのようなメリットがありますか？

Answer　エビデンスの強さ　強

　分娩第1期にお風呂に入った場合と入らなかった場合とを比較すると，入った場合には硬膜外・脊椎麻酔の使用は有意に少なく，分娩第1期の所要時間は有意に短くなりました．また，母体の健康や胎児・新生児の健康状態における比較では有意差はありませんでした[1]．
　欧米では水中出産を実施する場合の禁忌（表1），推奨される条件や行為などが記されたガイドラインがあります[2,3]．日本ではこのようなガイドラインはなく，個々の施設や個々の医療者の判断によって実施されているのが現状です．
　水中出産には疼痛緩和，麻酔使用の減少という利点がありますが，助産師の熟練した技術を要し，母体と胎児の健康状態が良好であることを注意深く観察しながら実施する必要があります．

（永森久美子）

1. 疑問の背景や傾向

- 1980年代から水中出産はヨーロッパで広まり，英国では1990年代に，分娩中にお湯につかることは分娩中の過ごし方の一つであることを女性に示すことは助産師の役割だとされました[1]．
- このような背景より，出産時にお湯につかるという選択肢を希望する女性が増え，日本でも出産中にお湯につかることは行われていました．しかし，水中出産により感染や出血量の増加などの危険性があるとも考えられていました．

2. 答えの根拠

- 分娩第1期にお風呂に入った場合と入らなかった場合とを比較した12文献を採択したコクランシステマティックレビュー[1]では，硬膜外・脊椎麻酔の使用が有意に少ない（6文献；478/1,254 vs 529/1,245，リスク比；95％信頼区間0.82-0.99），分娩第1期の所要時間が有意に短い（7文献；平均差−32.4分，95％信頼区間−58.67分-−6.13分）という結果がみられましたが，主な産科学的なアウトカムには差がありませんでした（表2）．産痛緩和については，痛みの測定時期や方法が多様でした．
- ローリスクの初産婦16,577人を対象にした前向きコホート研究[4]では，水中出産は産痛緩和に効果的であり，分娩第1期の搬送を低下させました．

表1　水中出産が禁忌の場合

- 感染，発熱
- 破水後，時間が経過している
- BMI 35以上
- 持続的な胎児心拍モニタリングが必要なとき
- 出血多量，胎便排出
- 多胎，骨盤位
- 前回帝王切開
- 陰部ヘルペス

(文献2, 3より作成)

表2　分娩第1期にお風呂に入った場合と入らなかった場合で差がなかったこと

項　目	論文数	人　数	MD，RR	95%信頼区間
産後の出血	1	274	RR 1.58	0.80–3.13
吸引・鉗子分娩	7	2,628	RR 0.86	0.71–1.05
帝王切開	8	2,712	RR 1.21	0.87–1.68
会陰裂傷なし	5	1,337	RR 1.16	0.99–1.35
会陰切開あり	5	1,272	RR 0.93	0.80–1.08
会陰裂傷2度	5	1,286	RR 0.94	0.74–1.20
会陰裂傷3度・4度	5	2,401	RR 1.37	0.86–2.17
分娩第2期の所要時間	8	1,569	MD 0.47	−3.45–4.38
オキシトシンの使用	3	1,125	RR 0.64	0.32–1.28
人工破膜	3	926	RR 1.02	0.90–1.16
胎児心拍異常	3	487	RR 5	0.34–1.67
臍帯血 pH 7.20以下	1	110	RR 8	0.25–105.51
5分後アプガースコア	2	893	MD −0.03	0.25–0.06
新生児の感染	5	1,295	RR 2.00	0.51–7.94
NICUへの搬送	3	1,571	RR 1.06	0.71–1.57

RR：リスク比，MD：平均差　　　　　　　　　　　　　(文献1より作成)

伝えるときのポイント

- 分娩第1期における水中出産中は産痛緩和に効果があり，麻酔を使用した分娩が少なくなるという利点があります．
- 状況により水中出産ができない場合や，中止する場合があることを説明しておきましょう．

文献

1) Cluett ER et al: Immersion in water in labour and birth. Cochrane Database Systematic Reviews 2009 Apr 15;2:CD000111. doi: 10.1002/14651858.CD000111.pub3
2) Government of Western Australia Department of Health: Clinical guidelines for women requesting immersion in water for pain management during labour and /or birth, 2009. http://www.health.wa.gov.au/circularsnew/attachments/426.pdf
3) NSH Bridgewater community Healthcare Halton and St Helens Division: Guideline for the Management of Water Birth in the Community, 2011. http://www.activebirthpools.com/wp-content/uploads/2014/05/Clinical-Guideline-for-the-Management-of-Water-Birth-in-the-Community.pdf
4) Lukasse M et al: Immersion in water for pain relief and the risk of intrapartum transfer among low risk nulliparous women: secondary analysis of the Birthplace national prospective cohort study. BMC Pregnancy Childbirth 2014 Feb 6;14:60. doi: 10.1186/1471-2393-14-60

第8章　出産に関する質問

Q57 分娩第2期に水中出産すると，赤ちゃんにどのような影響がありますか？

Answer　エビデンスの強さ　中

　分娩第2期の水中出産で出生した新生児とそうでない新生児を比較すると，新生児の健康状態に有意差はありませんでした[1]．しかしながら，これらの研究では対象者数が少なく，十分な根拠になるとは言い切れません．少数ですが，分娩第2期に水中出産で出生した新生児に重篤な呼吸障害があったという報告[2]もありますが，十分な因果関係があるかどうかは明確ではありません．このような背景から，分娩第2期に水中出産した場合の新生児への影響は明らかになっていません．

（永森久美子）

1. 疑問の背景や傾向

- 水中出産は1980年代からヨーロッパで広まり，陣痛・産痛緩和の効果があると考えられています．しかし，一方では新生児に対する感染や呼吸障害の影響が懸念されていました．
- 日本では，24時間風呂を利用した水中出産において，レジオネラ桿菌に感染した新生児が死亡したことが報告されています[3]．

2. 答えの根拠

- 分娩第2期の水中出産に関するコクランシステマティックレビュー[1]の結果を紹介します．3本の研究論文のうち，1本が分娩第2期の水中出産に関するもので，2本が分娩第1期から2期にかけての水中出産に関するものでした．分娩第2期に水中出産で出生した新生児としなかった新生児のアウトカムに有意差はありませんでした（表1）．しかし，これらの研究論文には，新生児の呼吸器のサポート（酸素投与や呼吸器の使用），進行性の医学的病変（痙攣発作の有無など），長期にわたるアウトカムなどの報告はありませんでした．また，胎児心拍の異常パターンの有無の報告もありませんでした．
- このような背景から，米国小児科学会（AAP）と米国産婦人科学会（ACOG）は水中出産に関する共同声明を発表し[4]，特に分娩第2期の水中出産については，産婦にとっても胎児にとっても利益はないと述べています．また，水中出産の安全性は確立されておらず，分娩第2期の水中出産は，患者の同意を得た適切なデザインに基づく臨床試験のようなものであるとも述べています．

表1　分娩第2期に水中出産した場合の新生児への影響

項　目	論文数	人　数	RR	95%信頼区間
胎便漏出	2	180	1.32	0.63-2.80
アプガースコア7点以下（5分後）	1	119	4.92	0.24-100.31
新生児の体温 　　分娩時36.2℃以下 　　分娩時37.5℃以上	1 1	109 109	0.98 2.62	0.30-3.20 0.73-9.35
臍帯血 pH 7.20以下	1	116	0.89	0.45-1.75
NICUへの入院	2	180	0.79	0.25-2.49
新生児死亡	1	120	3.0	0.12-72.20

RR：リスク比，MD：平均差　　　　　　　　　　　　　　　　　　（文献1より作成）

伝えるときのポイント

- 水中で分娩第2期を過ごすことに害があるという報告はありません．しかし，対象者の人数が少ないこと，長期的な影響をみている論文がないことなどから，十分な根拠になるとは言い切れません．
- 水中で分娩第2期を過ごすことについては，慎重に判断する必要があります．
- 水中出産を行う場合は，母児の状態を注意深く観察しながら行い，何らかの異常な徴候を察知した場合は分娩をその時点で中止することを伝えましょう．

こんなとき医師にコンサルテーション

- 母体の発熱や胎児心拍の異常，強度の羊水混濁などの異常徴候が出現した場合は，速やかに医師に報告する必要があります．

文献

1) Cluett ER1 et al: Immersion in water in labour and birth. Cochrane Database Systematic Reviews 2009 Apr 15;2: CD000111. doi: 10.1002/14651858.CD000111.pub3
2) Carpenter L et al: Neonatal respiratory consequences from water birth. J Paediatr Child Health **48**（5）: 419-423, 2011
3) 岩佐充二：レジオネラ感染症：24時間風呂で水中出産した新生児レジオネラ肺炎の経験．日小児科医会報 **21**：89-92, 2001
4) American Academy of Pediatrics Committee on Fetus and Newborn; American College of Obstetricians and Gynecologists Committee on Obstetric Practice: Immersion in water during labor and delivery. Pediatrics **133**（4）: 758-761, 2014

第8章　出産に関する質問

Q58 出生直後のskin-to-skin contactには，どのようなメリットがありますか？

Answer　エビデンスの強さ　強

出生直後にskin-to-skin contactを行った場合と行わなかった場合とを比較すると，母体側では，産褥3日目の不安感が少なく，産褥3日目の乳房緊満感による痛みの程度が小さく，産後1～4ヵ月の母乳育児率が高いという結果でした．新生児側では，出生後の血糖値が高く，心肺の状態が良好で，啼泣時間が短いという結果でした．検討された研究ではskin-to-skin contactのデメリットは明らかになりませんでした．

（飯田真理子）

1. 疑問の背景や傾向

- skin-to-skin contactは「カンガルーケア」とも呼ばれ，次のようないくつか種類があります；「全身状態が落ち着いた低出生体重児に対して行うケア」「集中治療下にある児に対する一時的なケア」「正期産児に出生直後に行うケア」[1]．ここでは，出生直後に母と児の肌と肌を接触させるskin-to-skin contactについて述べます．

- skin-to-skin contactは，出生直後に分娩台で行われることがほとんどであり，実施した母親からは肯定的な感想が多く聞かれます．一方，skin-to-skin contactの実施中に児が心肺停止状態に陥って死亡したり，重篤な後遺症が残ったりする場合があります．

2. 答えの根拠

- 2,177組の母児を含むランダム化比較試験（RCT）論文34本を系統的に分析したコクランシステマティックレビュー[2]を基に解説します．

- skin-to-skin contactを行った場合，行わなかった母児と比べ，次のことに有意差がありました（表1）；「生後6時間での児の心肺状態を表す得点が高い」「生後75分での啼泣時間が短い」「生後75～90分の児の血糖値が高い」「分娩後30～120分の母体の胸部温が高い」「帝王切開後4時間での痛みの程度が小さい」「産褥3日目の不安感が少ない」「産褥3日目の乳房緊満感による痛みの程度が小さい」「産後1～4ヵ月の母乳育児率が高い」「次回の出産のときにも同じようなケアを受けたいと強く思う」．また，skin-to-skin contactを実施した母児では，児の心拍と呼吸の状態が落ち着いており，母乳育児実施の期間が長いという傾向がありましたが，これらに有意差はありませんでした．

- 有意差がなかった内容としては，「NICUの入院」「生後14日の児の体重増加」「母児の愛着」「親としての自信」がありました．skin-to-skin contactを行うことでのデメリットはみられませんでした．ただし，skin-to-skin contact実施の開始時間や持続時間，その方法や結果の測定方法などは研究によってさまざまでした．

表1 skin-to-skin contactの実施によって有意差のあった結果

有意差のあった結果	論文数，人数	RR，MD，SMD	95%信頼区間
生後6時間での心肺状態を表す得点（SCRIP Score）が高い	1本，31	MD 2.88	0.53-5.23
生後75分での啼泣時間が短い	1本，44	MD −8.01	−8.01--7.04
生後75～90分の児の血糖値が高い	2本，94	MD 10.56	8.40-12.72
分娩後30～120分の母体の胸部温が高い	1本，132	MD 0.60	0.34-0.86
帝王切開後4時間での痛みの程度が小さい	1本，35	MD −1.38	−2.79-0.03
産褥3日目の不安感（maternal state anxiety）が少ない	1本，56	MD −5.00	−9.00--1.00
産褥3日目の乳房緊満感による痛みの程度（Breast Engorgement Scale）が小さい	2本，131	SMD −0.41	−0.76--0.06
産後1～4ヵ月の母乳育児率が高い	13本，702	RR 1.27	1.06-1.53
次回の出産のときにも同じようなケアを受けたいと強く思う	1本，199	RR 2.82	2.08-3.82

SCRIP : stability of the cardiorespiratory system in premature infants
RR：リスク比，MD：平均差，SMD：標準化平均差

（文献2より作成）

3. skin-to-skin contactに関するガイドライン

- 出生直後のskin-to-skin contactの実施方法に関しては，いくつかガイドライン[1,3]があります．それらによると，skin-to-skin contactは肌と肌の接触によって出生後早期に実施することが勧められ[3]，その際には，機械を用いたモニタリングおよび新生児蘇生に熟練した医療者による観察といった安全性の確保を行ったうえで実施すること[1,3]とあります．

伝えるときのポイント

- 母児双方の状態が安定していなければskin-to-skin contactは安全に実施できないため，状況により実施できない場合があることを伝えておきましょう．そのため，妊娠中に十分に情報提供を行い，本人と家族の希望を確認しておきましょう．

文献

1) カンガルーケア・ガイドラインワーキンググループ（編）：根拠と総意に基づくカンガルーケア・ガイドライン，第2版，2010. http://square.umin.ac.jp/kmcgl/kasou01.html
2) Moore ER et al : Early skin-to-skin contact for mothers and their healthy newborn infants. Cochrane Database Systematic Reviews 2012 May 16;5:CD003519. doi: 10.1002/14651858.CD003519.pub3
3) 厚生労働科学研究 妊娠出産ガイドライン研究班：RQ14 早期母子接触の支援は？ 科学的根拠に基づく快適で安全な妊娠・出産のためのガイドライン2013年版，金原出版，東京，p58-60，2013

コラム　経産婦のリスクは初産婦と違う？：妊娠期のBMI（やせ）と出産アウトカムの関係

　妊婦のやせが，出産や子どもの成長に関連があることは多くの人が知っています．『産婦人科診療ガイドライン産科編2014』では，妊娠前の体格と妊娠予後について尋ねられたら，「やせ女性（BMI＜18.5）は，切迫早産，早産，および低出生体重児分娩のリスクが高い傾向がある」と説明するように記されています．

　しかし，1992～2010年までのスウェーデンにおける37週以降に出産した1,764,403人の調査では，BMI 18.5～24.9を1.0とした場合のBMI≦18.4の妊婦のオッズ比をみると，「乳児死亡率」「乳児突然死症候群（SIDS）」「感染症」など，出産アウトカムのすべてでリスクは増加しなかったという結果でした[i]．しかし，この研究では，初産婦と経産婦はほぼ同数であったものの，それぞれを分けたかたちでの解析は行われていませんでした．

　英国で2013年に行われた肥満以外のリスクをもたないローリスクの妊婦17,230人に対する調査では，初産婦と経産婦を分けて分析しています．経産婦8,024人では，BMI 18.5～24.9を1.0とした場合のBMI≦18.4のオッズ比をみると，「死産」「NICUへの入院」「器械分娩」「帝王切開」「母親への輸血」「誘発分娩」「会陰裂傷3度」などの出産アウトカムのすべてにおいてリスクは増加していませんでした[ii]．この結果は，「死産」「NICUへの入室」「帝王切開」「器械分娩」などのリスクが上がるという，初産婦のオッズ比でみた結果とは異なっていました．

　わが国の1981～1999年までの正期産21,718人の妊婦の調査では，初産婦と経産婦に分けて分析をしています．それによれば，経産婦11,305人では，BMI 20.0～21.9を1.0とした場合のBMI≦18.0のオッズ比をみると，「SGA（small-for-gestational age）」のリスクが2.5倍となっていて，統計的に有意な値でした．しかし，それ以外の「NICUへの入院」「新生児仮死」「子癇」「1,000g以上の出血」「帝王切開」などのリスクは増加していませんでした．さらに，妊娠中の体重増加量別のSGAのリスクをみると，体重増加（kg/週）0.25～0.30を1.0とした場合のSGAのオッズ比をみると，0.30～0.35以上のグループでリスクが減少していました．つまり，妊娠中の適切な体重増加があれば，SGAのリスクは下がることが判明しました[iii]．やせ妊婦に対する体重増加を促す保健指導のさらなる工夫が求められる結果といえるでしょう．

　このように，経産婦では，やせと出産アウトカムとの関係が初産婦とは異なっていました．また，経産婦に限定すると，SGAについては妊娠中の体重増加量によってリスクが低減する結果となっていました．

（堀内成子）

文献

i) Johansson S et al: Maternal overweight and obesity in early pregnancy and risk of infant mortality: a population based cohort study in Sweden. BMJ **349**: g6572, 2014
ii) Hollowell J et al: The impact of maternal obesity on intrapartum outcomes in otherwise low risk women: secondary analysis of the Birthplace national prospective cohort study. BJOG **121**: 343-355, 2014
iii) Wataba K et al: Impact of prepregnant body mass index and maternal weight gain on the risk of pregnancy complications in Japanese women. Acta Obstet Gynecol Scand **85**: 269-276, 2006

第9章

生まれた赤ちゃんに関する質問

第9章　生まれた赤ちゃんに関する質問

Q59 げっぷがうまく出なくて，母乳（ミルク）を吐いてしまいます．どうしたらよいでしょうか？

Answer　エビデンスの強さ　弱

　直接授乳の場合，空気を飲み込むことは少ないですが，哺乳びんを使用した場合は空気を嚥下してしまうことがあります．他にも泣いているときに空気を嚥下することもあります．新生児の胃は嚥下した空気を排気しやすいような構造になっていますが，そのために空気と一緒に吐乳することがあります．また，溢乳，反芻，胃食道逆流も生理的に生じます．成長・発達が順調であれば問題ないことが多く，成長とともに消失します．

（永森久美子）

1. 疑問の背景や傾向

- 新生児期の消化器官（腹部膨満，呑気，嘔吐，溢乳など）に関する質問は，産後の健診などでよく質問される項目の一つです．
- 多くは生理的な症状ですが，重症な疾患の症状のこともあるため，児の全身状態を正確にアセスメントする必要があります．

2. 答えの根拠

a 新生児の身体的特徴[1,2]

- 以下の理由から，新生児は嘔吐や溢乳を起こしやすい身体的構造になっています．
- 新生児はミルクと同時に多量の空気も飲み込み，新生児の胃は成人の胃に比べて縦型で，食道-胃結合部（噴門部）の括約筋が弱く，げっぷが出やすい構造になっています．このような構造はミルクを吐きやすいということでもあり，生理的に溢乳や反芻が起こりやすいのです．
- 新生児は成人に比べて腹部膨満があり，特に哺乳後は顕著です．
- 新生児の胃を固定している靱帯は，母体からのエストロゲンの影響で生理的に緩いため，胃の軸捻転が生じやすく（図1），軸捻転が生じると飲み込んだ空気は排気されにくくなり，飲み込まれ排気されなかった空気は腸へと移動し，腹部膨満や嘔吐や臍疝痛（colic）の原因となることがあります．こうした問題は，靱帯がしっかりしてくる生後2～3ヵ月頃までには消失します．

b 乳児の胃食道逆流

- 健康な乳児でも胃内容が食道に逆流すること（胃食道逆流）は生理的に生じます．509人の健康な乳児（生後6週～4ヵ月）を対象に24時間の食道pHモニタリングで胃食道逆流回数を調査した結果[3]では，97.4％の乳児で20回以上の胃食道逆流が生じていました．その内訳は，20回未満2.6％，20～29回5.1％，30～39回21.3％，40～49回34.8％，50～59回11.4％，60回以上24.8％でした．このようにかなりの回数で胃食道逆流は生じています．

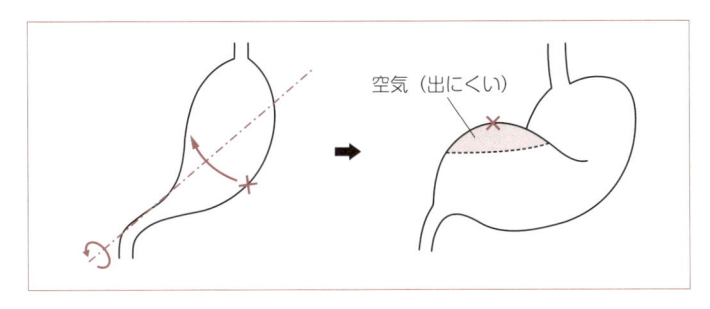

図1　胃の軸捻転

(文献2より引用)

- 胃食道逆流の回数は成長とともに減少していきます．131人の乳児を対象に，Infant Gastroesophageal Reflux Questionnaire revised（修正版乳児胃食道逆流質問紙）を用いて，生後1～6ヵ月まで縦断的に胃食道逆流回数を調査した結果では，1ヵ月児（94人）11.74（±5.98）回，2ヵ月児（96人）9.97（±4.92）回，4ヵ月児（100人）8.44（±4.386）回，6ヵ月児（105人）6.97（±4.05）回で，各月齢間の得点は有意に減少しており[4]，児の成長とともに胃食道逆流は減少していることがわかります．

C 授乳後の対処方法[5]

- 授乳後に抱っこなどで排気を試みても出ない場合は，45°以上に上体を高くして寝かせておくとよいでしょう．
- ベビーシートやスリングなどで腹圧がかかるような姿勢は避けましょう．

伝えるときのポイント

- 児の成長・発達が順調な場合は，溢乳や吐乳は身体的な構造から考えて生理的な現象だということをわかりやすく説明しましょう．
- 児の成長とともに消失することを説明しましょう．

こんなとき医師にコンサルテーション

- 体重減少や脱水を伴うほどの嘔吐，胆汁や血液が混じる嘔吐，腹部膨満を伴った嘔吐，活気がないなどの症状が出現した場合は，医師の診察が必要です．
- 胃の軸捻転や胃食道逆流も生理的な現象ですが，生理的な範囲を逸脱した場合は，医師の診察や治療が必要になります．

文献

1) 仁志田博司：第3章 新生児診断学．新生児学入門，第4版，医学書院，東京，p48-80, 2012
2) 仁志田博司：第10章 栄養の基礎と臨床．新生児学入門，第4版，医学書院，東京，p170-186, 2012
3) Vandenplas Y et al: Gastroesophageal reflux, as measured by 24-hour pH monitoring, in 509 healthy infants screened for risk of sudden infant death syndrome. Pediatris **88**（4）: 834-840, 1991
4) Van Howe RS et al: Gastroesophageal reflux symptoms in infants in a rural population: longitudinal data over the first six months. BMC Pediatrics 2010 Feb 11;10:7. doi: 10.1186/1471-2431-10-7. http://www.biomedcentral.com/content/pdf/1471-2431-10-7.pdf
5) Walker M: Chapter 3 Influence of the infant's anatomy and physiology. Breasfeeding Management for the Clinician: Using the evidence, 3rd ed, Jones and Bartlett Learning, Burlington, p131-186, 2014

第9章 生まれた赤ちゃんに関する質問

Q60 アトピー性皮膚炎が心配です．予防する方法はありますか？

Answer エビデンスの強さ 強

アトピー性皮膚炎の家族歴を持つ母親から誕生した新生児に，生後1週間から毎日全身に乳液タイプの保湿剤を塗布した場合には，塗布しなかった場合と比べ，生後32週の時点でのアトピー性皮膚炎の発症率が有意に少ないという結果でした[4]．

(増澤祐子)

1. 疑問の背景や傾向

- アトピー性皮膚炎とは，幼児期に発症する慢性の瘙痒性湿疹がみられる疾患です[1]．
- アトピー性皮膚炎は，喘息や食物アレルギーなどの他のアレルギー疾患を合併することも多く，皮膚バリア機能の障害，抗原に対する炎症性反応，皮膚の抗菌活性の低下が発症に関連するといわれています[2]．
- アトピー性皮膚炎の特徴は年齢によってさまざまであり，小児期は斑状もしくは全身性の湿疹がみられるのが特徴です[1]．アトピー性皮膚炎は，おおよそ15～30％の子どもに発症するといわれています．アトピー性皮膚炎の45％は生後6ヵ月以内に発症するとされますが，70％の子どもが思春期までに寛解するとされています[1]．
- アトピー性皮膚炎の罹患率は東アジア圏で増加傾向にあり，日本では1990～2010年の間に2.6～5％の罹患率の増加がみられています[3]．
- 2014年10月に，乳液タイプの保湿剤を使用したアトピー性皮膚炎の予防に関する新たな知見が発表されました[4]．

2. 答えの根拠

- 118人の正期産で生まれた新生児（アトピー性皮膚炎の家族歴のある母親から誕生した児）を対象としたランダム化比較試験（RCT）では，生後1～32週までの毎日，乳液タイプの保湿剤を全身に塗布した群59人と塗布していない群59人を対象に，アトピー性皮膚炎・湿疹の発症率を比較検討しています．この研究の結果から，生後32週の時点でのアトピー性皮膚炎・湿疹の発症率は，乳液タイプの保湿剤を塗布した群のほうが低い（ハザード比0.48，95％信頼区間0.27-0.86）ということがわかりました（図1）[4]．

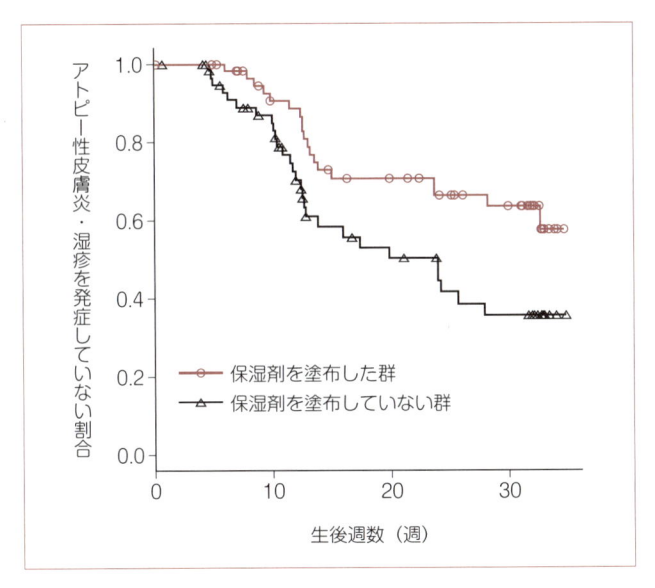

第9章 生まれた赤ちゃんに関する質問

図1 保湿剤塗布の有無によるアトピー性皮膚炎・湿疹を発症していない割合の比較

(文献4より改変)

> 💡 **伝えるときのポイント**
> - 生後1週から毎日全身に乳液タイプの保湿剤を塗布することで，アトピー性皮膚炎の発症率を減らすことができます[4]．乳液タイプの保湿剤を塗布することで生後32週の時点での発症率を減らすことができた，というようにどの時点での発症率なのかも伝えましょう．

文献

1) Habif TP: Atopic dermatitis. Clinical Dermatology: A color guide to diagnosis and therapy, p154-180, Elsevier, Philadelphia, 2010
2) Lio PA et al: Clinical management of atopic dermatitis: practical highlights and updates from the atopic dermatitis practice parameter 2012. J Allergy Clin Immunol Pract **2**（4）: 361-369; quiz 370, 2014
3) Deckers IA et al: Investigating international time trends in the incidence and prevalence of atopic eczema 1990-2010: a systematic review of epidemiological studies. PloS One **7**（7）: e39803, 2012
4) Horimukai K et al: Application of moisturizer to neonates prevents development of atopic dermatitis. J Allergy Clin Immunol **134**（4）: 824-830, e6, 2014

第9章 生まれた赤ちゃんに関する質問

Q61 赤ちゃんの肌がかさかさしています．どのようなケアをしたらよいですか？

Answer　エビデンスの強さ　弱

新生児の皮膚の保湿機能やバリア機能を低下させないためには，石けんを使用した洗浄による清潔と保湿剤の使用による皮膚の保護が必要です．

（増澤祐子）

1. 疑問の背景や傾向

- 皮膚は，バリア機能，温度調節，免疫機能，体水分の喪失を防ぐ機能など，多岐にわたる機能を備えています[1]．成人や生後1〜6ヵ月の児に比べ，新生児の皮膚角層水分量は少なく，経皮的水分蒸散もしやすいため，皮膚は乾燥しやすく，皮膚角層保湿機能も未熟です[2]．
- 新生児の生理的現象として，「新生児落屑」という皮膚が剥離する現象が，生後数日の間にほとんどの新生児に起こります．新生児落屑は，生後24〜48時間の間に踵から皮膚が剥離し始め，手，足などに広がっていき，生後6〜10日の間にこの皮膚の剥離は全身に広がっていきます[3]．新生児1,000人を対象とした前向きコホート研究によると，新生児落屑は，出生体重が2,500 g以上の正期産・過期産児，経腟分娩で出生した新生児に多くみられたという報告があります[3]．

2. 答えの根拠

- 新生児の皮膚の保湿機能は低いため，清潔と保湿というケアで皮膚の保湿機能を補う必要があります[4]．
- 清潔にするには，皮膚をこすらず，石けんの泡をたっぷりとつけ丁寧に洗い，しっかりとすすぐことが大切です．使用する石けんは，低刺激性，弱酸性，無香料，無着色で，アレルギーや皮膚刺激のテスト済みのものであることが望ましいとされています[5]．
- 石けんで洗った後は，皮脂も流れ落ちて急激に乾燥します．清潔にした後の急激な乾燥を防ぐため，石けんで洗った後は5〜15分以内に保湿剤を素早く塗ることが必要です．保湿剤としては，皮膚表面に油脂性の膜を作って水分の蒸散を防ぐワセリン，スクワラン，ツバキ油，オリーブ油や，水分と結合して保湿効果を発揮するヘパリン類似物質，ヒアルロン酸などがよく使用されます[5]．また，市販のスキンケア用品には，セラミド，ヒアルロン酸ナトリウム，尿素など，天然の保湿因子として働くものも含まれています．
- ローション，乳液，クリーム，オイルなどとさまざまなタイプの保湿剤があるため，皮膚の状態や季節によって使い分けることも必要です[5]．夏場は，ローションや乳液で全身を保湿し，手足など露出している部分や刺激を受けやすい部分にのみクリームを塗布し，冬場は乾燥しやすいため，乳液の上からクリームやオイルを重ねることでしっかりと保湿することがよいでしょう．

第9章 生まれた赤ちゃんに関する質問

> **伝えるときのポイント**
> - 新生児の皮膚に刺激のない石けんを使用して皮膚洗浄を行い，清潔を保つよう伝えましょう．
> - 皮膚の洗浄後は，皮膚の乾燥を防ぐため，保湿剤を全身に塗布することを伝えましょう．

文献

1) Shwayder T et al: Neonatal skin barrier: structure, function, and disorders. Dermatol Ther **18**（2）：87-103, 2005
2) Saijo S et al: Dry skin of newborn infants: functional analysis of the stratum corneum. Pediatr Dermatol **8**（2）：155-159, 1991
3) Monteagudo B et al: Physiological desquamation of the newborn: epidemiology and predisposing factors［Descamacion fisiologica en el recien nacido: epidemiologia y factores predisponentes］Actas Dermosifiliogr **102**（5）：391-394, 2011
4) Fernandes JD et al: Children and newborn skin care and prevention. An Bras Dermatol **86**（1）：102-110, 2011
5) 馬場直子：乳幼児の皮膚ケア．小児外科 **45**（10）：1065-1068, 2013

第9章 生まれた赤ちゃんに関する質問

Q62 赤ちゃんの顔があぶらっぽく，ニキビができてきました．どうしてあげたらよいですか？

Answer　エビデンスの強さ　弱

新生児の顔面に生じるざ瘡のような特徴を持つ湿疹として，新生児ざ瘡と脂漏性湿疹が考えられます．どちらも治療は必要なく，清潔を保つことで改善します．

（増澤祐子）

1. 疑問の背景や傾向

- 新生児期には，母体からのホルモンの影響などを受け，さまざまな皮膚の変化がみられます．
- 新生児の顔面に生じるざ瘡のような特徴を持つものとして，新生児ざ瘡と脂漏性湿疹が挙げられます．

2. 答えの根拠

- 生後1ヵ月の新生児のおよそ20％に少なくとも数個の面疱（ニキビ）が現れることがあり，新生児ざ瘡と呼ばれています．閉塞性の面疱が頬や前額部に現れ，時には開放性の膿疱性丘疹ができることもあります．原因は，母体アンドロゲンの胎盤性の移行や，新生児の副腎活性，アンドロゲンホルモンへの終末器官応答の過敏性によると考えられますが，新生児ざ瘡の原因ははっきりわかっていません．皮脂腺の肥大は，数ヵ月で自然に消失するとされます．治療は特に必要ありません[1]．
- 腋窩，鼠径，前腕前部，臍部などの間擦性部位に生じる皮膚炎や新生児頭部皮膚炎として，生後1ヵ月～1年の新生児に一般的にみられるのが脂漏性湿疹です．通常，頭部に顕著にみられますが，汎発性のこともあり，脂っこく，鱗状，紅斑性で非瘙痒性のパッチや，顔や耳介の後面，身体全体に斑としてみられることもあります．時には，アトピー性皮膚炎との鑑別が必要な場合もあります．無症状の場合は，特に治療は必要ありません．石けんなどで洗浄し，清潔に保つことで改善できます[2]．

> 伝えるときのポイント
> - 治療は必要なく，清潔を保つことで自然に改善することを伝えましょう．

文献
1) Marcdante KJ et al: Seborrheic dermatitis. Nelson Textbook of Pediatrics, 19th ed, Robert M et al（eds），Elsevier, Philadelphia, p657-659, 2011
2) Robert M et al: Acne. Nelson Textbook of Pediatrics, 19th ed, Robert M et al（eds），Elsevier, Philadelphia, p2322-2328, 2011

コラム　なぜ離乳食は卵黄から始めるの？

　厚生労働省の『授乳・離乳の支援ガイド』[i]によると，離乳期の食品では，離乳初期には固ゆでした卵の卵黄を用いるとしています．これは，卵黄と卵白から成る鶏卵において，両者の成分組成が異なるためと考えられます[ii]．

　通常，アレルゲンは蛋白質由来であるため，食品の一部に蛋白質を含むことでアレルギーが発症します．たとえば，鶏卵の主な抗原は卵白中に存在し，そのなかでも卵白アルブミン(OVA)は卵白蛋白質の約54％を構成し，ボムコイド(OM)は約11％を構成しています．この2つの蛋白質は，加熱による影響が異なります．OVAは加熱により凝固しますが，OMは100℃の加熱によっても凝固せずに水溶性が保たれます．また，OMの抗原性は加熱時間を長くすることにより低下します．つまり，アレルゲンとなりやすい蛋白質を多く含む卵白でも，加熱時間を長くすることで抗原性が低下します．そのため，生卵ではなく，ゆで卵，なかでも加熱時間の長い固ゆで卵が勧められているのです．

　さらに卵黄については，その固形成分の2/3が脂質で，残りの1/3が蛋白質とわずかな炭水化物であり，その蛋白質の多くはリポ蛋白質として存在し，抗原性がほとんどありません．そのため，前述の『授乳・離乳の支援ガイド』でも離乳初期は固ゆでした卵黄を用いることを勧めているようです．

（長田知恵子）

文献
i) 厚生労働省：授乳・離乳の支援ガイド，2007．http://www.mhlw.go.jp/shingi/2007/03/dl/s0314-17.pdf
ii) 小林陽之助：卵アレルギー．食物アレルギーの基礎知識，第2版，診断と治療社，東京，p9-14，2011

第9章　生まれた赤ちゃんに関する質問

Q63　赤ちゃんが黄色っぽくなりました．大丈夫ですか？ 治りますか？

Answer　エビデンスの強さ　弱

　日本人は黄疸が生じやすい人種であり，新生児ビリルビン血症の遺伝的な背景や，母乳性黄疸の発症には，肝臓でビリルビン抱合を行うビリルビンUDP-グルクロン酸転位酵素（UGT1A1）の異常が関わっていることがわかっています[4]．出生体重と日齢により判断される光線療法の適応基準があり，ビリルビン濃度値が生理的範囲を超える場合には，光線療法による治療開始が検討されます[5]．

（増澤祐子）

1. 疑問の背景や傾向

- 新生児の早期に起こる生理的黄疸を含む高ビリルビン血症は，最も多く新生児に生じる一般的な良性疾患で，非抱合脂溶性ビリルビンの色素により皮膚の黄染が生じます[1]．

2. 答えの根拠

- 黄疸は生理的現象の一つで新生児の95％にみられます[2]．生後2〜3日に生じる初めての黄疸の場合，通常は生理的黄疸です．しかし，遺伝性疾患であるクリグラー・ナジャー症候群や，早発性の母乳性黄疸が生後2，3日目にみられることもあります．生後3日〜1週の間に生じる黄疸は細菌性敗血症や尿路感染によって生じることがあり，生後1週以降に生じる黄疸には母乳性黄疸や，敗血症，先天性胆道閉鎖症，肝炎などによるものがあります．まれに，甲状腺機能低下症や幽門狭窄症の児では，生理的黄疸が数週間遷延する場合もあります[1]．黄疸の発症時期によって考えられる要因はさまざまであり，ビリルビン脳症の発症を予防するためには，生理的な黄疸なのか病的な黄疸なのかについて鑑別することが必須となります．

- 高ビリルビン血症は，さまざまな要因によって引き起こされます．主なリスク要因として，「生後24時間以内の黄疸の発症」「血液型不適合」「出生週数が35〜36週」「兄弟に光線療法を受けた既往がある」「母乳栄養，過度の体重減少」「東アジアの民族」が挙げられます[1]．台湾で行われた252人の正期産児を対象とした後ろ向きコホート研究によると，肝臓でビリルビン抱合を行うビリルビンUDP-グルクロン酸転位酵素（UGT1A1）の異常（オッズ比2.48，95％信頼区間1.29-4.76），溶血性貧血を生じるグルコース-6-リン酸脱水素酵素（G6PD）欠損症（オッズ比12.24，95％信頼区間1.08-138.62）は，母乳性黄疸の発症率を高める要因となっています[3]．なお，日本人にはG6PDの欠損症はほとんどないといわれています[4]．

- 母乳性黄疸は生後1ヵ月以内に発症し，生後3ヵ月頃には消失します．母乳性黄疸の発症には，UGT1A1の遺伝子多型（G71R），母乳中に存在するUGT1A1活性阻害物質などが

原因として関わっているとされていますが，すべての原因はまだわかっていません[4]．
- 新生児黄疸の治療の主な目的は，ビリルビン脳症の予防です．治療方法として，補液，光線療法，交換輸血などが挙げられます．新生児の可視黄疸は，総ビリルビン5〜6 mg/dL以上で認められます．出生体重と日齢により判断される光線療法の適応基準があり，生理的範囲を超える場合には，治療開始が検討されます．光線療法は，光を児に照射することにより，皮膚や皮下組織に分布する間接ビリルビンを水溶性の光異性体に変化させ，肝臓で抱合を受けることなく排泄させます．光源の波長は500〜520 nmが最も有効とされ，青色または緑色が頻用されます[5]．

伝えるときのポイント
- 生理的な新生児黄疸，母乳性黄疸が生じることを伝えましょう．
- 生理的な範囲ではなく，病的な黄疸となった場合には，重篤化を防ぐために治療が必要な場合があることを伝えましょう．

こんなとき医師にコンサルテーション
- 経皮的ビリルビン値だけではなく，急な黄染や全身症状があれば，小児科医に相談しましょう．

文献

1) Maheshwari A et al: Digestive System Disorders. Nelson Textbook of Pediatrics, 19th ed, Robert M et al（eds），p600-612, Elsevier, Philadelphia, 2011
2) 山本弥生ほか：ビリルビン．ペリネイタルケア（新春増刊）：240-245，2014
3) Chang P et al: Risk of hyperbilirubinemia in breast-fed infants. J Pediatr **159**（4）：561-565, 2011
4) 丸尾良浩：新生児期の黄疸とビリルビンUDP-グルクロン酸転移酵素（UGT1A1）遺伝子変異．小児診療**75**（9）：1572-1577，2012
5) 和田　浩：黄疸．小児診療**77**（3）：367-374，2014

第9章 生まれた赤ちゃんに関する質問

Q64 赤ちゃんが便秘になってしまいました．どのように対処したらよいでしょうか？

Answer エビデンスの強さ 弱

腹部膨満の有無や，体重増加，活気の低下，哺乳量の減少などがないかを確認しましょう．新生児の全身状態に問題がない場合，綿棒を使った浣腸で排便を促してみましょう．

(増澤祐子)

1. 疑問の背景や傾向

- 便秘の定義は，便の密度，便の回数，排便の困難さと関連します[1]．
- 便秘は，腸管の充満・空虚が共に原因となって生じます．新生児期の場合，ヒルシュスプリング病，偽性腸閉塞，甲状腺機能低下症などによっても便秘が生じることがあります．
- 大腸の通過障害は，過剰な便の乾燥を引き起こし，直腸反射不全を惹起します．直腸筋の圧受容体によって排便反射が起こり，自然な排便によって腸は空虚になります[1]．人工栄養の場合，母乳に比べて便が固くなりやすいとされています[1]．
- 生後3〜4日より，便の性状と回数は哺乳栄養の方法によって変わります．人工栄養の新生児は，排便回数の正常範囲が広くなっています．ほとんどの新生児ははじめの数週間は，胃結腸反射のため，哺乳の度に排便がみられますが，数日に1回のペースの児もいます．母乳栄養の児は，1日に10回以上の排便がみられる場合もあり，数週間それが続きます．成長とともに，徐々に排便回数は減少していきますが，便秘とは回数よりも便の硬さによって定義されます[2]．

2. 答えの根拠

- 一般的に人工栄養よりも母乳による栄養法のほうが，排便回数は多く，便の性状も柔らかくなります．母乳栄養の新生児でも，1日に10回以上の排便がある場合から，数日に1回の排便の場合までさまざまです．新生児の状態を総合的に判断して問題がなければ，その新生児の正常の排便ペースだと判断します[2]．
- 特に腹部膨満の有無は重要な所見です．また，母乳栄養の新生児の場合，哺乳量が少ないために排便の回数が少なくなることもあるため，体重増加を確認します[2]．
- 綿棒を使用した浣腸を試みる方法もあります．綿棒にオリーブオイルなどを付け，綿棒の綿部分のみ1cm程度を肛門内に挿入します．綿棒を出し入れして刺激したり，肛門の壁に沿って何回か綿棒を回します[3]．その後，しばらく様子をみても排便がみられない場合は，小児科医に相談する必要があります．

> 💡 **伝えるときのポイント**
> - 排便がない場合，観察する項目について伝えましょう．
> - 実際に対処法を見てもらうとわかりやすく伝わります．
> - 赤ちゃんの活気がなく，腹部膨満，嘔吐がみられる場合には，小児科を受診するように勧めましょう．

こんなとき医師にコンサルテーション

- ヒルシュスプリング病や，甲状腺機能低下症，肛門狭窄や牛乳アレルギーなど，便秘をきたす器質的・内科的疾患もあります．病的なものかもしれないと判断した場合には，医師に相談しましょう．

文献

1) Robert M et al: Major symptoms and signs of digestive tract disorders. Nelson Textbook of Pediatrics, 19th ed, Robert M et al（eds），Elsevier, Philadelphia, p1240-1249, 2011
2) Basil J et al: Neonatology. Zitelli and Davis' Atlas of Pediatric Physical Diagnosi, 6th ed, Zitelli BJ（ed），Elsevier, Philadelphia, p45-77, 2012
3) 水島正人：便秘，下痢．ペリネイタルケア **29**（5）：470-471，2010

第9章 生まれた赤ちゃんに関する質問

Q65 同じ家に住む家族の喫煙は，乳幼児突然死症候群（SIDS）の発症リスクに影響がありますか？

Answer　エビデンスの強さ　強

妊娠中・出産後の母体の喫煙，また出生後の受動喫煙は，乳幼児突然死症候群（SIDS）のリスク因子の1つです．もし妊娠中に禁煙していれば，SIDSによる死亡の1/3が予防できる，との報告があります[1]．SIDS発症のリスク因子は多岐にわたるため[2]，妊娠中・出産後の喫煙・受動喫煙を避けるとともに，ほかのリスク因子の回避についても周知しましょう．

（中田かおり）

1. 疑問の背景や傾向

- 乳幼児突然死症候群（sudden infant death syndrome：SIDS）とは，原則として1歳未満の児に，死亡時の状況，既往歴，解剖によってもその原因が特定されず，それまでの経過からも予測できない突然の死をもたらす症候群のことです．主に睡眠中に発症し，日本での発症頻度は，およそ出生6,000～7,000人に1人と推定されています．生後2ヵ月～6ヵ月に多いとされていますが，まれに1歳以上で発症することもあります[3]．

- 生理学的な機序は解明されていませんが，母体の喫煙がSIDS発症の原因となり得ることは複数の研究で報告されています．覚醒機能不全，循環・呼吸機能の自律的反応の不備，睡眠時無呼吸などSIDSに関連する脳幹や自律神経系の異常な発達に寄与する生理学的機序は，さまざまな研究によって示唆されています．また，受動喫煙によるSIDS発症の機序は，動物実験による生物学的エビデンスによって多岐にわたることが示唆されています[4]．

- 米国では，1990年代に導入された"Back to Sleep（仰向けに寝かせよう）"キャンペーンによって，国内のSIDS発症が10年間で50%以上減少しています．しかし，SIDS発症のリスク因子は多岐にわたるため（図1），複数のリスク因子を同時に避けることがSIDS発症の予防には必要とされています[2]．

2. 答えの根拠

- 米国保健福祉省（USDHHS）は，2004年の報告書[5]で母体の妊娠中および出産後の喫煙とSIDS発症の因果関係，2006年の報告書[4]で受動喫煙とSIDS発症の因果関係を示すエビデンスが十分にあるとしています．

- 妊娠中に喫煙していた母親から生まれた児は，非喫煙者から生まれた児と比較してSIDSのリスクが高いことは，複数の研究で報告されています（調整済みオッズ比1.4-3.0）[5]．

- 新生児の部屋で1人の喫煙者がいた場合のSIDS発症のリスク比は3.67（95%信頼区間1.66-8.13），2～4人の場合のリスク比は20.91（95%信頼区間4.02-108.7）との報告があります[5]．

- USDHHSは，新生児の実際の受動喫煙のばく露をどのように分類するかなど，研究方法で

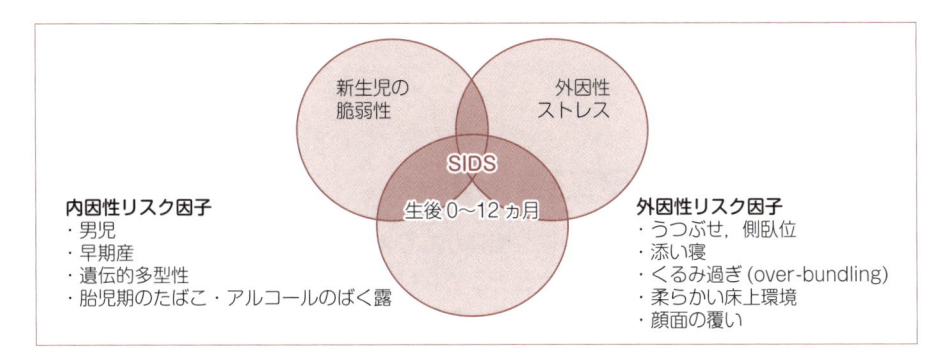

図1 乳幼児突然死症候群（SIDS）のトリプルリスクモデル
(文献2より引用)

の問題はあるものの，父親の喫煙に関するデータを含んだ質の高いデザインによる5つの研究からリスクを算出し，家庭内の受動喫煙がSIDSのリスク因子であることを報告しています（リスク比1.9，95％信頼区間1.01-2.80）[4]．

文献

1) American Academy of Pediatrics: SIDS and other sleep-related infant deaths: expansion of recommendations for a safe infant sleeping environment. Pediatrics **128**（5）: e1341-e1367, 2011
2) Trachtenberg FL et al: Risk factor changes for sudden infant death syndrome after initiation of Back-to-Sleep campaign. Pediatrics **129**（4）: 630-638, 2011
3) 厚生労働省SIDS研究班：乳幼児突然死症候群（SIDS）診断ガイドライン（第2版）．http://www.mhlw.go.jp/bunya/kodomo/sids_guideline.html
4) U.S. Department of Health and Human Services（USDHHS）: The Health Consequences of Involuntary Exposure to Tobacco Smoke: A report of the Surgeon General. U.S. Department of Health and Human Services, Centers for Disease Control and Prevention, Coordinating Center for Health Promotion, National Center for Chronic Disease Prevention and Health Promotion, Office on Smoking and Health, 2006. http://www.ncbi.nlm.nih.gov/books/NBK44324/
5) U.S. Department of Health and Human Services（USDHHS）: The Health Consequences of Smoking: A report of the Surgeon General. U.S. Department of Health and Human Services, Centers for Disease Control and Prevention, National Center for Chronic Disease Prevention and Health Promotion, Office on Smoking and Health, 2004. http://www.cdc.gov/tobacco/data_statistics/sgr/2004/

第9章 生まれた赤ちゃんに関する質問

Q66 赤ちゃんが寝てくれなくて睡眠不足ですが，いつ頃から夜眠ってくれるようになるでしょうか？

Answer　エビデンスの強さ　中

夜間の子どもの睡眠と授乳のパターンには関連があります．また，夜間の授乳回数には個人差があるようです．母乳育児をしている場合とそうでない場合とでは，子どもの睡眠パターンは異なり，母乳栄養の子どものほうが夜間のまとまった睡眠時間は短い傾向にあります．また，成長とともに睡眠パターンは安定してきますが，夜泣きは3～4歳頃には少なくなるようです．

（永森久美子）

1. 疑問の背景や傾向

- 夜泣きは30～40％の子どもにあるといわれ，親の睡眠不足が問題になります[1]．特に出産後早期の頻回な夜間の授乳などにより睡眠不足を訴える母親も多く，産後うつやストレスとの関連も指摘されています[2]．

2. 答えの根拠

a 完全母乳の場合の夜間の授乳回数[3]

スウェーデンの506人の乳児の授乳パターンを縦断的に生後2～26週間調査した結果を紹介します．

- 生後16週（189人）での夜間（22時～5時59分）の授乳回数は，1回が48％，2回が37％，3回が11％，4回が3％でした．また，0回だったのは2％のみでした．その他の週齢の夜間授乳回数は，生後2週（430人）で1～5.1回，20週（79人）で0～4回でした．
- 平均的な夜間授乳回数（1～2.9回）だった乳児は，生後2週（430人）で85％，4週（395人）で81％，12週（290人）と20週（79人）で73％でした．
- 夜間の授乳が3回以上だったのは，生後4週で7％，12週で1％，20週で8％でした．

b 母乳育児と夜間の睡眠パターン[4]

アジア太平洋地域の10,321人の乳児（生後12ヵ月まで）の睡眠パターンと授乳の関連を調査した結果を紹介します．

- 生後0～6ヵ月未満の乳児では，母乳栄養でない乳児と比べて，母乳栄養の乳児のほうが有意に「夜間の覚醒回数」が多く，「覚醒時間」「日中の睡眠時間」「総睡眠時間」が長く，「最長睡眠時間」が短いという結果でした（表1）．
- 生後6～12ヵ月の乳児でも夜間の睡眠については同じような傾向でしたが，「日中の睡眠時間」に有意差はなく，「総睡眠時間」にも有意差はありませんでした（表1）．

c 夜泣きの実態[5]

日本の乳幼児健診を受けた健康な子ども（生後3～6ヵ月児170人，18～21ヵ月児174人，36～41ヵ月児137人）の親を対象にした夜泣きの調査を紹介します．

第9章 生まれた赤ちゃんに関する質問

表1 母乳育児の有無でみた夜間覚醒後の睡眠パターン

	生後0～6ヵ月未満				生後6～12ヵ月			
栄養方法	母乳	母乳でない	F or χ^2	Effect size	母乳	母乳でない	F or χ^2	Effect size
人数	2,621	1,981			2,093	3,626		
就寝時刻	21.31 (1.57)	21.16 (1.58)	10.30*	0.10	21.12 (1.43)	21.06 (1.39)	2.35	
覚醒回数	2.28 (1.35)	1.91 (1.40)	80.89**	0.27	2.37 (1.52)	1.72 (1.37)	277.84**	0.46
覚醒時間	0.95 (1.00)	0.80 (0.93)	26.42**	0.16	0.57 (0.73)	0.51 (0.74)	8.33	
最長睡眠時間	5.37 (2.58)	6.33 (2.85)	141.20**	0.36	6.09 (2.93)	7.34 (2.90)	246.55**	0.43
夜の睡眠時間	8.90 (1.92)	8.92 (1.92)	0.13		9.32 (1.54)	9.34 (1.54)	0.31	
昼寝の回数	3.46 (1.19)	3.19 (1.18)	59.81**	0.23	2.60 (0.92)	2.49 (0.88)	18.82**	0.12
日中の睡眠時間	4.82 (2.25)	4.27 (2.10)	71.98**	0.25	3.18 (1.43)	3.20 (1.48)	0.16	
総睡眠時間	13.72 (2.87)	13.19 (2.76)	40.08**	0.19	12.50 (2.02)	12.54 (2.01)	8.58	
就寝時の困難	24.42%	24.33%	0.00		21.17%	20.57%	0.28	
熟眠感	58.57%	59.72%	0.62		53.03%	53.50%	0.11	
睡眠の問題	56.34%	45.75%	5.61**	0.10	50.98%	56.62%	17.02**	0.05

*$p<0.005$, **$p<0.0001$. Effect sizeはChen'sを元にした．括弧内の数値は標準偏差を示す． （文献4より作成）

- 夜泣きを体験している（していた）親は，生後3～6ヵ月児32人（18.8％），18～21ヵ月児113人（64.9％），36～41ヵ月児81人（59.1％）で，月齢間の差はありませんでした．
- 過去に夜泣きを体験した生後36～41ヵ月児の親の16％が，今も夜泣きを体験していました．
- 「安定した睡眠」と回答した親は，生後18～21ヵ月児168人（98.2％；9.8±1.1時間），36～41ヵ月児133人（97.8％；10.1±1.0時間）でした．

伝えるときのポイント

- 睡眠不足で疲労し，ストレスを感じている可能性があるので，大変さを共感しながら説明する必要があります．
- 夜間の覚醒は授乳パターンとも関連がありますが，母乳育児を容易にあきらめないような精神的サポートも必要です．
- 個人差があること，子どもの成長に伴い睡眠パターンは変化していくことを伝えましょう．

こんなとき医師にコンサルテーション

- 母親が不眠，食欲不振，育児行動がとれないなどの産後うつの症状が疑われたときは，医師に相談しましょう．

文献

1) 堀田秀樹：乳児健診時における夜泣きの調査．小児臨床 59（7）：1655-1659，2006
2) Wake M et al: Prevalence, stability, and outcomes of cry-fuss and sleep problems in the first 2 years of life: prospective community-based study. Pediatrics 117（3）：836-842, 2006
3) Hörnell A et al: Breastfeeding patterns in exclusively breastfed infants: a longitudinal prospective study in Uppsala, Sweden. Acta Paediatr 88（2）：203-311, 1999
4) Ramamurthy MB et al: Effect of current breastfeeding on sleep patterns in infants from Asia-Pacific region. J Paediatr Child Health 48（8）：669-674, 2012
5) Fukumizu M et al: Sleep-related nighttime crying（yonaki）in Japan: a community-based study. Pediatrics 115（1 Suppl）：217-224, 2005

第9章 生まれた赤ちゃんに関する質問

Q67 1歳未満で赤ちゃんに卵や牛乳、小麦を食べさせると、アレルギーになりやすいですか？

Answer　エビデンスの強さ　弱

ハイリスク児*でない場合、卵や牛乳を離乳食として摂取しても、アレルギー発症につながるという研究はありませんでした．また、離乳食の開始を遅らせることで食物アレルギーの発症を予防できるというエビデンスもありません．安易な食物除去は児の成長・発達に影響するため、保護者が不安により「念のため」自己判断で行うような医師の指示以外の食物除去は、かえって栄養の偏りが生じる可能性が大きく、避けるべきとされています．

（長田知恵子）

1. 疑問の背景や傾向

- 離乳とは、「母乳または育児用ミルク等の乳汁栄養から幼児食に移行する過程」[1]といわれています．離乳開始は生後5ヵ月頃から始めることが多く、以前に比べその時期は遅くなる傾向がみられます．

- また、離乳期の食物は、米、パン、ジャガイモなどのでんぷん質食品を主とし、調理法に気をつければ、野菜、豆腐、白身魚、卵黄（固ゆでにした卵黄のみ）、ヨーグルト、チーズなども用いてよいとされています．しかし、このうち鶏卵、牛乳、小麦は、乳児にとって三大アレルゲンといわれ（表1）、食物アレルギーを引き起こす主なアレルゲンとなる食物であることから、離乳食を始めるにあたり心配される母親がいます．

2. 答えの根拠

a 児の栄養法とアレルギー発症

- 池松らの調査[3]によると、乳児が湿疹を主訴に病院を受診した208例中148例がアトピー性皮膚炎（71%）で、このうち109例（73.6%）に食物アレルギーの合併が認められました．これらの症例を対象に、乳児アトピー性皮膚炎における食物アレルギー合併群109例と、その他の非合併群39例を対象に食物アレルギー発症に関与する因子を探索した結果では、妊娠中および授乳中の食事制限の有無だけでなく、児の栄養方法（母乳栄養と人工栄養）の違いでも両群に発症率の差はなく、有意な因子は認められませんでした．

b 離乳食の開始を遅らせる効果は？

- 離乳食の開始時期と食物アレルギーについては、2011年にKimらによって韓国で行われた調査[4]があります．それによると、生後6ヵ月未満に離乳食を開始した群と開始しなかった群では、1歳時の食物アレルギー発症率に有意差は認められませんでした（$p=0.447$）．また、Koplinらの調査[5]では、生後11〜15ヵ月児を対象に鶏卵アレルギーの有無を、

---

*ハイリスク児：両親・同胞に1人以上のアレルギーがある児[2]

表1 食物アレルギーの年齢別原因食品

	0 歳	1 歳	2, 3 歳
NO. 1	鶏卵（62.1%）	鶏卵（44.6%）	鶏卵（30.1%）
NO. 2	牛乳（20.1%）	牛乳（15.9%）	牛乳（19.7%）
NO. 3	小麦（ 7.1%）	小麦（ 7.0%）	小麦（ 7.7%）
NO. 4	－	魚卵（ 6.7%）	ピーナッツ（5.2%）
NO. 5	－	－	甲殻類（5.1%），果物類（5.1%）

（文献2より引用）

両親への聞き取りと，児へのプリックテスト，食物経口負荷試験によって調べ，負荷試験陽性者を鶏卵アレルギーと診断しました．その結果，アレルギーの家族歴，鶏卵開始時期などを考慮しても，アレルギー発症の有意因子とはなりませんでした．

- 以上の結果から，離乳食開始時期が食物アレルギーの発症を遅らせることにつながることはないようです．

文献

1) 厚生労働省：授乳・離乳の支援ガイド，2007．http://www.mhlw.go.jp/shingi/2007/03/dl/s0314-17.pdf
2) 日本小児アレルギー学会食物アレルギー委員会：食物アレルギー診療ガイドライン2012，協和企画，東京，p12-19，2011
3) 池松かおりほか：食物アレルギーの発症と耐性獲得．日小児アレルギー会誌 16（2）：144-148，2002
4) Kim J et al: The incidence and risk factors of immediate type food allergy during the first year of life in Korean infants: a birth cohort study. Pediatr Allergy Immunol 22（7）：715-719, 2011
5) Koplin J et al: Can early introduction of egg prevent egg allergy in infants? A population-based study. J Allergy Clin Immunol 126（4）：807-813, 2010

第10章

授乳に関する質問

第10章　授乳に関する質問

Q68 母乳をあげることは，赤ちゃんにとってどのような利点がありますか？

Answer　エビデンスの強さ　強

　母乳育児は，子どもにとっても有益なものといわれています．実際の調査においても，急性中耳炎やアトピー性皮膚炎，喘息，下気道感染症のほか，肥満や糖尿病，下痢など，さまざまなリスクが，母乳で育てられることで減少するという結果が示唆されています．

（長田知恵子）

1. 疑問の背景や傾向

- 子どもたちの発達や養育にとって母乳育児ほど重要なものはなく，また健康に関するメッセージのなかで「母乳育児こそ最良」という格言ほど世界中で無条件に支持されているものはない[1]といわれているように，母乳育児が母児にとって良いものであることは周知されています．しかし，実際に育つ子どもの健康にとって，母乳育児はどのような利点があるのでしょうか．
- 母乳育児の利点に関する研究はさまざまのものがありますので，今回はIpら[2]や世界保健機関（WHO）のシステマティックレビュー[3,4]を基に，研究で明らかになっていることを紹介します．

2. 答えの根拠

a Ipらによるエビデンスレポート

- 2007年にIpらによって報告されたエビデンスレポートでは，母乳育児をすることによる子どもへの効果として，急性中耳炎やアトピー性皮膚炎，喘息，下気道感染症，肥満や糖尿病のリスクの減少のほか，小児白血病や乳児突然死症候群（SIDS）の発症率低下などが報告されています（表1）[2]．

b WHOのシステマティックレビュー

- 2013年にWHOは，短期的視点と長期的視点から2つのシステマティックレビュー[3,4]を報告しています．その結果，以下のような母乳育児の短期的効果と長期的効果を報告しています〔リスク比，オッズ比の詳細は，「統計関連用語の解説一覧」の該当欄（xivページ）参照〕．

①短期的な視点[3]

- 病的な下痢状態：リスク比0.69（95%信頼区間0.58-0.82）
- 下痢による死亡率：リスク比0.23（95%信頼区間0.13-0.42）
- 呼吸器系感染症による入院率：リスク比0.43（95%信頼区間0.33-0.55）
- 下気道感染症の罹患率や発病率：リスク比0.68（95%信頼区間0.60-0.77）

表1　母乳育児の疾患予防効果

疾患名	リスクの減少率
急性中耳炎	23%
アトピー性皮膚炎（家族歴のある子ども）	42%
喘息（家族歴のないケースの場合）	27%
下気道感染症による入院	72%
肥満	7〜24%
1型糖尿病	19〜27%
2型糖尿病	39%
小児白血病	15%
乳児突然死症候群（SIDS）	36%

(文献2より作成)

②長期的な視点[4]

- 肥満：オッズ比0.88（95%信頼区間0.83-0.93）
- 2型糖尿病：詳細数値の記載なし（研究データが少なすぎてサブグループが作れないため，オッズ比が非常に異なった）
- 血圧：収縮期血圧；オッズ比−0.71（95%信頼区間−1.24-0.19），拡張期血圧；オッズ比−0.29（95%信頼区間−0.64-0.09）
- 知能指数（IQ）：平均差4.9ポイント（母親のIQや家庭環境，社会経済などの考慮が必要）

文献

1) Baumslag Nほか：まえがき．母乳育児の文化と真実，橋本武夫（監訳），p iii，メディカ出版，大阪，2003
2) Ip S et al: Breastfeeding and maternal and infant health outcomes in developed countries. Evid Rep Technol Assess (Full Rep)（153）: 1-186, 2007. http://archive.ahrq.gov/downloads/pub/evidence/pdf/brfout/brfout.pdf
3) World Health Organizatin（WHO）: Short-term effects of breastfeeding.A Systematic Review on the Benefits of Breastfeeding on Diarrhoea and Pneumonia Mortality, 2013. http://apps.who.int/iris/bitstream/10665/95585/1/9789241506120_eng.pdf?ua=1
4) World Health Organizatin（WHO）: Long-term effects of breastfeeding. A Systematic Review, 2013. http://apps.who.int/iris/bitstream/10665/79198/1/9789241505307_eng.pdf

第10章 授乳に関する質問

Q69 母乳をあげることは，母親にとってどのような利点がありますか？

Answer　エビデンスの強さ　強

妊娠中から母乳で育てたいと思っている女性も多く，また世界保健機関（WHO）や国際連合児童基金（UNICEF）のほか，わが国でも「健やか親子21」で取り上げているように，国内外ともに母乳育児への関心が高いようです[1,2]．では，実際に母乳哺育をすることで母体側にはどのような利点があるのかということに関しても，さまざまな調査が行われています．具体的には，分娩後の体重変化，2型糖尿病や乳がん，卵巣がんなどの発症率低下といった効果が報告されています[3]．

（長田知恵子）

1. 疑問の背景や傾向

- 母乳はその子どもにとって最良の栄養とされ，医学的に必要でない限り，母乳以外の代用品を補足しなくても児は成長・発達します．このように，母乳哺育は児にとって利点があります．
- 一方，「母乳で子どもを育てると太らない」「妊娠前の体重に早く戻れる」など，分娩後の母体の体重変化への影響についても，よく耳にします．では，実際に母親にとって母乳育児はどのような利点があるのでしょうか．主に母体の健康面について紹介します．

2. 答えの根拠

ⓐ 母乳育児をしたときの母体の健康面へのメリット[3]
- 分娩後の体重減少（ただし，母乳育児以外にも多くの要因が影響します）
- 2型糖尿病の発症リスクの減少（他の要因もあり，検討が必要）
- 乳がんの発症リスクの減少
- 卵巣がんの発病リスクの減少

ⓑ 母乳育児をしなかったときの母体の健康面へのデメリット[4]
- 浸潤性の乳がんの危険性：4.3％（95％信頼区間2.5-4.5）増加
- 閉経前の乳がんの発病率：2.4倍（95％信頼区間1.3-4.5）増加
- メタボリックシンドロームのリスク：1.3倍（95％信頼区間1.0-1.6）増加
- 心筋梗塞のリスク：1.3倍（95％信頼区間1.1-1.6）増加

ⓒ その他のメリット[5]
- 病院やクリニックなどを受診する費用としての直接経費
- 病気の子どもの世話によって両親が失う時間と費用などの間接経費＊

＊母乳育児をすることにより最低36億ドル節約されるという調査結果もありますが，2001年の米国で報告された調査によるため，現在の日本の医療制度や物価などとも違い，それらへの考慮が必要です．

伝えるときのポイント

- 育児をしているとさまざまな悩みや心配事などがあります．時には，母乳哺育が原因ではなくても，母乳哺育が辛いと感じている母親もいます．また，母乳哺育をしていると，悩みや不安，時にはトラブルが生じることがあります．そのようなとき，まずは母親と一緒になぜ母乳哺育が良いのかという原点に立ち戻り，母乳哺育は子どもにとっての利点だけでなく，母親自身にとっても利点があることも説明してみてはいかがでしょうか．

文献

1) 厚生労働省：授乳・離乳の支援ガイド，2007．http://www.mhlw.go.jp/shingi/2007/03/dl/s0314-17.pdf
2) 厚生労働省：今後の取り組み．健やか親子21：中間評価報告書，2010．http://www.mhlw.go.jp/shingi/2010/03/dl/s0331-13a005.pdf
3) Ip S et al: Breastfeeding and maternal and infant health outcomes in developed countries. Evid Rep Technol Assess (Full Rep) (153) : 1-186, 2007. http://archive.ahrq.gov/downloads/pub/evidence/pdf/brfout/brfout.pdf
4) Alison S: The risks of not breastfeeding for mothers and infants. Rev Obstet Gynecol **2** (4) : 222-231, 2009. http://www.ncbi.nlm.nih.gov/pmc/articles/PMC2812877/pdf/RIOG002004_0222.pdf
5) Weimer JP: Food Assistance and Nutrition Research Report No. 13, The Economic Benefits of Breastfeeding: A review and analysis, 2001. http://www.ers.usda.gov/media/329098/fanrr13_1_.pdf

第10章 授乳に関する質問

Q70 授乳前に乳頭の消毒は必要ですか？

Answer　エビデンスの強さ　弱

　児への感染予防や乳腺炎発症の防止を目的として，授乳前に乳頭を清拭することがあります．しかし，母親の乳頭・乳輪部位には常在菌があり，また児の鼻腔にも菌が存在します．これらの菌の移動は母から児への一方的なものではなく，母児相互に行われているといわれています．さらに調査の結果，乳腺炎の発症率に乳頭の清拭の影響は認められませんでした．

(長田知恵子)

1. 疑問の背景や傾向

- 感染症の罹患率が高く，その対策を図る必要があった1949年，当時の厚生省発行の『助産指導のしおり』[1]に「たくさんの小さな開口部が乳頭の中にあって空気にさらされている．これらを病原菌の感染から保護する必要がある．（中略）赤坊が乳を飲む前に何時も乳頭を洗い，吸うところが清潔である様にすべきである」と乳頭の保清について記載されています．その後，児の感染予防や乳腺炎の防止を目的に，日本では母性看護学や助産学の成書で，授乳時の乳頭清拭の必要性が推奨されてきました．そのため，看護者による授乳前の乳房の清拭指導が多くの出産施設で行われ，慣習として授乳の際に乳頭・乳輪部位の清浄綿などによる清拭が行われてきました．

2. 答えの根拠

a 乳頭清拭による除菌効果

- 母親の乳頭・乳輪は無菌でなく，*Staphylococcus aureus*や*Streptococcus*などの常在菌がいます．また，授乳前または授乳前後の乳頭や乳輪部位を含む乳房の清拭をするかしないかにかかわらず，*Coagulase-negative Staphylococcus*は検出されています[2]．また，清浄綿だけでなく，煮沸綿やタオルによる清拭など，清拭の際に用いるものによる除菌効果の違いもありません（表1）．つまり，授乳前に乳頭・乳輪を清拭してもしなくても，除菌効果に変わりはありません．

b 乳腺炎の発症率

- 乳腺炎の感染経路は，乳管より乳腺葉に入るもの，血行性に広がるもの，乳頭亀裂部位からリンパ行性に広がるものがあり，特に乳頭亀裂により感染が起こりやすいことが確認されています．原因菌はさまざまですが，母親の乳房表皮の常在菌が起炎菌となることが多いといわれています[3]．しかし，235人の授乳婦を対象に乳腺炎と乳房清拭の関係を調査した研究[4]によると，拭いた群と拭かなかった群の両群において，乳腺炎発症率に統計学的な有意差は認められませんでした（$p=0.71$）（表2）．したがって，授乳の際に乳頭・乳輪を清拭することに，乳腺炎の発症を予防する効果があるとはいえない結果でした．

表1　乳房清拭状況と細菌の有無

		Coagulase-negative Staphylococcus	Staphylococcus aureus	Streptococcus 属	Micrococcus 属
清拭方法	授乳前（13人）	13(100%)	7(53%)	6(46%)	3(23%)
	授乳前（5人）	5(100%)	4(80%)	2(40%)	0(0%)
	清拭しない（2人）	2(100%)	1(50%)	1(50%)	0(0%)
計		20(100%)	12(60%)	9(45%)	3(15%)

（文献2より作成）

表2　乳房清拭と乳腺炎の関係

	乳腺炎あり	乳腺炎なし	計
清拭を行った群	5(2.1%)	176(97.9%)	181(100%)
清拭を行わなかった群	1(1.9%)	53(98.1%)	54(100%)
計	6(2.6%)	229(97.4%)	235(100%)

（文献4より作成）

文献

1) E. マチソン：母親学級：助産指導のしおり，厚生省母子衛生協会（編訳），厚生省，連合軍総司令部公衆衛生福祉部看護課，p64, 1949
2) 吉留厚子ほか：授乳中の褥婦の乳輪部細菌の同定：乳房清拭に関連して．保健の科学 39（7）：503-507, 1997
3) 日本助産師会母乳育児支援ガイドライン検討委員会：母乳育児支援業務基準：乳腺炎，日本助産師会出版，東京，p14-17, 2013
4) 吉留厚子ほか：乳房清拭と乳房障害との関係についての調査．母性衛生 38（4）：350-354, 1997

第10章 授乳に関する質問

Q71 母乳分泌を良くするために，どのようなことが必要ですか？

Answer　エビデンスの強さ　弱

　乳汁生成過程は，乳汁生成Ⅰ期，Ⅱ期，Ⅲ期と変化し（Q75の表1参照），分泌開始と一定量の分泌量に達するまでのⅡ期では，児による乳頭吸啜刺激が欠かせません．産後すぐから時間や回数を決めずに児が欲しがるたびに授乳を行い，プロラクチン量を維持することが乳汁分泌の増加につながります．また，母親に精神的なストレスをかけるとオキシトシン分泌阻害につながりますので，スタッフによるエモーショナルサポートが必要です．

（中川有加）

1．疑問の背景や傾向

- 現代の母親たちの周りには，メディアやインターネットを介して，育児に関する情報があふれています．「ママ友達」からの情報も加わり，何が正しいか，自分にとって有益なのかを判断できない状態ともいえます．十分な母乳を摂取しているのに，母乳が足りていないと不安になる「母乳不足感」も多くの母親が経験しています[1]．母乳育児を開始した母親2,722人を対象とした厚生労働省の調査でも，授乳に関して困ったことの第1位，第2位に「母乳不足気味」（32.5％），「母乳が出ない」（15.6％）を挙げています[2]．
- 「授乳後に寝かせると泣く」「授乳間隔が空かない」など，母乳育児中は一般的にみられることでも，母親には「母乳が足りていない」サインと受け取られてしまうようです[3]．
- 食事に対する姿勢もさまざまで，食事や栄養について意識が高く，熱心に考えている母親もいれば，まったく無関心で調理や食品に対する知識にも乏しい母親もいます．「〇〇が母乳分泌に良い」と話題になるとそればかり摂取したり，逆に「脂っこい食品や洋菓子類は食べると乳腺炎になる」といった情報があればそれらの食品を過剰に忌避してしまうなどの最近の風潮のなかでは，栄養が偏ってしまう可能性もあります．さまざまな情報の内容を見極めて，食事に関する明確な知識を提供することが必要です．

2．答えの根拠

- 乳汁生成Ⅱ期では，分娩直後に最高値を示していたプロラクチン濃度がゆっくりと低下しますが，乳頭刺激の度に一過性に上昇します．授乳を行わないと産後2週で正常非妊時のレベルに戻ります[4]が，授乳回数が多いと血清中のプロラクチン濃度は高くなり，24時間に8回以上授乳していると次の授乳までのプロラクチン濃度の低下を防止できます[5]．
- オキシトシンは，児の吸啜刺激だけではなく，児のことを考えたり，泣き声を聞いたり，児の匂いをかいだりするだけでも射乳反射を起こす作用がある[6]ので，児との早期接触や愛着形成を促すケアを提供することが乳汁分泌増加につながります．
- 授乳時の母児の状況をアセスメントし，ポジショニングとラッチ・オンが適切に行われるよ

第10章　授乳に関する質問

うケアすることで，乳頭トラブルを起こすことなく頻回授乳が可能となり，乳汁分泌増加にもつながります．

- 乳汁生成Ⅲ期には，授乳回数が多いほど乳汁産生が多くなり，乳房がどれくらい空になったかが次回の授乳までの乳汁産生の目安になります．Ⅱ期で乳汁分泌が確立されて維持される時期を過ぎても，頻回に授乳したほうが多くの乳汁を産生します[6]．
- 母乳育児中は，母乳産生のためのエネルギーが必要で，エネルギー付加量として＋450 kcal/日を目安としています[7]．
- 母親の食事が母乳分泌や児の成長・発達などに影響を及ぼしているという証拠はありませんが，1,800 kcal/日以下の食事ではカルシウムや亜鉛，その他の栄養素の全体量が不足し，さらに1,500 kcal/日以下になると母乳分泌量が低下してきます[8]．
- 母乳の組成が，母親の食事を含むさまざまな因子の影響を受けているのは事実であるため，その観点から考えてみると，母乳中の脂肪酸の組成は食事の脂肪酸組成を反映する[9]ため，児の神経学的発達上，極端な脂肪制限は良くありません．必須脂肪酸の一つであり，神経組織を構成するn-3系脂肪酸［エイコサペンタエン酸（EPA）］やドコサヘキサエン酸（DHA）は児の神経学的発達に重要となるため，これらEPAやDHAの摂取を厚生労働省は勧めています．魚が苦手な母親には，えごま油やオリーブ油，菜種油，大豆油の使用も提案するようにします[10]．

伝えるときのポイント

- 母乳分泌を良くするためには，まず母乳を頻回に飲ませることが重要なことを説明しましょう．
- 母乳分泌を良くしたいというのは，赤ちゃんに対する愛情の表れでもあるので，方法だけを話すのではなく，実際の生活の中でどこまでできるかについて母親の思いをしっかり聞いてあげるようにしましょう．
- ストレスによる乳汁分泌抑制を防止するため，リラックスできる環境づくりも大切です．
- 食事は，家庭のしつけや習慣，社会的・文化的背景，地域の風習や宗教上の考え方など多くの影響を強く受けています．エビデンスがないからといって一方的に批判・排除して，「理想的な食事内容」を提案したり，押し付けたりしないようにしましょう．
- 可能であれば，母親の幼少時からの食習慣や好き嫌いの有無，栄養に関する知識を把握したうえで，個々の生活や状況に合わせた食事内容や工夫，調理法を提案し，母親自身が興味を持って食事を考えられるようアドバイスしていきましょう．
- 「蛋白質を○○g」「野菜を○○g」というように難しく言うよりは，「卵1個」「鮭1切れ」など実際の食材や献立を提示して説明すると，母親の具体的な行動に結びつき，役立ちます．
- 母乳を与えるうえで食事がストレスにならないように，個々の母親に見合った指導，ケアを提供していきましょう．

こんなとき医師にコンサルテーション

- 家族に食物アレルギーがみられる場合のほか，妊娠高血圧症候群，腎疾患，生活習慣病，心疾患，高血圧，産後の貧血症などを持つ母親，ベジタリアン，第一子が食物アレルギーで除去食を施行している，などの場合は，医師に相談しましょう．

第10章　授乳に関する質問

文献

1) 入部博子：母乳不足感と本当の母乳不足．助産誌 **68**（6）：496-500，2014
2) 厚生労働省：平成17年度乳幼児栄養調査結果の概要，2006．http://www.mhlw.go.jp/houdou/2006/06/h0629-1.html
3) 水野克己：母乳育児の悩みに寄り添うアドバイス．助産誌 **68**（8）：688-692，2014
4) Lawrence R: Breastfeeding: A guide for the medical profession, 4th ed, Mosby, St Louis, p69, 1999
5) Lawrence R: Breastfeeding: A guide for the medical profession, 4th ed, Mosby, St Louis, p90, 1999
6) 湧谷桐子ほか：母乳分泌の解剖・生理．母乳育児支援スタンダード，日本ラクテーション・コンサルタント協会（編），医学書院，東京，p94-105，2007
7) 厚生労働省：妊産婦のための食生活指針，2006．http://www.mhlw.go.jp/houdou/2006/02/h0201-3a.html
8) Yvonne L et al: Chapter 16 Maternal nutrition during lactation. Breastfeeding and Human Lactation, 2nd ed, Riordan J (ed), Jones and Bartlett Publishers, Sudbury, p515-539, 1999
9) 武市洋美：母乳育児中の食事，水分摂取．母乳育児支援スタンダード，日本ラクテーション・コンサルタント協会（編），医学書院，東京，p268，2007
10) 山本よしこ：授乳中の母親の栄養・食事．ペリネイタルケア（夏期増刊）：58-61，2009

コラム　産後の漢方の選び方と食養生

　出産は命がけの一大事業です．体力や気力が落ちるうえ，分娩で大量に出血するため血液が足りない状態となり，東洋医学的に気血両虚の状態となります．さらに児へは血液から造られる母乳をあげるため体液と栄養が不足します．漢方薬を選ぶときは，攻撃するタイプの漢方薬は要注意で，補うタイプの漢方薬を選ぶのが一般的です[i]．

　中国には，「座月子（ズゥオユゥエズ）」という風習があります．産後1ヵ月は体を休ませ，特別な食事を取り，水に触らせず，お風呂もお湯で絞ったタオルで拭くだけで，冷やさないように注意します．特に産後1週間の食事は固形物を避け，液状で消化しやすいスープやお粥を食べます．このようなことが行われるのは，産後は胃腸機能（脾）が衰えているためです．栄養をつけようとホテルのフルコースのようなステーキやスイーツたっぷりの食事を取ると消化不良を起こし，内臓疲労を引き起こして産後の肥立ちが思わしくなくなります[ii]．

　現代は産後の低栄養はまれといわれていますが，カロリーは足りていても体を保つための栄養を摂取したり食べ方を工夫しているかといえば，実は低栄養状態が蔓延しているのではないかと危惧しています．

　分娩は女性が美しくなるチャンスです．それは，産後の回復の良し悪しで決まります．心も体も成長できた女性は，その後の育児を含めた女性の人生を輝かしいものにすることができます．産後も医食同源，食事と治療を通してお手伝いしたいものです．

（岡村麻子）

文献

i) 早川　智：妊婦における漢方の使い方．産婦の実際 **56**（7）：1037-1044，2007
ii) 日色雄一：［座月子：ズゥオユゥエズ］の風習．ヘルスケアレストラン **12**：32-33，2011

第10章 授乳に関する質問

Q72 母乳が足りているかどうか不安です．足りているかは，どのように判断したらよいですか？

Answer　エビデンスの強さ　弱

　母乳哺育をしている際の「母乳が足りているのか」という悩みは，多くの授乳中の母親から聞かれます．授乳前後の子どもの体重の差から，母乳量を測定する方法もありますが，かえって母親のストレスとなってしまうこともあります．実は，母乳分泌量が十分かどうかを判断する指標として，乳房の変化をみるなど母親側から，また子どもの吸啜や排泄状況をみるなど子ども側から読み取ることのできるサインがあります．

（長田知恵子）

1．疑問の背景や傾向

- 厚生労働省の授乳・離乳に関する調査[1]によると，授乳について困ったことの第1位は「母乳が不足気味」が32.5%，次いで「母乳が出ない」が15.6%というように，授乳中に，母乳の分泌に関する悩みを持っている母親が多いようです．
- 生後1ヵ月の子どもの栄養法別では，人工栄養の場合は「母乳が出ない」56.9%，混合栄養では「母乳が不足気味」44.7%，母乳栄養でも「母乳が不足気味」20.2%と，同様に母乳の分泌に関する悩みが多いようです．

2．答えの根拠

- 母乳量の不足[2]には，①母乳が産生されていない場合（母乳分泌不全），②母乳が不足していると母親自身が思い込んでいる場合（母乳分泌不足感），③授乳の際の何らかのトラブルにより母乳が適切に飲めず，子どもの体重が増えない場合（母乳摂取不足），④子どもの口腔や消化機能にトラブルがある場合，などがあります．そのため，母乳の分泌状態を観察し，適切な授乳が行われているかをアセスメントすることが大切になります．

a 母乳分泌不全の主な原因[3]

- 母乳分泌不全には，生理的な乳汁生成の時期に対応して，母乳がまったく出ない場合，初乳は出たが乳汁来潮が遅れる場合，母乳分泌確立後に分泌量が伸びない場合があります．母乳分泌不全に寄与する因子としては，ホルモン性，栄養性，全身疾患性のものや，一次的，二次的な乳腺の低形成があります（表1；次ページ）．たとえば，胎盤遺残によってプロゲステロンの低下が起こらず，母乳分泌に関与しているプロラクチンやオキシトシンといったホルモンの作用が遅れることがあります．また，児の吸啜刺激や搾乳による刺激が不十分あるいは適切でない場合には，分泌が開始されても乳房から有効に母乳が除去されず，産生が遅れることもあります．

表1　母乳分泌不全に寄与する因子

1. Pre-glandular（乳腺前性）	2. Glandular（乳腺性）	3. Post-glandular（乳腺後性）
a. ホルモン性 　プロラクチン 　　胎盤遺残 　　妊娠 　　Sheehan症候群 　　薬剤 　　エストロゲンを含む経口避妊薬 　　bromocriptine 　オキシトシン 　　離別，ストレス，疲労 　　薬物：アルコール，麻薬 　その他 　　甲状腺疾患 　　糖尿病 　　妊娠性卵巣莢膜黄体嚢胞 b. 栄養性 　重篤な母親の低栄養・脱水 c. 全身疾患性 　ショック	a. 原発性低形成 　乳腺組織発育不全 　非妊娠状態（養子縁組など） 　片側性・両側性乳腺奇形 b. 続発性異形成（神経損傷を含む） 　放射線治療後 　乳房外科手術後 　重篤な乳腺炎・乳腺膿瘍後	a. 母子分離 　搾乳開始の遅れ 　搾乳回数の少なさ b. 搾乳を残した状態 　流出路閉塞 　緊満・浮腫 c. 乳房から児への乳汁移行障害 　吸着不全 　吸啜障害 　効果的でない搾乳

(Morton JA: ABM News and Views **9**: 13, 2003 より改変)

b　母乳が十分に飲めているサイン

- 母乳が分泌され，適切に飲めている場合，母親側および子ども側には以下のようなサインがみられます．

①母親側のサイン[4]

- 産後5日目までに乳房の張り・重さ・大きさと，母乳の量と性状にはっきりとした変化がみられる．
- 乳頭に明らかな傷がみられない．
- 授乳によって乳房の緊満が軽減する．

②子ども側のサイン[4]

- 24時間に少なくとも8回以上，直接授乳している．
- 直接授乳の際，吸啜のリズムが1回の授乳の途中で変化する（非栄養学的吸啜から栄養学的吸啜になるため，母乳が出てくるとゆっくりとなる）．嚥下音が聞こえることもある．
- 新生児は，生き生きとしていて筋緊張がよく，皮膚の状態も健康である．
- 授乳と授乳の間は覚醒していて，満足している様子である．
- 24時間に薄い尿で6～8枚のオムツを濡らす（紙オムツの場合は少ないこともある）．
- 24時間に3～8回の便がある．ただし，月齢が進むと回数は少なくなる．
- 平均18～30 g/日の割合で，児の体重が着実に増加する．

- 母親側および子ども側のサインがすべてみられなかったからといって，効果的に母乳哺育が行われていないわけではありません．サインをみながら，母乳の産生・分泌，児の吸着・吸啜嚥下などの授乳時の一連の動作について総合的に検討し，経過のフォローを行うことが必要です．

第10章 授乳に関する質問

> **伝えるときのポイント**
> - 母乳が足りないからといって，必ずしも産生されていないというわけではありません．そこで，母乳分泌に対し不安を抱えている母親には，なぜ不足していると思うかを確認し，不足していない場合は自信が持てるよう関わることが大切です．

文献

1) 厚生労働省：授乳・離乳の支援ガイド，2007．http://www.mhlw.go.jp/shingi/2007/03/dl/s0314-17.pdf
2) 瀬尾智子：母乳不足と母乳不足感．母乳育児支援スタンダード，日本ラクテーション・コンサルタント協会（編），医学書院，東京，p258-264，2007
3) 大山真紀子：母乳が出ないひとがいるのは本当？ 周産期医 **34**（増刊）：740-743，2004
4) 国際連合児童基金（UNICEF）・世界保健機関（WHO）：UNICEF/WHO母乳育児支援ガイド，橋本武夫（監訳），医学書院，東京，p64-71，2003

第10章 授乳に関する質問

Q73 母乳分泌を良くするために，乳房マッサージは効果的ですか？

Answer　エビデンスの強さ　弱

　授乳期の乳房マッサージは，古くから行われているケアの一つです．乳房のマッサージをすることにより，乳房の緊満状態が落ち着いたり，副交感神経が優位になるなどのさまざまな研究結果が報告されています．しかしその一方，授乳期の乳房をマッサージすることによって，母乳の分泌量がどのように変化するかについて調査したものは，現在のところ見当たりません．

（長田知恵子）

1．疑問の背景や傾向

- 授乳期の乳房の「手当て」は，按摩や指圧などの手技を含めると日本では江戸時代頃の文献にも書かれており，古くから行われているケアです．明治時代に入ってからは，医療制度の改革に伴った西洋医術の移入により，乳房への「マッサージ法」が取り入れられるようになりました．

- 1960年に，当時の厚生省から「乳房マッサージは，妊婦又はじょく婦に対して保健指導の範囲で行うものであれば，助産婦本来の業務内容の一部である」との通知（日医発第468号）が出されており，乳房マッサージは法的にも認められたケアの一つです．そのため，日本助産師会では，「女性に害をなさないもの」「安心安楽を提供する技術」として乳房マッサージを「触れるケア」として位置づけ，助産師が乳房マッサージをすることは，「乳房に現れる変化だけでなく，子どもの飲み方や成長・発達など，母子を一体とした全体を観て個別にアドバイスするためのフィジカルイグザミネーションとして重要な技法であり，助産師の温かい手で触れることにより，不安を緩和し母乳育児を継続する力を支援するタッチケアである」としています[1]．

2．答えの根拠

a　乳房マッサージに関する主な研究

- 乳房マッサージ（授乳期の乳房に対する直接的なタッチケア）について調査している研究には，次のようなものがあります．

- 武井ら[2]は，褥婦29人を対象に産褥3～10日までに授乳前のマッサージを行い，乳房硬度計を用いてマッサージ前後と授乳後の計3回測定しました．その結果，マッサージ後の乳房硬度が有意に低下しており，乳房マッサージが乳房の異常な緊満感を軽減したと報告しています．また，小西ら[3]が調査した乳房マッサージの自律神経機能への効果では，授乳婦の生理的変化について心電図を用いて心拍数を観察しました．その結果，乳房マッサージ後の心拍数は減少し，副交感神経の活動が促進したと述べています．このほか，北村ら[4]は，乳房マッサージ前後の乳汁の主成分である総蛋白質，還元糖，中性脂肪，カルシウムの

濃度を分析しました．その結果，乳房マッサージ後に高値を示したのは総蛋白質，還元糖，中性脂肪であり，カルシウムは低値であったことから，乳房マッサージによって乳汁の主成分濃度の高い栄養学的に良好な乳汁の分泌が得られると報告しています．しかし，乳房マッサージと母乳の分泌量に関する研究は見当たりませんでした．

b 母乳分泌の機序

- 妊娠中は，エストロゲンやプロゲステロンなどのホルモンにより母乳育児のための乳房の準備が行われています．分娩後には，胎盤が娩出し，プロゲステロンなどの胎盤由来のホルモンの急激な低下がみられ，児の吸啜や搾乳による乳頭への刺激により脳の視床下部よりドーパミンが放出され，脳下垂体前葉よりプロラクチンが，後葉よりオキシトシンが分泌されます．それらが，乳房内の腺房細胞や筋上皮細胞に働きかけ，乳汁が乳管を経て分泌されます[5]．

- Riordan[5]は，妊娠期から母乳育児を終えるまでの期間を5つに分け，各期の特徴を述べています．なかでも妊娠中期から産後2日目の乳汁生成Ⅰ期と，産後3日目から母乳哺育をやめるまでの乳汁生成Ⅱ～Ⅲ期の特徴は，母乳育児に関連しています．乳汁生成Ⅰ期の特徴は内分泌による調整であり，児の吸啜などの乳頭への刺激により母乳の分泌に関するホルモンが分泌され，それが母乳の産生量に関係します．一方，乳汁生成Ⅱ～Ⅲ期の特徴は局所的な調節で，乳房からいかに乳汁が取り除かれたかによって母乳の産生量が決まるといわれています（Q75参照）．

- Riordan[5]も日本の乳房マッサージについて紹介しているものの，調査結果に基づいたデータなどはありません．したがって，残念ながら現在，授乳期の乳房マッサージが母乳の分泌量にどのように影響しているかについて調査した結果は見当たりませんでした．

文献

1) 日本助産師会母乳育児支援ガイドライン検討委員会：母乳育児支援業務基準：乳腺炎，日本助産師会出版，東京，p47-51，2013
2) 武井とし子ほか：乳房の硬さの測定による授乳婦における乳房マッサージの効果の検証．臨看研進歩 **10**：117-121，1998
3) 小西清美ほか：桶谷式乳房マッサージにおける自律神経機能への効果．ペリネイタルケア **25**（8）：824-831，2006
4) 北村キヨミほか：人乳成分の乳房マッサージ前後の変化．母性衛生 **42**（1）：126-134，2001
5) Riordan J: Chapter 3 Anatomy and physiology of lactation. Breastfeeding and Human Lactation, 3rd ed, Riordan J（ed），Jones and Bartlett Publishers, Sudbury, p67-95, 2005

第10章 授乳に関する質問

Q74 母乳分泌を良くするために，ハーブティーは効果的ですか？

Answer　エビデンスの強さ　弱

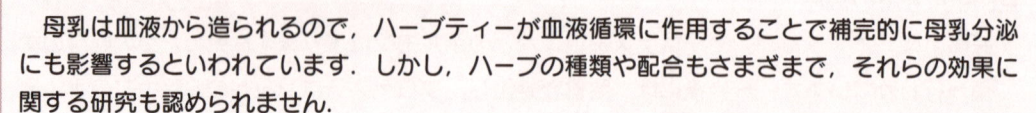

母乳は血液から造られるので，ハーブティーが血液循環に作用することで補完的に母乳分泌にも影響するといわれています．しかし，ハーブの種類や配合もさまざまで，それらの効果に関する研究も認められません．

(中川有加)

1. 疑問の背景や傾向

- 実際には母乳分泌は問題がない場合でも，約60％以上の母親は母乳不足を心配しているというデータがあります[1]．母親やその家族を含めて周囲の人々が母乳育児に自信を持ちにくい背景には，人工乳や哺乳びんの手軽さをアピールする企業および社会的風潮，母乳育児経験の少ない実母世代が娘や嫁に適切なアドバイスや支援をしていないこと，母親自身も母乳での育児をみたことがなくすべて初めての経験であること，または前回人工乳で子どもを育てていること，母乳分泌のしくみや利点，赤ちゃんの生理や行動，母乳育児などに関する母親の知識不足，出産施設の情報提供や支援の不足などが挙げられます[2]．

- 母乳分泌のメカニズムからいえば，産後1週を過ぎるとプロラクチンの血中濃度は低下するものの，吸啜刺激によってオキシトシン分泌は増加するため，赤ちゃんの吸啜刺激が必要不可欠です．しかし，乳房の緊満感や熱感が感じられなくなり不安を感じるなかで，「母乳分泌に良い」といったハーブティーの情報がメディアやインターネットなどから入ってくると，悩みが解消されるのではないかと考えて，母親はそれらを購入し試してみる傾向にあります．

2. 答えの根拠

- 中医学［コラム「東洋医学，中医学，韓医学，漢方医学とは」（228ページ）参照］では，出産は体力のある女性にとっても大仕事であるため「多虚多瘀（たきょたお）」（身体に必要な気や血が不足し，機能が衰え，滞った状態）とされています[3]．具体的には，出産時の出血により，母乳の素となる血液が不足し，また産後はなかなか湯船につかれないこともあり，冷えて血行が悪化するのに加えて，慣れない育児で寝不足やストレスで胃が疲れやすい状態であるため，それを改善するために効果的な食品を摂取するという考え方です．しかし，ヒトの身体は単純ではありませんから，一人ひとりの原因を見極めて用いなければならないので一般化が難しいといえます．

- ハーブティーも自己流で書籍などを参考に試飲する場合や，メディカルハーブ検定合格者や研究員の処方によって試飲する場合もあり，さまざまな状況下にあるため，研究としてエビデンスを提示できるものはありません．

表1　一般的に母乳分泌を促すために用いられているハーブティー

ハーブの種類	効果・効能	使われ方
フェンネル	駆風，鎮痙，催乳（乳汁産生促進），抗菌，去痰	西洋ハーブ医学において鼓腸性消化不良，食欲不振などに使われ，ヨーロッパでは昔から子どもの呼吸器系の状態を整えるためや，乳汁産生促進用に利用されています
ネトル	葉：抗リウマチ，抗アレルギー，浄化，止血，利尿	葉は，浄血・造血ハーブとして子宮出血や鼻血に使われるほか，皮膚発疹やリウマチ症状，腎臓結石に使われています
タンポポ	利尿，胆汁分泌促進，便秘解消，抗リウマチ	根は，胆汁分泌サポートのほか，満腹感や鼓腸感による食欲不振，消化不良，便秘に，また体質改善サポートとして皮膚トラブルに使われます．葉は，浮腫，乏尿，痛風，関節炎などに使われています
フェヌグリーク	血糖低下，コレステロール低下，栄養補給，催乳（乳汁産生促進）	西洋ハーブ医学では，食欲低下，消化不良，胃炎，催乳，そして外用として外傷や皮膚・皮下炎症に使われてきました
レモングラス	健胃，駆風，抗菌	胃の強壮，消化器官の不調，筋肉痛や神経痛，神経系の障害，疲労回復，風邪のときなどに広く使われてきました．外用では，精油を筋肉痛や神経痛に，またアーユルヴェーダでは昔から母乳の出を良くするものとして重宝されてきました

（文献4より作成）

3. 一般的に母乳分泌を促すために用いられるハーブティー[4]

- 母乳分泌を促すために一般的に用いられているハーブティーを表1に挙げます．また，ハーブティーに限らず，「タンポポコーヒー」「ルイボスティー」「ほうじ茶」「番茶」「ショウガ紅茶」「チャイ」「青汁」「スープ」「味噌汁」「甘酒」なども母乳分泌に良いとされています[5]．

伝えるときのポイント

- 効果には個人差があることを伝えましょう．
- 避けたほうがよいハーブもあるので，情報は慎重に提供しましょう．

文献
1) 厚生労働省：授乳・離乳の支援ガイド，2007．http://www.mhlw.go.jp/shingi/2007/03/dl/s0314-17.pdf
2) 入部博子：母乳不足感と本当の母乳不足．助産誌 **68**（6）：496-500，2014
3) 和田　暁ほか：授乳中の食養生．助産誌 **61**（10）：886-891，2007
4) ティエラオナ・ロウ・ドッグほか：メディカルハーブ事典，日本メディカルハーブ協会（監），日経ナショナルジオグラフィック社，東京，2014
5) 浅井貴子：母乳によいハーブティー・飲み物．http://allabout.co.jp/gm/gc/325163/

第10章 授乳に関する質問

Q75 赤ちゃんが1時間おきに泣いてしまいます．母乳が足りていないのでしょうか？

Answer　エビデンスの強さ　弱

　授乳のリズムが確立するまでは，頻回に授乳することが多く，母乳が不足しているのではないかと感じる母親は少なくありません．通常，出生体重の5〜10％の体重減少が生後3〜4日目までは続きます．母乳分泌が増加する乳汁生成Ⅱ期に移行するのもこの時期からです．ですから「1時間おきに赤ちゃんが泣いてしまう＝母乳不足」とは言い切れません．母乳分泌の状態，有効に吸着できているか否か，児の体重の変化，全身状態などを確認し，適切にアセスメントしたうえで母親の意向に沿った支援をすることが大切です．

（永森久美子）

1. 疑問の背景や傾向

- 授乳や食事について最も不安な時期は「出産直後」が最多で，その内容は「母乳が不足気味」が32.5％で最も多く，次いで「母乳が出ない」が15.6％となっています[1]．母乳の分泌は，出産直後から母親が直面する大きな不安要因です．

2. 答えの根拠

- 新生児と母親の母乳分泌の状況を的確に判断する必要があります．

a 新生児の特徴

- 新生児の胃の生理的容量は，日齢1で2 mL/kg，日齢3で8 mL/kg，日齢7で21 mL/kgです．したがって，日齢1の正常新生児の場合は約6 mLと考えることができます．また，母乳の消化時間は短く，胃内の半減期が47分といわれています[2]．ですから，いったん授乳が終了しても，次の授乳が始まるまでは1時間程度の場合があると考えられます．
- 生後間もない新生児の授乳間隔には個人差があります．1〜3時間ごとの授乳は生理的な範囲と考えられています[3]．母乳の飲み取りと排泄パターンは密接に関連しているため，排泄パターンを注意深く観察し，適切に授乳できているかどうかを判断します．
- 1日の授乳回数にも個人差があります．Hörnellらは完全母乳の430人の児の授乳回数を観察した結果，生後2週では，日中（6時〜21時59分）の授乳は平均2.9〜10.8回，夜間（22時〜5時59分）の授乳は1〜5.1回であったと報告しています[4]．

b 母乳分泌のしくみ[5]

- 母乳分泌の準備は妊娠期から始まり，妊娠中期から分娩2日目ぐらいまでに乳腺が乳汁を分泌できるよう変化します．そして分娩3日目以降から乳汁の分泌量が増加します（表1）．特に分娩後間もない時期からの頻回な授乳は，オキシトシンやプロラクチン分泌量のパルス状の上昇を引き起こし，血中濃度の低下を予防します．また，乳腺細胞のプロラクチン受容体の数を増加させ，乳汁産生能力を高めます．したがって，乳汁生成Ⅱ期へスムーズに移行させるためには，特に分娩2日目までの頻回で有効な授乳が必要です．

表1 乳汁生成の段階とその期間・特徴

段　階	期　間	特　徴
乳腺発育期	妊娠〜	・乳腺が発育し，乳房の大きさ，重量が増大する ・エストロゲンとプロゲステロンの作用により乳管や乳腺組織が増殖する
乳汁生成Ⅰ期	妊娠中期〜産後2日	・妊娠中期〜後期の間に乳汁産生を開始する ・乳汁分泌細胞は腺房細胞へと分化する ・プロラクチン刺激により乳腺上皮細胞が乳汁を分泌する
乳汁生成Ⅱ期	産後3〜8日	・プロゲステロン，エストロゲン，hPLの母体血中濃度が急激に低下する ・乳腺細胞間隙が閉じる ・乳汁の分泌量が増加し，乳房に熱感や緊満を感じる
乳汁生成Ⅲ期	産後9日〜退縮期開始	・オートクリン・コントロール（需要と供給のバランス；乳汁産生量は児が飲みとった量）で調整される ・乳房の大きさは産後6〜9ヵ月で縮小する
乳房退縮期	最後の授乳〜約40日	・分泌抑制作用のあるペプチドの働きにより乳汁分泌が低下する ・母乳中のナトリウム濃度が増加する

hPL：ヒト胎盤性ラクトーゲン

（文献5より引用）

伝えるときのポイント

- 母乳分泌のしくみ，産褥早期の適切で頻回な授乳の必要性，新生児の生理的な特徴，現在の母児の状態，そして今後の見通しを説明することが必要です．
- 母乳分泌が増加するように，有効に吸着できるような抱き方などの支援も必要です．
- 母親の分娩後の疲労回復，休息状況を確認し，母親が授乳をどのようにしたいかを確認しながら支援することも大切です．

文献

1) 厚生労働省：授乳・離乳の支援ガイド，2007．http://www.mhlw.go.jp/shingi/2007/03/dl/s0314-17.pdf
2) Walker M: Chapter 2 Influence of the maternal anatomy and physiology on lactation. Breastfeeding Management for the Clinician: Using the evidence, 3rd ed, Jones and Bartlett Learning, Burlington, p75-129, 2014
3) Neifert MR: Clinical aspects of lactation. Promoting breastfeeding success. Clin Perinatol **26**（2）：281-306, 1999
4) Hörnell A et al: Breastfeeding patterns in exclusively breastfed infants: a longitudinal prospective study in Uppsala, Sweden. Acta Paediatr **88**（2）：203-211, 1999
5) 水野克己ほか：母乳分泌の生理．母乳育児支援講座，南山堂，東京，p17-31，2011

第10章 授乳に関する質問

Q76 ストレスと母乳の分泌は関係ありますか？

Answer　エビデンスの強さ　中

動物を対象とした実験では，ストレスと母乳量の関連は認められていますが，ヒトを対象とした研究では，ストレスを加えた環境での母乳量への影響は現在のところ明らかになっていません．

(田所由利子)

1. 疑問の背景や傾向

- 母親から，疲労などのストレスにより母乳の量が減った気がするとの訴えを聞くことがあります．母乳の産生や分泌にはホルモンが大きく関わっており，ホルモンの分泌は自律神経と関連しています．この自律神経はストレスの影響を受けることから，ストレスと母乳分泌量の関係を指摘する研究[1]もみられます．ケアの提供側も母乳分泌を促すためにストレスをためないように母親へ伝えることがあります．

2. 答えの根拠

- 早産児や疾患のある児の場合，出産した妊娠週数や状況なども母乳量に関連し解釈が難しいことから，正期産で出産した正常な母児にしぼって，ここ10年間に行われた研究をみたところ，妊娠37週以降，出生体重2,500 g以上の子を出産した母親の母乳量と心理的ストレススコアを産後6週まで追跡した研究がありました．結果は，各週の母乳量と心理的ストレススコアには意味のある関連は認められませんでした[2]．

- 動物を対象とした実験では，抑制や音，嗅覚，視覚的刺激により母乳量が減少することが示されています．動物実験を基にすると，急性ストレスを母親が受けると母乳生成過程は遅れ，母乳分泌過程にすぐに影響が生じ，結果として母乳分泌は減少することが，また慢性ストレスによっても母乳の生成・分泌の双方に影響が生じ，結果として母乳量が減少することが考えられます[3]．

- しかし，Lauらによるヒトを対象とした研究のレビュー[3]では，「計算や音という心理的ストレス[4]」「有酸素運動という身体的ストレス[5]」による母乳分泌への影響は認められなかったとされています．一方，ストレスを緩和するさまざまな介入では，たとえば，筋のリラクゼーションやイメジェリー（イメージトレーニング）の音声テープを聞いた早期産児の母親は，このプログラムの開始1週後に母乳量が63％増えたとされていました[6]．

- 災害や近親者の不幸など，非日常の大きなストレスと母乳量との関連について検討した質の良い研究は見つけることはできませんでした．日常的なストレスにおいても，ヒトを対象としたストレスと母乳量の関連は複雑であり，また研究が十分になされていないことから，これらの関連についての明確な示唆は得られていないのが現状です．

第10章 授乳に関する質問

> **伝えるときのポイント**
>
> - 授乳中は，産褥復古，夜間の授乳という身体的なストレスだけでなく，親という新たな役割の獲得，家族間の役割の再調整，上の子への配慮など，母親にさまざまな心理的ストレスがかかる時期です．これに加え，非日常的な出来事が加わった場合，母親のストレスは計り知れません．ストレスを調整・緩和するために，母親がコーピング・対処法をとれるよう支援していきましょう．

文献

1) 塩澤綾乃ほか：入院中の乳児に付き添う母親の母乳分泌に影響を与える要因の検討：健康状態，睡眠時間，ストレスの状況から．長野母子衛生会誌 **16**：13-21，2014
2) Hill PD et al: Psychological distress and milk volume in lactating mothers. West J Nurs Res **27**（6）: 676-693, 2005
3) Lau C: Effects of stress on lactation. Pediatr Clin North Am **48**（1）: 221-234, 2001
4) Ueda T et al: Influence of psychological stress on suckling-induced pulsatile oxytocin release. Obstet Gynecol **84**: 259-262, 1994
5) Dewey KG et al: A randomized study of the effects of aerobic exercise by lactating women on breast-milk volume and composition. N Engl J Med **330**: 449-453, 1994
6) Feher SD et al: Increasing breast milk production for premature infants with a relaxation/imagery audiotape. Pediatrics **83**: 57-60, 1989

第10章 授乳に関する質問

Q77 授乳中に乳頭に傷ができてしまいました．どうすればよいですか？　また，乳頭トラブルを予防する方法はありますか？

Answer　エビデンスの強さ　強

適切なポジショニング（授乳姿勢，抱き方）とラッチ・オン（吸着，含ませ方，吸い付かせ方）を出産早期から母親に説明し，実施していくこと，そして児の欲求に応じて授乳を行っていくことは，乳頭痛，乳頭損傷の予防およびトラブルが発生してしまった後においても，その有益性が実証されているケアです．

（中川有加）

1. 疑問の背景や傾向

- 乳頭痛は，母乳育児を行う母親で出産直後に最もよく起こる症状です[1]．西巻の調査[2]によると，母親の産後の「乳房に関する悩み」のなかで，「乳首が切れて痛い」が「母乳不足感」や「分泌過多」「乳腺炎」より多い結果となっています．乳頭痛は，放置しておくと乳房うっ積，乳腺炎，早期の母乳育児中止といった他の問題に移行するため，早急に適切なケアや処置を行わなければいけません．

2. 答えの根拠

- 1900年代初頭から，産科施設の現場で，乳頭痛や乳頭損傷の予防，およびこれらのトラブルがみられた場合は，「乳頭の安静を保つ目的で授乳時間を短くする」「授乳回数を少なくする」「授乳を一時的に中止する」「乳頭保護器を使用して授乳する」などのケアが行われてきました．しかし，de Carvalhoら[3]，Slavenら[4]の研究では，これらのケアは乳頭痛を予防する効果がないことがわかっています．
- Garcia[5]は，乳頭痛や乳頭損傷のケアに関する調査で，「安静と搾乳」「ニップル・シールドの使用」「児の授乳姿勢と含ませ方の修正」の3種類のケアを選び，ランダム化比較試験（RCT）によってその効果を評価したところ，「児の授乳姿勢と含ませ方の修正」のみが乳頭痛や乳頭損傷の改善を示すという結果を報告しています．
- Righardら[6]による児の吸啜技術が母乳育児期間に及ぼす影響に関する研究では，看護者が授乳を評価し，不適切な吸着であった場合は修正することで，母乳育児期間の延長と母乳分泌不足などの母乳育児の際のトラブルが少なくなったことが報告されています．
- 退院後においても，西巻の調査[2]では産後2週間健診を行うことで「乳首が切れて痛い」という悩みが86.9％解消されたという結果が示されており，産後のフォローシステムの構築や実施は乳頭痛の解消や予防につながると考えられます．

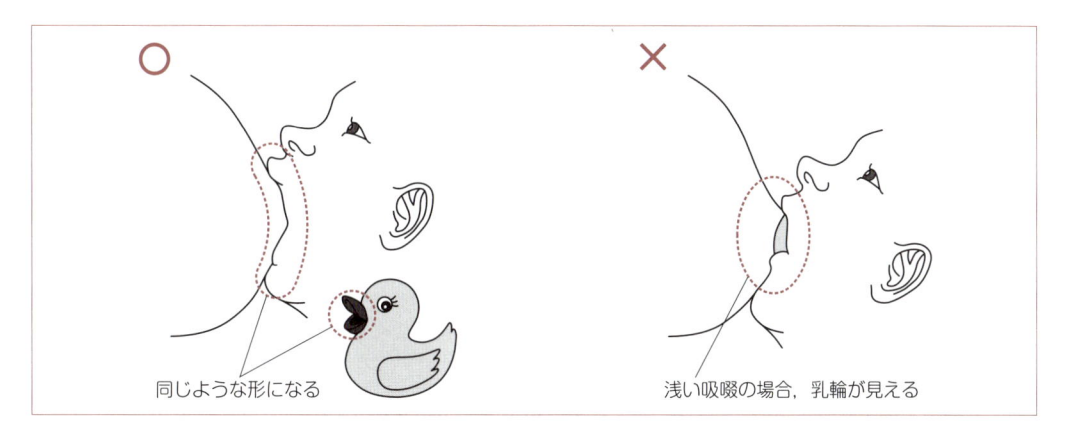

図1　ラッチ・オン
左図（適切なラッチ・オンのサイン）：①口が大きく開いて唇が外向きに広がり，アヒルのような口になっている（口角の角度は130〜160°程度）．②下顎が乳房に付いている．③授乳中や終了後にも痛みを感じない．
右図（不適切なラッチ・オンのサイン）：①口を開けなかったり，おちょぼ口で，唇を巻き込み，舌が見えない．②舌打ちをするように音が聞こえ，頬が張っているかくぼみができる．③授乳中や終了後に乳頭痛がある．

(文献7より引用)

3. 乳頭トラブルに対する予防方法

a 母親と児のポジショニング

- **横抱き**：児を胸の高さで抱き，母と児のお腹を向き合わせ密着させる．飲ませる乳房と同じ側（授乳する側）の腕で児の身体を支え，反対側の手で乳房を支えます．
- **交差横抱き**：授乳する側の反対の手で児の首の後ろあたりを支えて，授乳する側の手で乳房を支えます．
- **脇抱き（フットボール抱き）**：児を母の脇にかかえるように抱きます．授乳する側の手で児の首の後ろあたりを支え，反対側の手で乳房を支えます．児の口の様子が見やすく，乳房トラブルや帝王切開の場合でも創部に圧迫がないので授乳しやすい利点があります．

b 効果的なラッチ・オン

- 図1を参照．

c スタッフのエモーショナルサポート

- 入院中は浅飲みにならないように，乳輪まで深く吸啜させるようポジショニングやラッチ・オンを指導・確認することで，乳頭トラブルの予防ができます．また，乳管開通を促すため，母親に頻回授乳の必要性を理解してもらいます．

d 乳頭痛の対処方法

- ポジショニングとラッチ・オンを正しく効果的に行います．
- 保湿療法が行われるようになってきていますが，使用する軟膏やクリームの効果に関してのエビデンスはありません．搾母乳を塗布する方法が安全性に関しては高いといえます．近年は，医療用創傷被覆材のハイドロジェルドレッシングが乳頭損傷に使用されてきていますが，効果と安全性は確実ではありません．
- 感染を予防するために，抗菌薬の軟膏塗布も行われています．

第10章　授乳に関する質問

- 乳頭損傷がひどく疼痛も強い場合には，授乳を数回中止することがやむを得ない場合もあります．授乳を推し進めるあまり母親の負担感が強くなり，授乳拒否になってしまわないように個別的なケアを提供し，エモーショナルサポートを心がけましょう．

伝えるときのポイント

- 乳頭トラブルを起こさないように，分娩直後からポジショニングやラッチ・オンを詳しく説明し，母親が落ち着いて心地よく授乳できるように工夫しましょう．
- 焦らず，授乳を継続できるように母児に優しく語りかけましょう．

こんなとき医師にコンサルテーション

- 乳頭損傷があり，感染予防のために抗菌薬の軟膏塗布を試みる場合は，医師に相談しましょう．

文献

1) 米国小児科学会（AAP）：母乳育児中の母親に対する入院中の評価．医師のための母乳育児ハンドブック，平林　円ほか（監訳），メディカ出版，大阪，p74，2007
2) 西巻　滋：よりよい2週間健診のために：母親の期待に応える．助産誌 68（8）：694-699，2014
3) de Carvalho M et al: Does the duration and frequency of early breastfeeding affect nipple pain? Birth 11（2）：81-84, 1984
4) Slaven S et al: Unlimited sucking time improve breastfeeding. Lancet 1（8216）:392-393, 1981
5) Garcia J: The policy and practice of midwifery study: introduction and methods. Midwifery 3（1）：2-9, 1987
6) Righard L et al: Sucking technique and its effect on success of breastfeeding. Birth 19（4）：185-189, 1992
7) 堀内成子（編）：産褥期のケア技術，母性看護実習ガイド（パーフェクト臨床実習ガイド：ライフステージに沿った看護技術と看護の展開），照林社，東京，p166，2007

Q78 乳房の一部が赤く腫れて痛みがあります．悪寒と39℃の発熱で倦怠感もあります．どのように対処すればよいですか？

第10章 授乳に関する質問

Answer　エビデンスの強さ　中

　乳腺炎の症状（圧痛，熱感，腫脹）のある乳房のほうから授乳を試みましょう．ポジショニングや効果的にラッチ・オンできているかについて授乳方法を確認しましょう．発赤し腫脹している部分に児の上唇が来るようなポジションを伝え，その際，上唇が巻き込まれていないかを確認してみましょう．

　母親には，授乳の必要性や，患側の母乳は児に有害ではないこと，乳腺炎時の児の吸啜の特徴を説明して，根気よく頻回に授乳するよう説明します．

（中川有加）

1. 疑問の背景や傾向

- 乳腺炎は，授乳中の女性で全授乳期間を通じて約2〜33％に起こるという報告[1]があります．産後2〜3週目に最も起こりやすいという報告もありますが，授乳期間中であればどの時期でも起こる可能性があります[2]．風邪症状に似た全身の不調と乳房の局所の熱感や痛みがあり，児もスムーズに飲んでくれないため，授乳継続への不安，通院の負担や再発への懸念から授乳を中止したいという気持ちが母親に生じやすいので，乳腺炎症状の改善に加え，母親が不安を表出できるようなケアが必要になってきます．

2. 答えの根拠

- 米国疾病予防管理センター（CDC）のガイドラインに準拠した「母体感染に対する予防法と授乳への勧告」[3]が1996年に出される以前は，乳腺炎を起こしている乳房からの授乳については禁止する指導が行われていましたが，この勧告で初めて，母乳中に腸内菌が検出された場合は授乳可能，黄色ブドウ球菌，表皮ブドウ球菌，メチシリン耐性黄色ブドウ球菌，A群連鎖球菌，B群連鎖球菌が検出された場合は効果的治療が開始された24時間後に授乳可能という方針が出されました．
- 世界保健機関（WHO）は「乳腺炎および膿瘍のある女性が授乳を継続することは，その女性の回復と赤ちゃんの健康にとって重要である．授乳中止は乳腺炎の回復には役立たず，かえって状態を悪化させる危険が生じる．さらに，心の準備ができていない状態での授乳中止は，その女性に深刻な情緒的ストレスを与えることもある」としています[4]．
- 児への安全性の観点からも，WHOの研究報告や米国小児科学会（AAP）感染症委員会の勧告[5]では授乳継続を勧めています．

3. 乳腺炎時の児の授乳の特徴

- 乳管の詰まりがあり，局所の緊満がある場合は，射乳反射が起こりにくく，母乳がスムーズ

に出ないことが多く，母乳自体の味も変化するため，児は「落ち着いて飲まない」「のけぞる」「手足をばたばたさせる」「すぐに乳頭を離す」「乳頭を引っぱる」「噛むなど怒って泣き出す」といった態度をとることが多々あります．また，射乳反射が起こらないので「チュク，チュク」と小刻みな非栄養的吸啜を頻発します．

4. 乳腺炎時に必要な支援

- 乳腺炎は，乳汁中の白血球数や細菌数によって，非感染性（うっ滞性）乳腺炎と感染性（化膿性）乳腺炎に鑑別されます．

a 非感染性（うっ滞性）乳腺炎

- 乳管の閉塞や乳汁うっ滞のために，乳房に炎症症状が生じた場合をいいます．
- 乳管の閉塞や乳汁うっ滞を除去するためには，授乳が不可欠であることを母親に説明します．
- 炎症反応により，乳汁中にはナトリウムやクロールが増加し，乳糖とカリウムが減少するため，乳質が変化し，甘味が少なく塩味が強くなります．そのため，児が哺乳を嫌がったり，乳頭を引っぱったり，噛んだり，のけぞったりする場合があるので，このような授乳時の特徴を母親に説明し，ポジショニングを確認して効果的なラッチ・オンができているかを確認します．
- いろいろなポジション（Q77参照）で授乳を試みます．まず患側の乳房から哺乳させますが，嫌がる場合には，健側から横抱きで授乳し，射乳反射後にそのままスライドさせて脇抱きで患側の乳房で授乳するようにしましょう．
- 児がのけぞって嫌がったら，抱いて歩いて落ち着かせてから再度試みるようにします．
- 中医学［コラム「東洋医学，中医学，韓医学，漢方医学とは」（228ページ）参照］の考え方では，乳腺の詰まりを予防するためにはストレスを少なくしていくことが一番です[6]．家事の負担を少なくできるよう家族に説明して協力を得られるようにしましょう．
- 厳しい食事指導は逆効果で，ますます母親のストレスがたまって母乳分泌が低下したり，詰まりやすくなるので，母親への説明には注意が必要です．多価不飽和脂肪酸を含んだものや，レシチンを摂取することで，乳栓による乳汁うっ滞が改善されるという報告[7]があります．ビタミンE，ビタミンC，ハーブティーの摂取も効果的であるという報告[8]があります．
- 痛みや発熱には，アセトアミノフェンやイブプロフェンなどの授乳中でも安全といわれる薬が使われます［巻末資料1「妊娠中・授乳中の薬のリスク」（230ページ参照）］．

b 感染性（化膿性）乳腺炎

- 乳頭や乳輪の傷口からブドウ球菌，淋菌，連鎖球菌などに感染することによって起こります．
- ケアは非感染性乳腺炎に準じますが，医師より抗菌薬が投与されます[9]．ただし，乳腺炎に対し抗菌薬が有効かどうかについてのエビデンスは確立していません[10]．
- 症状が改善しない場合は，膿瘍形成に進行することもあります．経過をよく観察する必要があります．

伝えるときのポイント

- 授乳を中止したくなるほどの辛い状態を理解し，まずは母親の不安や考え方を受け止めてあげましょう．
- 今後，反復するかもしれないことも前もって話しておきましょう．
- 予防方法として，「適切なポジショニングとラッチ・オンを確認し授乳する」「授乳時間を不規則にしない」「授乳回数を減らしたり，休んだりしない」「おしゃぶりや哺乳びんを使用しない」「ブラジャーや抱っこひもなどで持続的に乳房を圧迫しない」などがあり，症状があればすぐに受診することを説明しておきましょう．

こんなとき医師にコンサルテーション

- 抗菌薬を含む適切なケアを行ったにもかかわらず数日しても症状が改善されない場合や，3回以上同じ部位で炎症が起こった場合のほか，膿瘍形成，腫瘍，炎症性乳がんまたは乳管がんなどの鑑別診断が必要な場合は，医師に相談しましょう．
- 発熱（37.5℃以上）その他の症状が24時間以上経過しても改善しない場合は，医師による診断・治療を受けましょう[11]．

文献

1) World Health Organization（WHO）: Mastitis: Causes and management. http://whqlibdoc.who.int/hq/2000/WHO_FCH_CAH_00.13.pdf?ua=1
2) 井村真澄：乳腺炎の予防と治療．母乳育児支援スタンダード，日本ラクテーション・コンサルタント協会（編），医学書院，東京，p309-310，2007
3) Lawrence R et al: Breastfeeding: A guide for the medical profession, 5th ed, Mosby, St Louis, p878-879, 1999
4) 井村真澄：乳腺炎の予防と治療．母乳育児支援スタンダード，日本ラクテーション・コンサルタント協会（編），医学書院，東京，p315，2007
5) American Academy of Pediatrics（AAP）: Recommendations for care of children in special circumstances. Red book 2003: Report of the committee on infectious diseases, 26th ed, Elk Grove Village, p118, 2003
6) 和田暁他：授乳中の食養生．助産誌 **61**（10）：886-891，2007
7) Lawrence R et al: Breastfeeding: A guide for the medical profession, 5th ed, Mosby, St Louis, p273, 1999
8) Riordan J: Perinatal and intrapartum care. Breastfeeding and Human Lactation, 2nd ed, Riordan J（ed）, Jones and Bartlett Publishers, Sudbury, p175-178, 1999
9) 大口昭英：授乳に関する注意点．臨婦産 **68**（8）：784-787，2014
10) Jahanfar S et al: Antibiotics for mastitis in breastfeeding women. Cochrane Database Systematic Reviews 2013 Feb 28;2:CD005458. doi: 10.1002/14651858.CD005458.pub3
11) 日本助産師会母乳育児支援ガイドライン検討委員会：母乳育児支援業務基準：乳腺炎2015，日本助産師会出版，東京，2015

第10章 授乳に関する質問

Q79 風邪をひきました．母乳から赤ちゃんに風邪はうつりますか？

Answer　エビデンスの強さ　弱

風邪の原因はウイルスの接触・飛沫感染であり，母乳からは感染しません．

(中川有加)

1. 疑問の背景や傾向

- 母親が病気のときは，自分の体調以外にもその病気が子どもにどのように影響するかを母親は心配します．また，過度に心配した家族や周囲の人から授乳を中止するよう言われたり，医師や薬剤師からも授乳を中止するか中断するように言われる場合もあります．メディアやインターネットの情報が氾濫しすぎて，母親自身が判断できない場合も見受けられます．

2. 答えの根拠

- 母乳育児中は，気管支・小腸・乳房経路と呼ばれる特別の免疫システムが存在します．母親が気管支や小腸経由の異種抗原にばく露されると，病原体を認識したBリンパ球はTリンパ球とともに，リンパ，血流を介して乳腺に到達し，乳腺で特異的分泌型IgA抗体を産生します[1]．すなわち母親が風邪に感染すると，このシステムによって乳腺で病原体に対する特異的分泌型IgA抗体が作られ，母乳中に分泌されます[2]．この反応は，母親の異種抗原ばく露から3～4日以内に母乳中に抗体が出現するという早さでみられます[3]．このように，母乳を飲んだ児は，受動的に特異的分泌型IgA抗体を与えられることになり，それによって細菌やウイルスが児の腸管粘膜に付着するのを阻止したり，アレルギー性物質の侵入を防止することにより，児自身も風邪をひきにくくなり，感染しても重症化しないことが期待されます．母乳栄養における母児の親密な接触がこのような免疫システムを可能にし[3]，児の感染防御に大きな役割を果たしています．

3. 風邪をひいてしまったら

- 児に接するときには，手をよく洗って，咳がひどいときはマスクの着用によって接触感染，飛沫感染を防止するよう心がけましょう．
- 風邪薬に関しても，母親が内服した薬は母乳中に検出されますがきわめて微量なので，児に悪影響を及ぼすことはありません（1章「くすりに関する質問」の各設問参照）．

第10章 授乳に関する質問

伝えるときのポイント

- 自分自身の体調不良に加えて，子どもに風邪がうつるのではないかと心配している母親には，コミュニケーションスキルを用いて，まずは気持ちを受けとめてあげることが大切です．
- 風邪の際も授乳は可能であることを伝え，「添い乳」などなるべく体力が温存できるような方法をとるか，または逆に体調を考えて別のベッドで休息するかについては，母親と話し合いましょう．母親と赤ちゃんが安全に夜間の授乳ができるようにしましょう．
- 水分や食事もできるだけ摂って体力をつけ，休養するよう説明します．
- 授乳以外の家事は最小限にすませられるよう，夫や実母など身内の方に協力を依頼するよう伝えます．
- 風邪だと思っていたら，他の疾病や乳腺炎のこともあるので，よく訴えを聞いて状況の把握に努めます．

こんなとき医師にコンサルテーション

- ホルモン薬や抗アレルギー薬などを長期間内服しなければいけない場合は，医師に相談しましょう．

文献

1) 長田郁夫：母乳の構成物．すぐ使える70の事例から学ぶ母乳育児支援ブック．ペリネイタルケア（夏期増刊）：30-35，2009
2) Riordan J: The biological specificity of breast milk. Breastfeeding and Human Lactation, 2nd ed, Riordan J (ed), Jones and Bartlett Publishers, Sudbury, p137-138, 1999
3) 米国小児科学会（AAP）：乳汁の成分．医師のための母乳育児ハンドブック，平林 円ほか（監訳），メディカ出版，大阪，p21，2007
4) 岡藤みはる：母体が発熱したときに母乳栄養はやめるべきか？小児内科 **35**（1）：92-97，2003

第10章 授乳に関する質問

Q80 ケーキやてんぷらを食べると，乳腺炎になりやすいですか？

Answer　エビデンスの強さ　弱

　乳腺炎の直接的な原因は，主に乳房内の乳汁のうっ滞と感染といわれています．また，乳腺炎の誘因は，母親の疲労やストレス，分娩歴（初産），乳腺炎の既往などがあります．栄養に関しては，塩分や脂肪分の高いものが乳腺炎の誘因として考えられていますが，ケーキやてんぷらをはじめ，食事内容によって乳腺炎を引き起こしたり，症状を増悪させるという確たる調査研究は現時点ではありません．

（長田知恵子）

1. 疑問の背景や傾向

- 乳腺炎は，「圧痛，熱感，腫脹のあるくさび形をした乳房の病変で，38.5℃以上の発熱，悪寒，インフルエンザ様の身体の痛みおよび全身症状を伴うもの」と定義されています[1]．症状は，発熱，悪寒，インフルエンザ様の痛み，炎症部位の痛みや腫脹などといわれています．
- 臨床経過と症状から，乳腺炎は主に乳汁うっ滞，非感染性乳腺炎，および感染性乳腺炎に分類されています（表1）．そのほかに，感染部位や組織，時間的経過などによる分類もあります．乳腺炎は，授乳中であれば誰もが発症するといわれ，授乳婦全体の2.9～33.0%[1]が発症します．主に出産後2～3週頃から3ヵ月以内に発症しやすく，退院後の母乳育児支援をしているとみることが多いといわれています．また，最近では，離乳時期の7～8ヵ月頃も発症しやすいという報告[2]があります．

2. 答えの根拠

a 乳腺炎の原因と発生機序

- 乳腺炎の原因はさまざまですが，直接的で明らかな原因は乳房内の乳汁のうっ滞と細菌感染といわれています[1]．しかし，乳腺炎は必ずしもすべて細菌感染によるわけではなく，うっ滞性乳腺炎や非感染性の乳腺炎もあります．
- 乳腺炎の発生では，何らかの原因による腺房内圧の持続的な上昇により分泌細胞の平坦化が起こることが契機となります．その後，密着結合の透過性が高まり，傍細胞経路を通り乳汁成分の一部が乳腺の間質に移行し，その結果，乳腺組織に炎症反応が起こり，組織損傷をきたして非感染性の乳腺炎になるといわれています[3]．

b 乳腺炎の誘因

- 乳腺炎は，授乳回数が少ない，効果的に授乳が行われていない，きつい衣服で乳房を締め付け圧迫しているなど，乳房内から乳汁が排出されなかったり，乳管が閉塞されてしまうことにより生じるといわれています．また，そのほかにも，母親の疲労やストレス，分娩歴（初

表1 乳汁うっ滞，非感染性乳腺炎，感染性乳腺炎

	白血球＜10^6/mL 乳汁	白血球＞10^6/mL 乳汁
細菌数＜10^3/mL 乳汁	乳汁うっ滞	非感染性乳腺炎
細菌数＜10^3/mL 乳汁		感染性乳腺炎

（文献5より引用）

産婦のほうが発症しやすい），乳腺炎の既往などの誘因があります．このなかで，栄養については，塩分や脂肪分が高い食事が関係しているとも考えられています[1]．しかし，乳腺炎と食事に関する調査結果はなく，確たるエビデンスがないのが現状です．

- 乳腺炎の主な原因は乳房内の乳汁のうっ滞であり，その誘因は栄養的な要素より，乳管の閉塞や不適切な授乳などによって乳房内の乳汁が排出されていないことによる要素が大きいようです．

こんなとき医師にコンサルテーション

- 乳腺炎は，状態によって医療介入（薬物療法や乳房の切開などの外科的処置）が必要なこともあります．その見極めについて，日本助産師会の『母乳育児支援業務基準』[4]には「乳腺炎の対応アルゴリズム」が載っています．乳腺炎を疑うようなケースに出合ったら，タイミングを逸することなく適切なケアを提供できるよう，参考にしてみてはいかがでしょうか．

文献

1) World Health Organization（WHO）：Mastitis: Causes and management．http://whqlibdoc.who.int/hq/2000/WHO_FCH_CAH_00.13.pdf?ua=1
2) 菊谷真理子ほか：産褥期乳腺炎の診断と治療．産婦治療 **95**（5）：522-528，2007
3) 水野克己ほか：よくわかる母乳育児，第2版，へるす出版，東京，p102，2012
4) 日本助産師会母乳育児支援ガイドライン検討委員会：母乳育児支援業務基準：乳腺炎，2013年版，日本助産師会出版，東京，p24-35，2013
5) 日本ラクテーション・コンサルタント協会（編）：母乳育児支援スタンダード，第2版，医学書院，東京，p309-310，2007

第10章　授乳に関する質問

Q81 授乳中に卵や小麦粉，乳製品を食べると，赤ちゃんはアレルギーになりやすいですか？

Answer　エビデンスの強さ　強

　授乳中の母親自身がアレルゲンの可能性の高い食物を制限することは，子どものアレルギー発症の予防につながるという統計学的な有意差は出ていません．そのため，厚生労働科学研究班や日本小児アレルギー学会もアレルギーの素因がないケースの場合，授乳中の母親が食物抗原のある食事を制限することは十分な根拠がないため推奨されないとしています．

（長田知恵子）

1. 疑問の背景や傾向

- 食物アレルギーとは，「食物によって引き起こされる抗原特異的な免疫学的機序を介して，生体にとって不利益な症状が惹起される現象」とされています[1]．わが国における食物アレルギーの有病率は，乳児が約10％，3歳児が約5％，全年齢では推定1〜2％といわれています[1]．食物アレルギーの症状は，皮膚・粘膜症状，呼吸器症状，神経症状，循環器症状など多彩です[2]．
- わが国におけるアレルギーの三大原因食物は，「鶏卵」「牛乳」「小麦」です．特に0歳児では，鶏卵が62.1％，牛乳が20.1％，小麦が7.1％と，3品目で全体の89.3％を占めています[2]．

2. 答えの根拠

- コクランシステマティックレビュー[3]では，5つの文献が検討されています．
- Cantsらの研究（1986年）では，19人の授乳中の女性に11種類の食物制限（卵や牛乳を含む）を行った場合の児のアトピースコアを調査しました．その結果，母親の食事制限は一部に効果があるという結果でした．
- Falthsらの調査（1987年）では，アレルギーの家族的な素因がある妊婦212人に対し卵と牛乳を制限し，臍帯血のIgEや児の湿疹，喘息の発症の有無を調査しました．しかし，妊娠後期からの食事療法では子どものアレルギー発症を避けられませんでした．
- Falthsらの調査（1988年）では，妊娠28週から卵と牛乳を除去し，生後18ヵ月まで調査したものの，結果に有意差はありませんでした．
- Liljasらの調査（1988年）では，アレルギー既往のある妊婦171人に対し卵と牛乳の量を加減しましたが，母親の食事療法が児のアレルギー発症を抑制することはありませんでした．
- Lovegrovesらの調査（1994年）では，妊娠36週から授乳期にかけて牛乳を制限しましたが，母児の血清IgE値を調査したものの有意差はありませんでした．
- 以上のように，ほとんどの調査では母親の食事療法が児のアレルギー発症に関連することは

表1 母親の食事制限に関する各機関の見解

	AAP 声明 (2008年)	ESPACI/ESPGHAN 勧告（2008年）	SP-EAACI 勧告 (2004, 2008年)	JPGFA (2012年)
妊娠中の母親の食事制限	エビデンスなし	推奨しない	推奨しない	推奨しない （偏食はしない）
授乳中の母親の食事制限	アトピー性皮膚炎発症率の低下のエビデンスあり	推奨しない	推奨しない	推奨しない （偏食はしない）

AAP：米国小児学会，ESPACI/ESPGHAN：ヨーロッパ小児アレルギー・臨床免疫学会/ヨーロッパ小児消化器・肝臓・栄養学会，SP-EAACI：ヨーロッパアレルギー臨床免疫学会議小児科学委員会，JPGFA：食物アレルギー診療ガイドライン（日本小児アレルギー学会）

示されていません．一部効果があるという前述のCantらの研究でも，対象者数が少なく，さらに除去食を行った群に大豆ミルクを代用したことから，さらなる調査が必要であるとKramerらは指摘しています[3]．

- 一方，日本では，磯村ら[4]が乳児の食物アレルギーの三大原因抗原である「鶏卵」「牛乳」「小麦」が，母乳中にどの程度移行しているかを調査しています．その結果，74検体中23の検体で複数の食物抗原が検出されました．そして，乳児の食物アレルギーの三大原因抗原は，11〜34％の頻度で母乳中に存在しており，食物抗原が移行する現象はあるもののその量は微量であると結論づけています．

- 2008年の米国小児学会（AAP）栄養委員会は，妊娠中の母親の食物除去は不要であり，授乳中の食物除去はアトピー性皮膚炎を予防する可能性はあるが，それ以上の効果はないことを声明として発表しています[5]．また，厚生労働科学研究班による『食物アレルギー診療の手引き2011』[1]でも，妊娠中，授乳中にアレルギー性疾患発症予防のために食物制限を行うことは十分な根拠がないために通常推奨されないとしています（表1）．

伝えるときのポイント

- 発赤や湿疹などの原因はさまざまです．これらの皮膚症状が子どもにみられたからといって，必ずしもアレルギー疾患とは限りません．そのため，類似する症状がみられたら，専門医を受診するよう伝えましょう．

文献

1) 厚生労働省：食物アレルギー診療の手引き2011．http://www.allergy.go.jp/allergy/guideline/05/05_2011.pdf
2) 日本小児アレルギー学会食物アレルギー委員会：食物アレルギー診療ガイドライン2012，p16-19，101-106，協和企画，東京，2011
3) Kramer MS et al: Maternal dietary antigen avoidance during pregnancy or lactation, or both, for preventing or treating atopic disease in the child. Cochrane Database Systematic Reviews 2012 Sep 12;9:CD000133. doi: 10.1002/14651858. CD000133.pub3
4) 磯村晴彦ほか：母乳中に移行する食物抗原に関する研究．日母乳哺育会誌 1（1）：33-45，2007
5) Greer FR et al : Effects of early nutritional interventions on the development of atopic disease in infants and children: the role of maternal dietary restriction, breastfeeding, timing of introduction of complementary foods, and hydrolyzed formulas. Pediatrics 121（1）：183-191, 2008

第10章 授乳に関する質問

Q82 授乳中に喫煙をすると，赤ちゃんの成長・発達に影響がありますか？

Answer　エビデンスの強さ　中

　母親が喫煙をしながら人工乳を与えている場合には，喫煙をしながら母乳育児をしている場合や喫煙をせずに母乳育児または人工乳を与えている場合よりも，出生時から生後12ヵ月までの身長や体重，頭囲の増加量が有意に大きかったことが報告されています[1]．また，喫煙をして母乳を与えた場合には，喫煙を控えて母乳を与えた場合と比較して，児の睡眠時間が有意に少なく[2]，児に短期的な影響もみられます．しかし喫煙をしていても，母乳を与えたほうが人工乳を与えるよりも児の呼吸器疾患が有意に少ないことが報告されており[3]，喫煙をしていても母乳育児を続けることが奨励されます．

（竹内翔子）

1. 疑問の背景や傾向

- 妊娠後約4～6割の女性は禁煙しますが，妊娠中は禁煙できた女性の約2/3が，出産後に再喫煙するといわれています[4]．
- 喫煙では，直接的に母乳を介して，また間接的には受動喫煙により，ニコチンや他の化合物（シアン化物や一酸化炭素を含む）を乳児にばく露します．しかし，米国小児科学会（AAP）では，母親が喫煙をしていても児が罹患しやすい呼吸器疾患の予防のために，母乳育児を奨励すべきとしています[5]．

2. 答えの根拠

- オランダで行われた前向きコホート研究[1]では，1,823組のオランダ人の母児を対象とし，母親の喫煙の有無と授乳状況別に，生後12ヵ月までの児の身長，体重，頭囲を調査しています．その結果，母親が喫煙をしながら人工乳を与えている場合には，喫煙をしながら母乳育児をしている場合や喫煙をせずに母乳育児または人工乳を与えている場合よりも，出生時から生後12ヵ月までの身長や体重，頭囲の増加量が有意に大きいことが報告されました（表1）．
- 米国で行われた準実験研究[2]では，15組の健康な母児を対象とし，母親の喫煙による児への短期的影響を調査したところ，3.5時間の実験時間中の児の合計睡眠時間は，母親が喫煙をして母乳を与えた場合（53.4分）のほうが，喫煙を控えて母乳を与えた場合（84.5分）と比較して有意に少ないという結果でした．
- 南オーストラリアで行われた症例対照研究[3]では，呼吸器疾患スコアが高い子ども258人と呼吸器疾患スコアが低い子ども231人を対象として調査を行っています．母親の喫煙の有無と児の呼吸器疾患発症の関連については，生後1年間母親が喫煙をしている場合と喫煙をしていない場合とを比較した場合，母親が喫煙をしている児の呼吸器疾患の発症率が約2倍でした（調整済みオッズ比2.06，95%信頼区間1.25-3.39）．一方で，喫煙をしている

表1 喫煙の有無と授乳状況による児の出生時から生後12ヵ月までの成長（身長，体重，頭囲）の差

	喫煙あり		喫煙なし	
	母乳育児	人工乳	母乳育児	人工乳
体重（kg）	6.3(±0.96)	6.6**(±1.00)	6.3(±0.94)	6.4(±0.97)
身長（cm）	24.8(±2.65)	24.9*(±3.22)	24.3(±2.91)	24.7(±2.92)
頭囲（cm）	12.2(±1.28)	12.6*(±1.72)	12.0(±1.53)	12.0(±1.61)

*$p<0.05$，**$p<0.005$．各数値は平均値，括弧内の数値は標準偏差．

（文献1より引用）

母親のみに限定した場合には人工乳を与えている場合，母乳育児を行っている場合よりも，児の呼吸器疾患の発症率が約7倍であったという結果が得られています．

伝えるときのポイント

- 母親が喫煙することによって，母乳による直接的な影響だけでなく，受動喫煙も児に影響を及ぼすことを説明しましょう．
- 母児の健康のためには禁煙が大切であることを十分に伝え，必要時には禁煙外来などの専門家の支援が受けられるようにしましょう．

文献

1) Boshuizen HC et al: Maternal smoking during lactation: relation to growth during the first year of life in a Dutch birth cohort. Am J Epidemiol **147**（2）: 117-126, 1998
2) Mennella JA et al: Breastfeeding and smoking: Short-term effects on infant feeding and sleeping. Pediatrics **120**（3）: 497-502, 2007
3) Woodward A et al: Acute respiratory illness in Adelaide children: breastfeeding modifies the effect of passive smoking. J Epidemiol Community Health **44**（3）: 224-230, 1990
4) Letourneau AR et al: Timing and predictors of postpartum return to smoking in a group of inner-city women: an exploratory pilot study. Birth **34**（3）: 245-252, 2007
5) 米国小児科学会（AAP）：薬物と母乳育児．医師のための母乳育児ハンドブック，平林　円ほか（監訳），メディカ出版，大阪，p137，2007

第10章 授乳に関する質問

Q83 授乳中にお酒を飲むと，母乳に影響しますか？

Answer　エビデンスの強さ　中

　アルコールを摂取した場合，母乳中のアルコールの匂いの強さは30分〜1時間でピークとなり，その後減少しました．また，アルコールを摂取していない場合と比較して，アルコールを摂取した最初の1分間は児の吸啜頻度が増加しますが，哺乳量は有意に少ないことが報告されています．さらにアルコールを摂取した場合，児の睡眠回数が有意に増加しました[1]．

（竹内翔子）

1. 疑問の背景や傾向

- アルコール（エタノール）は急速に母乳へ移行する薬物の基本型の一つです．しかし，米国小児科学会（AAP）では，「アルコールによる悪影響はあるが，アルコール摂取は母乳育児の禁忌にはならず，アルコール摂取後2時間は授乳を避けることや，母親がアルコールの影響を感じなくなるまで授乳を待つことが推奨される」としています[2]．

2. 答えの根拠

- 英国で行われた準実験研究[1]を基に解説します．この研究は，米国のペンシルバニア大学の周辺地域でデータ収集が行われ，研究の対象には，少なくとも授乳中に1回アルコールを摂取したことがある，健康で喫煙をしていない12組の授乳婦と乳児が含まれました．

- アルコールを摂取した場合に，アルコールを摂取しなかった場合と比べ有意に変化した項目としては，「実験時間中（3時間）の母乳中のアルコールの匂いの強さ」「児の哺乳量」「吸啜頻度」「実験日の睡眠回数」がありました．

- 母乳の匂いの強さは，アルコール摂取後30分〜1時間でピークとなり，その後減少しました．また，アルコールを摂取した最初の1分間では，アルコールを摂取していないときと比べ，児は有意に頻回な吸啜をしていましたが，哺乳量はアルコールを摂取していないとき（156.4±8.2 mL）よりもアルコールを摂取したとき（120.4±9.5 mL）のほうが有意に少ないという結果でした．さらに児の実験日の睡眠回数は，アルコールを摂取していたほうが有意に増加していました（表1）．

- アルコールを摂取した場合と摂取しなかった場合で有意差のなかった項目には，「実験時間中の授乳回数」「児が乳頭に触れていた時間の長さ」「睡眠時間の長さ」がありました．

表1　有意差のあった児の行動に対するアルコールの影響

	アルコール非摂取群	アルコール摂取群	p 値
全哺乳量（mL）	156.4±8.2	120.4±9.5	<0.001
吸啜回数（最初の1分間）	58.4±5.9	67.0±6.5	<0.01
実験日の睡眠回数	6.6±0.7	7.8±0.9	<0.05

（文献2より引用）

伝えるときのポイント

- アルコールの許容範囲は1日あたり0.5 g/kg（母親の体重）以下[2]とされており，体重50 kgの女性の場合であれば，350 mLの缶ビール1本またはグラスワイン1杯程度は許容範囲となります．また，アルコールの血中濃度の半減期は30分であり，半減期の5倍（2時間半）以上が経過すれば身体からアルコールがなくなったと考えられますが[3]，酔いやすさや飲む量などは個人差があるため注意するよう伝えましょう．
- どうしても飲酒をしたい場合には，ノンアルコールビールなどで代用するような工夫をするよう伝えましょう．

文献

1) Mennella JA et al: The transfer of alcohol to human milk. Effects on flavor and the infant's behavior. N Engl J Med **325**(14): 981-985, 1991
2) 米国小児科学会（AAP）：薬物と母乳育児．医師のための母乳育児ハンドブック，平林　円ほか（監訳），メディカ出版，大阪，p137，2007
3) 水野克己ほか：授乳中の食生活と投薬．よくわかる母乳育児，へるす出版，東京，p81，2013

第10章 授乳に関する質問

Q84 断乳・卒乳後にマッサージなどのケアは必要ですか？

Answer　エビデンスの強さ　弱

　72時間以上母乳をあげずにいると乳腺細胞は脱落して退行（involution）が起きてきます．その過程は生理的な変化です．しかし，乳汁の産生は急に止まらないので，乳腺細胞が退行していく間に乳汁うっ滞が起こり，乳房の緊満，疼痛などの不快な症状が生じる場合があります．これらの症状はセルフケアでの対処も可能ですが，助産師のケアを受けることで軽減するようです．また，感情的になりやすい時期なので感情面でのサポートも必要です．

（永森久美子）

1. 疑問の背景や傾向

- 授乳を終了した母親へのケアとして乳房マッサージが提供されることがあり，不快症状の緩和に効果的であるといわれています[1]．
- 断乳・卒乳後の乳房ケアについて系統的に記した教科書や研究はなく，個々の経験や意識，施設の方針に任されているのが現状です[2]．

2. 答えの根拠

a 授乳終了後の乳腺の変化[3]

- 授乳終了後の乳腺は徐々に退行し妊娠前の状態に戻りますが，そのプロセスには2つの段階があります（図1）．
- 第1段階：乳汁が排出されず乳汁が乳腺内に蓄積され，12時間以内に白血病抑制因子（LIF）とトランスフォーミング増殖因子β3（TGFβ3），死受容体リガンド（DR ligand）の産生が誘発されます．それにより，STAT3因子の活性化が生じ，アポトーシスが誘発され，死にゆく細胞が乳腺内腔に脱落します．
- 第2段階：さらに授乳を行わず，48時間が経過すると第2段階に移行します．マトリックスメタロプロテアーゼ（MMPs）-3が活性化し，乳腺周囲の細胞外基質（ECM）を破壊し始め，乳腺内腔が倒壊するようなかたちになり，妊娠前の状態に戻ります．このような変化は乳房退縮期ともいわれ，最後の授乳から40日程度かかる過程です（Q75の表1も参照）．

b 断乳・卒乳した後のケア

①セルフケア[4]

- シャワーなどで乳房に暖かいお湯を流す，あるいは湯船で乳房をお湯につける．
- 乳房の緊満を軽減させるために，搾乳（器械あるいは用手）を行う．
- サポートブラや締め付けない下着を着用する．
- 乳腺炎や乳栓の徴候を観察する．
- 感情的になりやすいため，共感しサポートしてくれる人を探しておく．

第10章　授乳に関する質問

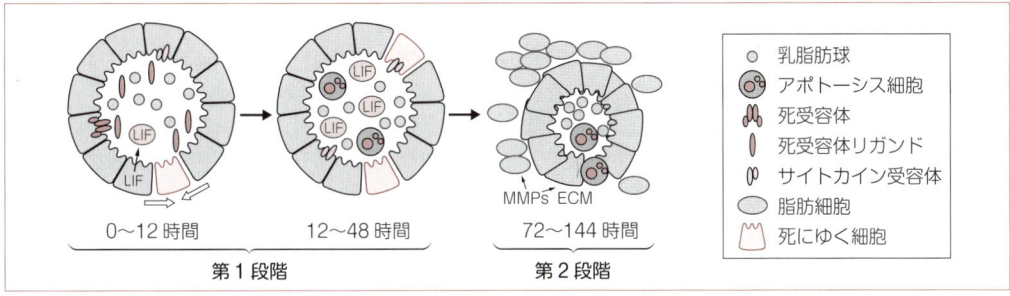

LIF：白血病抑制因子，MMPs：マトリックスメタロプロテアーゼ，ECM：細胞外基質

図1　授乳終了後の乳腺の変化

(文献3より引用)

- いつもより子どもに寄り添い，抱っこをする．

②助産師によるケア[1]

- 断乳後の女性10人に対し3日目，10日目，24日目に乳房マッサージを行い，前後の主観的不快症状の変化をVAS（ビジュアルアナログスケール）で測定した結果では，3日目のマッサージでは，「憂うつな気分」はマッサージ後に7.3（±2.4）から1.5（±1.8）へと有意に減少しました（$p<0.005$）．「こり」は3.6（±3.1）から2.1（±1.8）へと減少，「乳房緊満」も左右それぞれ軽減しました（$p<0.005$）．10日目の不快症状では「憂うつな気分」「肩こり」は軽減しましたが，統計的な有意差はありませんでした．24日目では不快な症状はマッサージ前からありませんでした．ただし，この研究は対象群の設定がなく，対象人数も10人と少ないため，さらなる研究が必要です．

> 💡 **伝えるときのポイント**
> - 断乳・卒乳を迎えることは，身体面だけでなく，精神的にも変化や動揺が生じることがあることを伝えましょう．
> - 母子ともに身体の準備ができていることを確認しましょう．
> - 断乳・卒乳のプロセスを説明し，どのような身体の変化が生じるかを説明し，母親が自分でも対処できるように説明しましょう．

こんなとき医師にコンサルテーション

- 乳腺炎の徴候が出現して抗菌薬や消炎鎮痛薬が必要な場合のほか，断乳・卒乳後も乳房の腫瘤が改善されない場合では，他の乳房疾患の可能性があるため医師に相談しましょう．

文献

1) 吉留厚子ほか：断乳時の桶谷式乳房マッサージによる主観的不快症状，乳房緊満および乳房表面皮膚温度の変化．日助産学会誌 **20**（1）：60-68, 2006. https://www.jstage.jst.go.jp/article/jjam/20/1/20_1_1_60/_pdf
2) 山口香苗ほか：断乳時期・栄養形態による断乳の意思決定要因の違い．母性衛生 **53**（1）：65-72, 2012
3) Watson CJ: Involution: apoptosis and tissue remodelling that convert the mammary gland from milk factory to a quiescent organ. Breast Cancer Res **8**（2）：203, 2006
4) Riordan J et al: Chapter 18 Child health. Breastfeeding and Human Lactation, 4th ed, Riordan J et al（eds）, Jones and Bartlett Publishers, Sudbury, p606-607, 2010

第10章 授乳に関する質問

■コラム　断乳と卒乳

　いつまで母乳育児を継続するかは，その母児の社会心理的な背景とも深く関連しています．そのため，それぞれの母児が納得して決められるように支援することが大切です．

　卒乳とは，赤ちゃん主体で行い，自然に母乳を欲しがらなくなるまで授乳を続けることです[i]．日本では母乳を止める時期を1歳までとする必要はないという理由から，2004年の母子健康手帳の改訂時に「断乳」という言葉がなくなりました[ii]．断乳という言葉も本来は，「自然に何日間かかかって止めていくこと」を意味していたようですが，突然に断つことと理解され実践されています[iii]．また，母子健康手帳によると「離乳の完了」とは「形のある食物をかみつぶすことができるようになり，エネルギーや栄養素の大部分が母乳または人工乳（粉ミルク）以外の食物からとれるようになった状態をいいます．その時期は生後12～18ヵ月頃ですが，母乳又は人工乳を飲んでいない状態を意味するものではありません」となっています．

　「乳幼児の栄養に関するイノチェンティ宣言（2005年版）」の乳幼児の栄養に関する世界的な運動戦略実行目標では，「生後6ヵ月間は完全に母乳だけで育てること，そして2年かそれ以上母乳育児を続けることを，医療保健やそれに関連する分野が保護・推進・支援することを保障しましょう」と唱えています[iv]．赤ちゃん主体で自然に任せた場合，概ね2～4歳の誕生日に卒乳（weaning）するようです[v]．また，日本においては，断乳の時期は平均14.1ヵ月（0.5～44ヵ月）という報告があります[vi]．その主な要因としては，①子どもの月齢，②離乳の進捗状況，③母乳の分泌状況，④友人の断乳体験，が挙げられています．

　授乳を継続するか否かについて相談された場合は，①母親の気持ちを確認し，②母乳を止めることで母親が期待していることとその妥当性を判断して，③子どもの月齢を確認しながら[i]，母親自身で決定できるよう支援します．

（永森久美子）

文献

i) 柳澤正義（監）：授乳を継続するための支援．授乳・離乳の支援ガイド：実践の手引き，母子保健事業団，東京，p41-47，2008
ii) 厚生労働省：「母子健康手帳改正に関する検討会」の報告について，2003．http://www.mhlw.go.jp/shingi/0111/s1130-1.html
iii) 日本母乳の会：卒乳：おっぱいはいつまで，日本母乳の会，東京，p7，2004
iv) 日本ラクテーション・コンサルタント協会：乳幼児の栄養に関するイノチェンティ宣言（2005年版）．http://jalc-net.jp/dl/Innocenti2007.pdf
v) Sugarman M et al: Weaning age in a sample of American women who practice extended breastfeeding. Clin Pediatr (Phila) 34 (12): 642-647, 1995
vi) 山口香苗ほか：断乳時期・栄養形態による断乳の意思決定要因の違い．母性衛生 53 (1): 65-72, 2012

コラム　体操で「授乳中の肩こり」を解消

　産後に授乳や子どもを抱っこするといった育児動作により，肩こりを有する女性は多くいます．産後1ヵ月の肩こり有訴率を調べた研究では7割を超えており，肩こりの産後増悪は4割を占めていると報告されています[i]．肩こりは「肩周囲の筋肉疲労」といえます．首から肩，背中にかけて僧帽筋・肩甲挙筋・棘下筋・菱形筋などといったさまざまな筋肉が入り組んでいます．それらの筋肉は，重い頭や腕を支えて立っているというだけで緊張し続けていますが，産後は，乳房や児の重み，授乳の姿勢などで常に緊張し，収縮し硬くなり，血液循環不全が起こります．すると，疲労物質が筋肉の中にたまり，痛みやこりの症状を引き起こします[ii]．

　肩こりの改善には，余計な力は入れずに，正しい姿勢を意識しながら授乳クッションやまくらなどを上手に用い授乳や抱っこを行い，そして授乳前後，お風呂あがり，首肩周囲をホットパックなどで温め血行を促した後などに，図a〜jの体操を行うと効果的です．

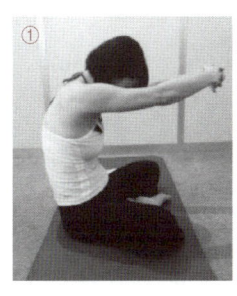

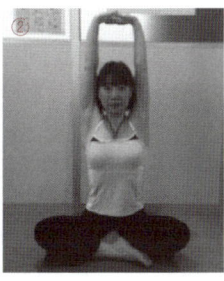

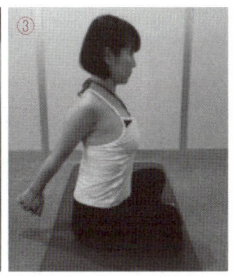

図a　胸部・背部ストレッチ
①息を吐きながら，組んだ両手を前方へ伸ばしてお腹を覗き込むようにし，頸部，背部，腰部を丸め，肩甲骨を脊柱から遠ざけます．
②手を返して手のひらを上にし，息を吸いながら両手を挙上します．
③両手を後ろで組み，肩を落として肩甲骨を引き寄せ，心地よく胸が伸びることを感じていきます．

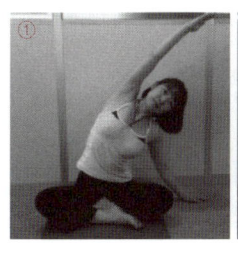

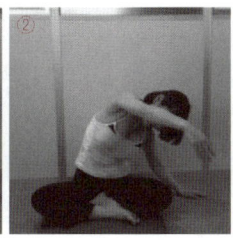

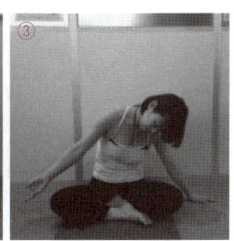

図b　体側ストレッチ
①左手は楽な位置に置き，右手は挙上し，左肩をおろし，吐く息でゆっくりと左に倒れます．
②そこから，右手を左前方へ伸ばして右体側，腰背部をストレッチし，腕は伸ばしたまま円を描くように回します．
③腕と体が前に倒れるようにおろしていきます．左側も同様に行います．

（次ページに続く）

第10章 授乳に関する質問

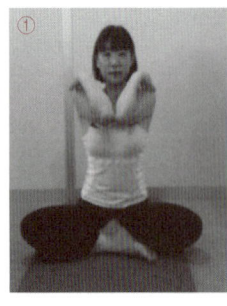

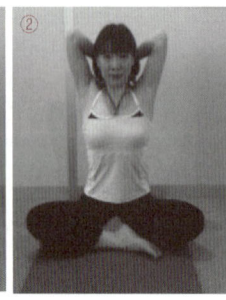

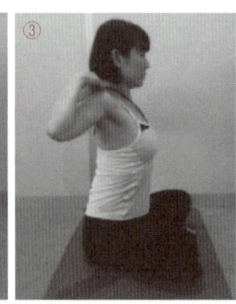

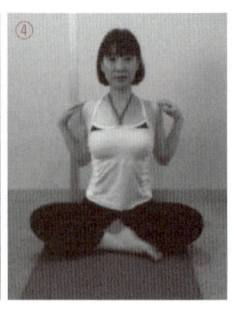

図c 肩回し
①両指先を肩に置き，指先と肩が離れないようにしながら，両肘を胸の前で合わせます．
②〜④そこから吸って両肘を挙上し，吐く息で肘が一番遠い軌道を通るようにしながら後ろ回しに肩を回していきます．呼吸を合わせながらこれを数回行います．前回しも同様に数回行います．

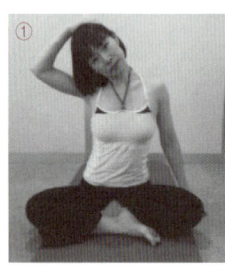

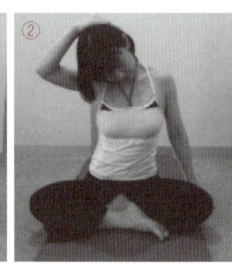

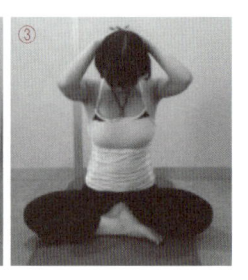

図d 首ストレッチ
①右手を頭の左横にのせ，手の重みを感じながら，右に倒して左の首筋を伸ばします．そのとき左の肩は下げたままです．
②右斜め前に首を倒し，方向を変えてみます．
③両手を頭の後ろで組んで首を下に曲げ，首後方のストレッチを行います．反対側も同様に行います．首に痛みや違和感がないようなら，最後にゆっくり首を回します．

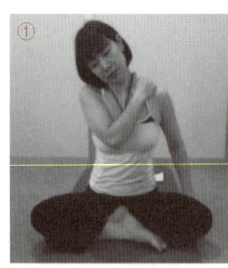

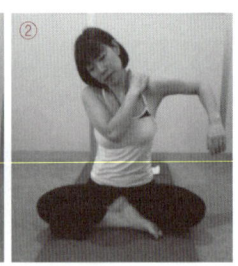

図e 肩井を指圧しながらの肩回し
①肩井〔肩に反対側の手をのせたときに，中指の先がちょうど当たるところ（首の中央から肩先の中間，筋肉が一番盛り上がっているところ）〕を中指の腹で指圧します．
②軽い痛みとともに気持ち良さを感じる程度に指圧しながら，数回肩を回していきます．反対側も同様に行います．

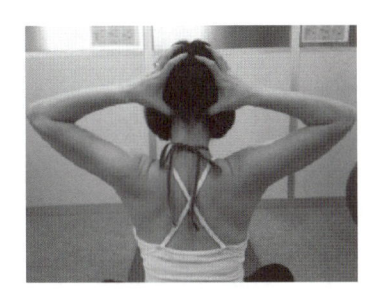

図f　天柱の指圧
親指を天柱［首の後ろの髪の生え際で，2本の太い筋肉（頭半棘筋肉）の外側にある左右のつぼ］に当て，頭のてっぺんへ向けて強く押します．

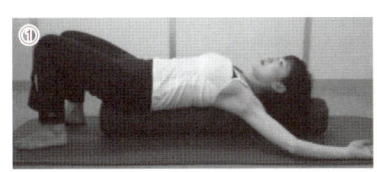

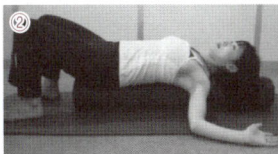

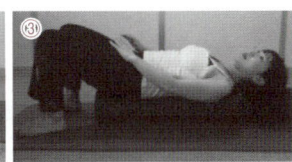

図g　ストレッチポール（タオルロール）を用いた胸郭ストレッチ
①ストレッチポールもしくはタオルロール［バスタオルを2枚重ねてしっかり巻いたもの（ひもなどで結んでおくとよい）］を背中に当てて，横になります．自然な呼吸で30～60秒，バンザイをした状態を保ちながら，胸郭を開き，肩から背中の筋肉をリラックスさせます．
②③次いで，指先が床に沿うようにゆっくり肩を回します．その際，腰が反らないように腹部に力を入れ，腰がポールから浮かないようにします．

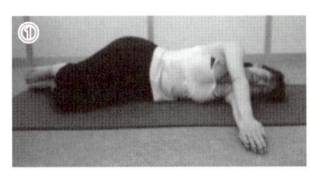

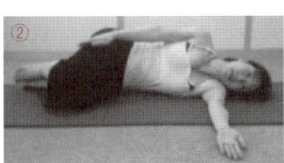

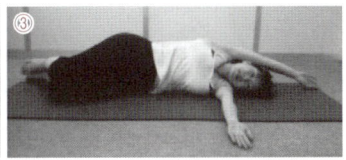

図h　側臥位での肩回し
①側臥位で膝を曲げ，両手を胸の前で合わせます．
②③なるべく手が床に沿うようにしながら，腕を大きく回します．また，腕が後方に来たときは手のひらを上に向けるようし，その際，上体が腕に振られないように注意します．以上を数回繰り返し，反対側も同様に行います．

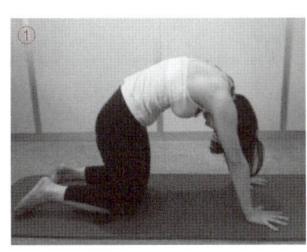

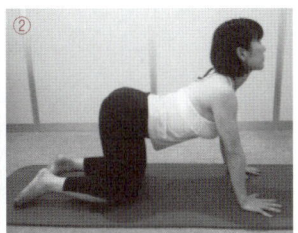

図i　猫のポーズ
①腰の下に膝，肩の下に手を置き，背中を真っ直ぐにした四つん這いになります．吐く息とともに，腰椎→胸椎→頸椎の順に，背骨を一つずつ動かすようにしながら丸めます．
②吸う息とともに，腰椎→胸椎→頸椎の順で反らせます．以上を数回繰り返します．

（次ページに続く）

第10章 授乳に関する質問

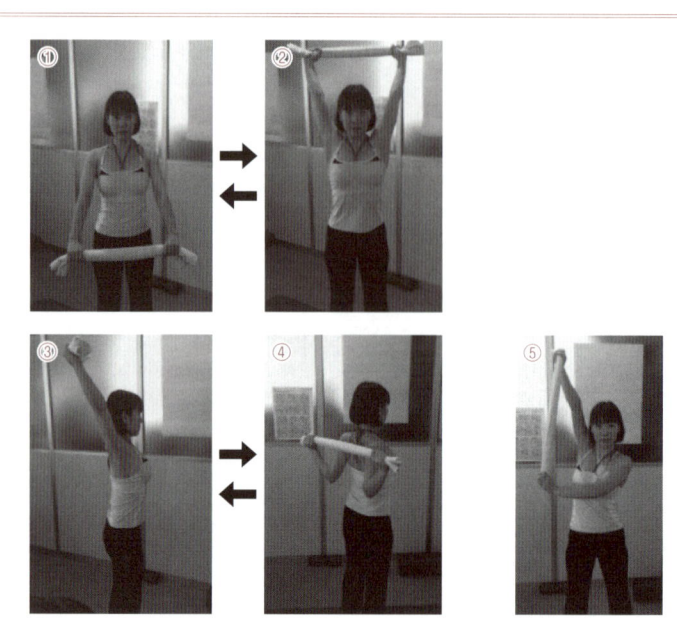

図j　タオルを使ったストレッチ

①②タオルを握ったまま，頭上に挙げた腕を前面と後方（体側よりもやや後方まで）にゆっくりと動かします．以上を数回繰り返します．
③④次いで，両手挙上から後方で肘を曲げ，肩甲骨を引き寄せて胸を広げます（腰の反りに気をつける）．慣れてきたらタオルを持つ幅を徐々に狭くしてみます．
⑤肩幅よりやや広めに持ったタオルを，肩より高い位置まで左右に振り上げます．勢いで動かしたり振り回したりせず，伸びているところを感じながら行います．

（東原亜希子）

文献

i）子安恵子ほか：産後女性の肩こり有訴率とその関連要因．日助産会誌 **27**（3）：257, 2014
ii）里見和彦：頚肩腕症候群（肩こり）．これだけは知っておきたい肩・腰・ひざの痛み，伊藤達雄（総監），日本放送出版協会，東京，p60-65, 2002
iii）長畑芳仁ほか：わき・腹・背中のエクササイズ：全身のだるさを取る．簡単！ 柔らか運動法，リブリオ出版，東京，p14-15, 2007

第11章

産後の身体に関する質問

第11章　産後の身体に関する質問

Q85 会陰切開（裂傷）の痛みは，どのくらい続きますか？

Answer　エビデンスの強さ　中

　出産後の会陰部の痛みについて，会陰損傷の程度にかかわらず，産褥1日目では92％，産褥7日目では61％，産褥6週目では7％の女性が痛みを感じており，痛みがなくなるまでの時期は，会陰損傷がなかった女性は平均1.9週間，会陰裂傷1度または2度の女性は平均2.4週間，会陰切開を受けた女性は平均2.6週間，会陰裂傷3度または4度の女性は平均3.2週間という報告がされています[1]．

（竹内翔子）

1．疑問の背景や傾向

- 産後に生じる疼痛の多くに会陰部の痛みがあり，出産直後は会陰部の痛みによって日常生活に支障をきたしている褥婦も多いです[2]．会陰裂傷や切開部がなくても，分娩時に拡大・伸張した後の腟・外陰部は浮腫状となり，一部擦過傷を伴うことで痛みを感じます．また，裂傷が生じたり，切開を受けた場合には，創部が大きいほど会陰神経などへの侵襲は大きく，より痛みを感じることとなります[3]．

2．答えの根拠

- カナダで行われた前向きコホート研究[1]を基に解説します．
- この研究は，カナダの大学病院でデータ収集が行われ，経腟分娩後の女性447人が含まれています．447人の女性の会陰損傷の程度は，会陰損傷なしが84人（18.8％），会陰裂傷1度・2度が220人（49.2％），会陰切開が97人（21.7％），会陰裂傷3度・4度が46人（10.3％）でした．
- 会陰部の痛みを感じていた女性の割合は，研究全体では産褥1日目で92％（413/446），産褥7日目で61％（259/423），産褥6週目で7％（30/424）でした．また，各会陰損傷別での痛みの割合については，すべてのグループで産褥1日目に痛みを感じている女性の割合が最も多く，どの時期においても会陰損傷が大きいほど，痛みを感じている女性の割合が多いという結果でした（表1）．
- また，会陰部の痛みの程度について，会陰損傷の程度を調整し，産科歴で比較した結果では，経産婦は初産婦よりも会陰部の痛みが有意に少ないという結果が得られました．
- さらに，産褥6週目の時点ですべての女性に痛みがなくなった時期をインタビューした結果では，会陰損傷がなかった女性は平均1.9週間，会陰裂傷1度・2度の女性は平均2.4週間，会陰切開を受けた女性は平均2.6週間，会陰裂傷3度・4度の女性は平均3.2週間でした．

第11章　産後の身体に関する質問

表1　産褥日数に応じた会陰部の痛みがあると回答した女性の割合

	産褥1日目	産褥7日目	産褥6週目
会陰裂傷なし (n=84, 84, 82)	63人（75%）	32人（38%）	0人（0%）
会陰裂傷1度・2度 (n=220, 203, 205)	210人（95%）	122人（60%）	9人（4%）
会陰切開あり (n=96, 92, 92)	94人（97%）	65人（71%）	12人（13%）
会陰裂傷3度・4度 (n=46, 44, 45)	46人（100%）	40人（91%）	9人（20%）

（文献1より作成）

伝えるときのポイント

- 痛みの閾値は個人によって異なります．医療者は対象の感じている痛みを理解することが重要です．
- 時間が経過しても会陰部の痛みが増強する場合，血腫の可能性もあります．痛みの程度を把握するだけでなく，会陰部や腟内壁，陰唇などの十分な観察を行いましょう．

文献

1) Macarthur AJ et al: Incidence, severity, and determinants of perineal pain after vaginal delivery: a prospective cohort study. Am J Obstet Gynecol **191**（4）：1199-1204, 2004
2) 竹内翔子：産褥早期の会陰部痛による日常生活への支障と病院・助産所におけるケア．母性衛生**55**（2）：342-349, 2014
3) 石川　源：産後の痛みのケア．ペリネイタルケア**29**（6）：576-580, 2010

第11章 産後の身体に関する質問

Q86 会陰切開（裂傷）の痛みを緩和するために，鎮痛薬以外の効果的な方法はありますか？

Answer　エビデンスの強さ　強

会陰切開や裂傷の痛みに対しては，鎮痛薬の投与以外にも冷罨法や温罨法などの方法が行われており，冷罨法に関しては，アイスパックを使用した場合は，何も行わなかった場合と比較して，出産後24〜72時間の痛みが有意に少なくなりました[1]．また，アイスジェルパッドを使用した場合は，経口鎮痛薬を内服した場合と比べて，出産後24時間の会陰部の痛みが有意に少なく，温罨法と比べた場合でも出産後24時間および3〜14日の痛みが有意に少ない[1]という結果でした．

（竹内翔子）

1. 疑問の背景や傾向

- 会陰部の痛みの緩和方法については，鎮痛薬の投与のほかにも，リバノール湿布やアロエ湿布などによる冷罨法および温罨法，円座の使用などが行われています．英国国立医療技術評価機構（NICE）による産褥期ケアのガイドライン[2]では，医療者は局所的な冷罨法が会陰裂傷の疼痛を緩和する方法であることを産婦に助言すべきであると述べています．
- 冷罨法は，縫合部位を冷却することにより血管が収縮し，痛みの原因であるブラジキニンなどの放出が抑制されることで，神経の伝導が抑えられるという機序に基づいた介入方法です．以下では，冷罨法について説明します．

2. 答えの根拠

- 冷罨法について，1,825人の妊婦を含むランダム化比較試験（RCT）論文10本を系統的に分析したコクランシステマティックレビュー[1]を基に解説します．この論文では，冷罨法（アイスパック，アイスジェルパッド，冷浴）と非介入のほか，ジェルパッド＋圧迫，ハマメリス水*，電磁放射，局所麻酔薬，経口鎮痛薬，温浴を比較しています．
- アイスパックによる冷罨法を行った場合は，何も行わなかった場合に比べて，分娩後24〜72時間の会陰部の痛みが有意に少ないという結果でした．また，アイスジェルパッドを使用した場合は，経口鎮痛薬を内服した場合に比べて，出産後24時間の会陰部の痛みが有意に少なく，温罨法（温浴）と比較した場合でも出産後24時間および3〜14日の会陰部の痛みが有意に少ないという結果が得られました（表1）．

***ハマメリス水**：ハマメリスというハーブの小枝や樹皮，葉を蒸留して作られた芳香蒸留水

第11章 産後の身体に関する質問

表1 冷罨法の実施によって有意差のあった結果

有意差のあった項目	論文数	人　数	RR, MD	95%信頼区間
■アイスパック vs 非介入：				
出産後24～72時間の会陰部痛	1本	208人	RR 0.61	0.41-0.91
出産後24～72時間のREEDAスコア	1本	71人	MD −1.19	−2.07-−0.31
出産後3～14日のREEDAスコア	1本	71人	MD −1.47	−2.24-−0.70
■アイスジェルパッド vs 非介入：				
出産後24～72時間のREEDAスコア	1本	75人	MD −1.39	−2.25-−0.53
出産後3～14日のREEDAスコア	1本	75人	MD −2.10	−3.80-−0.40
会陰ケアに対する満足度	1本	206人	RR 1.11	1.01-1.23
■アイスパック vs アイスジェルパッド：				
退院後の鎮痛薬の使用	1本	215人	RR 2.60	1.13-5.96
会陰ケアに対する満足度	1本	208人	RR 0.82	0.73-0.92
介入効果に対する意見	1本	49人	RR 0.33	0.17-0.68
■アイスパック vs 電磁放射：				
出産後24～72時間の会陰部痛	1本	100人	RR 5.60	2.35-13.33
鎮痛薬の使用	1本	100人	RR 4.00	1.44-11.13
■アイスジェルパッド vs 経口鎮痛薬：				
出産後24時間の会陰部痛	1本	220人	RR 0.06	0.02-0.17
■アイスジェルパッド＋圧迫 vs ジェルパッド＋圧迫：				
出産後24～72時間の会陰部痛	1本	250人	MD −0.43	−0.73-−0.13
出産後48時間での会陰浮腫	1本	250人	MD −0.15	−0.28-−0.03
鎮痛薬の使用	1本	250人	RR 0.58	0.38-0.88
会陰ケアに対する満足度	1本	250人	MD 0.88	0.38-1.38
■アイスジェルパッド vs 温罨法（温浴）：				
出産後24時間の会陰部痛	1本	60人	MD −1.36	−2.17-−0.55
出産後3～14日の会陰部痛	1本	60人	MD −2.40	−3.26-−1.54
出産後3～14日の会陰浮腫	1本	60人	MD −0.51	−0.79-−0.23
出産後3～14日の会陰の皮下出血	1本	60人	MD −0.43	−0.74-−0.12

RR：リスク比，MD：平均差，REEDAスコア：縫合部治癒状態の評価指標　　　　　　　　　　　　（文献1より作成）

> **伝えるときのポイント**
> - 冷罨法の実施中だけでなく，実施後も皮膚の発赤や疼痛の悪化がないか十分観察しながら行いましょう．

文献

1) East CE et al: Local cooling for relieving pain from perineal trauma sustained during childbirth. Cochrane Database Systematic Reviews 2012 May 16;5:CD006304. doi: 10.1002/14651858.CD006304.pub3
2) National Institute for Health and Clinical Excellence（NICE）: Postnatal care, 2014. http://www.nice.org.uk/guidance/cg37/resources/guidance-postnatal-care-pdf

第11章 産後の身体に関する質問

Q87 尿漏れがありますが，骨盤底筋運動は効果的ですか？

Answer　エビデンスの強さ　強

　産後3ヵ月の尿失禁を有する女性に対し骨盤底筋運動（pelvic floor muscle training：PFMT）を継続的に実施した場合には，実施しない場合と比較して，産後12ヵ月時点で尿失禁の割合が約4割少ないという結果でした[1]．また，尿失禁がない妊婦に予防的にPFMTを実施した場合は，実施しない場合と比較して，産後6ヵ月時点での尿失禁が約3割少ないという結果も報告されており[1]，その有効性が示されています．

（東原亜希子）

1. 疑問の背景や傾向

- 産後の尿失禁はよくある症状で，多くの女性が悩んでいますが，羞恥心もあり相談できずにいるケースは多いです．Wilsonらの報告[2]では産後3ヵ月での有症率は約34％にものぼるといわれています．また，産後3ヵ月で軽快しない腹圧性尿失禁の約92％は産後5年が経過しても持続するという報告[3]もあり，このように産後の尿失禁は，程度によってはQOLに大きな影響を及ぼします．産後の尿失禁は分娩時に骨盤底筋や結合組織が直接的に損傷したり，神経が圧迫されたりすることによって起こるといわれています．また，妊娠中から症状を認めることもあります．妊娠中に増大した子宮によって骨盤底筋に負担がかかり，くしゃみや咳をしたときや，運動時に，不随意に尿が漏れる腹圧性尿失禁が主だといわれています．

- 尿失禁が骨盤底筋の弛緩と関連していることから，産後に骨盤底筋の収縮と弛緩を繰り返すPFMTを勧めている助産師も多いですが，実際に効果的に母親がPFMTを行えているか評価していく必要があります．意識しづらい筋肉であり，デリケートな場所ということもあり，その指導方法には難しさがあります．

2. 答えの根拠

- 8,485人の女性を含むランダム化比較試験（RCT）論文21本を系統的に分析したコクランシステマティックレビュー[1]を基に解説します．

- 治療的知見としては，すでに尿失禁を有する女性を分析したRCT論文3本（$n=673$）によると，産後3ヵ月の尿失禁ありの女性にPFMTを継続的に実施した場合には，実施しなかった場合と比較し，産後12ヵ月時点で尿失禁の割合が約40％少ないという結果でした（リスク比0.60，95％信頼区間0.35-1.03）．この3本のRCT論文のなかの1本であるGlazenerらの論文（2001年）では，産後1〜5年，5年以上の時点での尿失禁も評価しています．しかし，2群間に有意差はありませんでした．

- 予防的知見としては，尿失禁がない妊婦を対象としたRCT論文5本（$n=673$）による

表1 骨盤底筋運動（PFMT）の方法

研究者（年）（論文内容）	リズム	1セットの回数	1日の回数	期間	留意事項
Glazener GM et al（2001）（治療：尿失禁を有する産後の女性対象）	骨盤底筋の収縮と弛緩を「早い」「遅い」とリズムを変えながら実施	8〜10回	10セット（計80〜100回）	8ヵ月間	看護師，保健師，または失禁ケアアドバイザーがマンツーマンで骨盤底筋の解剖を含めたPFMTの指導を実施．産後5ヵ月，7ヵ月，9ヵ月時点で訪問し，的確に行えているかを再指導し，確認する
Reilly ETC et al（2002）（予防：尿失禁のない妊婦対象）	骨盤底筋を6秒間締め続け，緩める	8〜12回．一度に3セット行い，セット間の休みは2分間取る	3セット×2（計48〜72回）	20週間	咳やくしゃみの際は必ず実施．妊娠20週から分娩まで，月に1回，理学療法士によるマンツーマン指導を受け，助産師による出産前クラスでの口頭アドバイスも受ける

と，尿失禁がない妊婦にPFMTを実施した場合は，実施しなかった場合と比べ，産後6ヵ月時点での尿失禁が約30％少ないという結果でした（リスク比0.71，95％信頼区間0.54-0.95）．

3．PFMTの方法

- 前述したRCT論文のなかから，表1に実際のPFMTの内容を2つ紹介します．

伝えるときのポイント

- 産後尿失禁になってから行うのではなく，妊娠中から予防的に実施するようアドバイスしましょう．できれば妊婦健診の際にマンツーマンで指導し，骨盤底筋の解剖を視覚的にわかりやすく説明したうえで，実際に正しくPFMTが行えているかを自分で触って確かめてもらう工夫も必要です．
- 産前・産後クラスやヨガ・エアロビクスなどのレッスンで取り入れ，継続するモチベーションを促すのも手段の一つです．
- 女性として生涯継続する運動として，途中であきらめずに根気よく続けることが大切です．継続日記をつけたり，排尿後や就寝前には必ず行うなど，PFMTを習慣的に取り入れる工夫を母親と医療者の双方で考える必要があるでしょう．

こんなとき医師にコンサルテーション

- 頻尿や排尿時痛，残尿感，尿の混濁を伴う場合には膀胱炎の可能性があるため，早めに受診したほうがよいでしょう．
- 産後，積極的に3〜4ヵ月間PFMTを実施しても症状が良くならない場合は，一度泌尿器科に受診してみるとよいでしょう．

文献

1) Boyle R et al: Pelvic floor muscle training for prevention and treatment of urinary and faecal incontinence in antenatal and postnatal women. Cochrane Database Systematic Reviews 2012 Oct 17;10:CD007471. doi: 10.1002/14651858.CD007471.pub2
2) Wilson PD et al: Obstetric practice and the prevalence of urinary incontinence three months after delivery. Br J Obstet Gynaecol **103**（2）: 154-161, 1996
3) Viktrup L: The risk of lower urinary tract symptoms five years after the first delivery. Neurourol Urodyn **21**（1）: 2-29, 2002

第11章 産後の身体に関する質問

Q88 産後の体型や体重を戻すために，どのような運動が効果的な方法ですか？

Answer　エビデンスの強さ　中

運動だけではなく，食事療法を同時に取り入れることで，産後の体重を減少させることはできます．産後1〜2ヵ月から有酸素運動を1週間に4〜5回，「ややきつい」運動強度で実施すると効果がみられたという研究があります．

（東原亜希子）

1. 疑問の背景や傾向

- 産後の体重や体型の回復には多くの女性が関心を寄せています．産後の体型の崩れの原因には妊娠中の体重増加・姿勢変化・脂肪蓄積が挙げられますが，産後いつから，どの程度の運動をしたら効果的であるかといった保健指導はなされていないのが現状だといえます．

2. 答えの根拠

a 運動による産後の体重減少効果

- 「産後の女性に対する，体重減少のための食事療法[*1]，もしくは運動，または食事療法＋運動の効果」を検証した910人の女性を含むランダム化比較試験（RCT）論文12本から構成されたコクランシステマティックレビュー[1]を基に解説します．

- 運動群は対照群（通常の産後ケア）と比べて体重は有意に減りませんでした［論文2本；$n=53$，平均差（MD）－0.12 kg，95％信頼区間－1.90-1.71］．一方，食事療法＋運動群は対照群より有意に体重が減りました（論文7本；$n=573$，MD－1.93 kg，95％信頼区間－2.96-－0.89）．この7本の論文のなかから運動内容の詳細が記載されているものを表1にいくつか紹介します．

- 産後の体重を減少させるには，運動だけではなく，同時に食事療法を取り入れることが有用です．産後の運動開始は産後1ヵ月もしくは2ヵ月から，頻度は1週間に4〜5回，RPE[*2]で「ややきつい」運動プログラムが効果的といえそうです．

b 運動による産後の体型改善

- 産後の体型について系統的に分析した論文はありませんでした．日本の研究では，産後の姿勢を「疲労姿勢」（股関節は伸展，骨盤は後傾）と呼び，この姿勢を矯正するために，腸腰筋，腹筋下部の強化，ハムストリングのストレッチを行うことを勧めているものもあります[2]．また，方眼パネルを用いて産後の姿勢計測を実施した調査では，前傾姿勢ではない

[*1] 食事療法：各々の研究で取り入れた方法は異なりますが，主に1日の必要摂取量と推定されるカロリーから500kcal引くものや35％を制限するもの．

[*2] RPE：主観的（自覚的）運動強度（rating of perceived exertion）．運動中の人がどの程度「きつい」と感じているかを数値で表すもの（Q34の表1参照）．心拍数による運動処方が難しい場合はBorgスケールを指標にします[4]．

第11章　産後の身体に関する質問

表1　運動による産後の体重減少効果を調べた研究の対象と運動内容

研究者（年）	対象者数	対　象	運動内容
Leermakers EA et al (1998)	62人	産後3～12ヵ月で妊娠期の体重増が6.8 kg以上の女性（母乳栄養中の女性を除外）	ウォーキングの頻度と持続時間を徐々に増やし，最終的に1日に1.6 kmのウォーキングを，少なくとも1週間に5日間，6ヵ月間実施した
McCrory MA et al (1999)	44人	産後8～16週で禁煙者，完全母乳中の健康な女性（単胎，正期産）	運動強度50～70%（RPEで「やや楽」～「ややきつい」）の86分間，1セッションのエアロビックエクササイズを11日中9日実施した
Lovelady CA et al (2000)	40人	産後4週の運動不足で，禁煙者，完全母乳中の太り気味な女性（経腟分娩，正期産，出生体重2,500 g以上）	運動強度（最大心拍予備能の%強度）が65～80%（RPEで「ややきつい」）の45分間，1セッションのエアロビックエクササイズを1週間に4回，10週間実施した
Craigie AM et al (2011)	36人	産後6～18ヵ月でBMI>25の女性	1週間で150分間の中等度～強度の運動という一定の基準の下，4週間のウォーキングプランを行い，自己管理のために万歩計と体重日誌をつけて実施した

（文献1より作成）

が，不良姿勢であったことが指摘されています[3]．また，この検査では，体型の変化として上腕背部の皮下脂肪厚が増加しやすいという結果もみられました[3]．

- このように，産後は筋力の低下に加え，授乳や児を抱える育児行為による体の使い方の偏り，筋力・柔軟性のアンバランスなどによる姿勢の崩れが起こっている可能性があります[2]．体幹部のインナーマッスルを強化するトレーニングや，筋力低下している部位，特に腸腰筋，腹筋群，上腕三頭筋を強化するトレーニング，およびハムストリングや上半身を中心とした全身のストレッチとともに，常に良い姿勢を心がけることが，産後の体型改善に良いと推測されますが，その効果を検証するためには，今後さらなる系統的な研究が求められます．

文献

1) Amorim Adegboye AR et al: Diet or exercise, or both, for weight reduction in women after childbirth. Cochrane Database Systematic Reviews 2013 Jul 23;7:CD005627. doi: 10.1002/14651858.CD005627.pub3
2) 田中泰博ほか：産後の姿勢とエクササイズ時のポジション．ママフィットテキストブック，改訂版，日本マタニティフィットネス協会，東京，p12，2012
3) 軽部　薫ほか：産後1ヵ月と産後4ヵ月における姿勢と体形の変化．母性衛生 50 (2)：293-299, 2009
4) 山本哲史ほか：運動処方の最近の考え方．慶應義塾大学スポーツ医学研究センター紀要，p33-39，1999．http://sports.hc.keio.ac.jp/_userdata/99kiyo-yamamoto.pdf

第11章 産後の身体に関する質問

Q89 生理が来なくても，妊娠しますか？

Answer　エビデンスの強さ　弱

産後月経が来ていなくても妊娠する可能性はあります．たとえ授乳婦であっても，特に産後6ヵ月を超えると月経発来前に排卵が起こり，安定した黄体期を形成するため，無月経であっても妊娠する確率が高まります．また，非授乳婦の最初の排卵は産後30～90日（10週まで）と推計されるため，出産直後から何らかの避妊を考えなければなりません．

（東原亜希子）

1. 疑問の背景や傾向

- 産後の月経はいつから始まるのか，母乳を与えていれば月経が来ないので妊娠しないのではないか，と考える女性はいます．しかし，実際は産後に一度も月経をみないまま次子を妊娠するケースもみられます．産後はどのように性機能が変化するのでしょうか．

2. 答えの根拠

- 産褥早期の無月経期間は，卵巣機能や妊孕性が抑制されます．分娩後急速に卵巣の妊娠黄体は萎縮して白体となり，卵胞は成熟を再開します．しかし，授乳中は吸啜刺激が視床下部-下垂体系に影響を及ぼし，プロラクチン分泌を促し，ゴナドトロピン分泌が低下するため，卵巣機能は抑制されて排卵は起きません．しかし，プロラクチン分泌よりもゴナドトロピン分泌が優位になると，間脳および下垂体-卵巣系の機能が回復し，月経が再来します[1,2]．

a 月経の再開

- 非授乳婦：産褥6～8週で再来します．
- 授乳婦：母乳の分泌量に関係なく，1日5回以上，1回10分以上の授乳を続けていれば卵胞の成熟が阻止され，3～12ヵ月以上無排卵，無月経となることがあります．多くは分娩後6週で20％，3ヵ月で30～60％，6ヵ月で80％が月経の再来を経験します[1]．

b 排卵の回数

- 分娩後に再開した月経は初期には退行性月経であることが多く，必ずしも排卵が先行するとは限りませんが，産後30～59日に月経が再開した例では52％に排卵が先行し，60日以降に月経があった例では84％に排卵があります[1]．

- 排卵については，非授乳婦では産後10週で全例，授乳婦では産後20週で約50％，62週で全例にみられたという調査があります（図1）[3]．しかし，図1に示すように，授乳婦でも排卵が産後4週までにみられることもあり，産後はいつ排卵し，いつ月経が再開するかわからないといえます．

- では，月経前の最初の排卵で妊娠するのでしょうか．母乳のみで授乳している女性では，産後6ヵ月くらいまでは授乳性無月経によって妊娠率の低下が著しく，この間，仮に排卵が

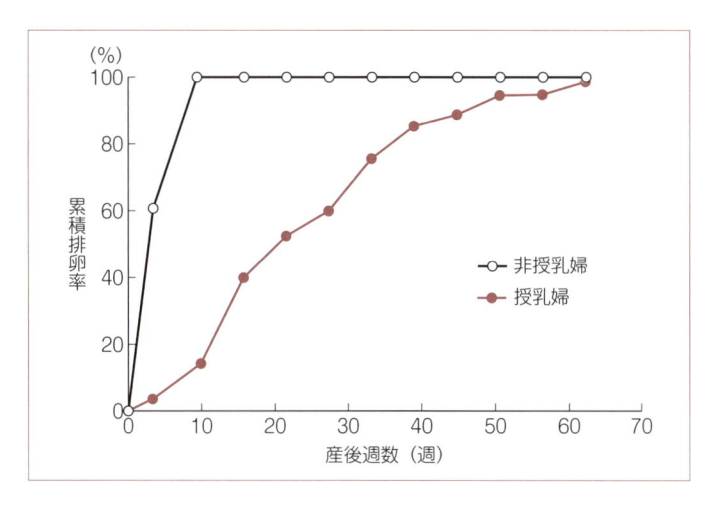

第11章 産後の身体に関する質問

図1 非授乳婦と授乳婦における産後週数と累積排卵率
(文献3より引用)

最初の月経前に起こったとしてもホルモン動態が通常の黄体期と異なるため妊娠に至ることは難しいです．しかし，産後6ヵ月を超えると月経発来前に排卵が起こり，安定した黄体期を形成するため，無月経であっても妊娠する確率が高まる[2]と報告されており，母乳育児中であっても妊娠の可能性はあることを認識する必要があります．

伝えるときのポイント

- 産後の性生活再開は，会陰の傷が癒され，出血が止まり，特別な不快症状がなくなったときから可能であり[2]，通常1ヵ月健診で問題がなければ再開可能といわれています．実際，性生活の再開は産後1～2ヵ月半が多いと報告されていますが，5ヵ月を経過しても再開していない女性が約30％もいるという報告があります[4]．
- パートナーは，女性の性生活開始に伴う恐怖感，育児の疲労や気持ちの変化などを十分理解し，また女性はパートナーの性欲・射精欲求に理解を示し，お互いよく話し合う時間を設けることが大切です．そして，性生活を再開できたら，次子を希望するまで（次子を希望しない場合は一生涯）は，産後初めての性行為から確実な避妊をしていく必要があることを伝えることが重要です．

文献

1) 江守陽子：褥婦のアセスメントと健康支援．臨床助産師必携：生命と文化をふまえた支援，第2版，我部山キヨ子（編），医学書院，東京，p329，2010
2) 北村邦夫：産後の家族計画指導．ペリネイタルケア（新春増刊）：73-83，1998
3) Campbell OM et al: Characteristics and determinants of postpartum ovarian function in women in the United States. Am J Obstet Gynecol **169**（1）：55-60，1993
4) 灘　久代：産後の性交と避妊の実態：初めての出産から5ヵ月が経過した女性の調査から．母性衛生 **46**（1）：119-124，2005

第11章 産後の身体に関する質問

Q90 もう子どもを産むつもりはないのですが，良い避妊方法はありますか？

Answer　エビデンスの強さ　弱

　確実に妊娠を避ける方法は，不妊手術（男性側；精管結紮法，女性側；卵管結紮法）です．避妊効果が高いものは経口避妊薬（OC），子宮内避妊用具（IUD[*1]，IUS[*2]）です．避妊法を考えるうえで重要なことは，2つ以上の避妊方法を併用するダブル・メソッドです．不妊手術が現実的ではないカップルにとって，避妊効果が高い方法は，OCと子宮内避妊器具，もしくはコンドーム＋OC，コンドーム＋子宮内避妊用具です．助産師は，そのカップルに合った方法の決定のための支援や，避妊に失敗した場合の緊急避妊の情報を提供することが必要になります．

（東原亜希子）

1. 疑問の背景や傾向

- 人工妊娠中絶の実施は，統計的には年々減少傾向にありますが，実際には若年層ではなく，結婚後の40〜50歳代の女性の実施率が高いことが問題となっています．結婚後の人工妊娠中絶経験回数を妻の年齢別にみると，年齢が高いほど多く，妊娠の順序別にみると，3回目以降の妊娠で中絶率が高くなっています．追加出産の予定がないにもかかわらず避妊を行っていない場合も25.3％に及んでいるのが実態です[1,2]．
- 日本で行われている避妊方法は，どの年代でも圧倒的にコンドームが多く約3/4を占めますが[1]，避妊失敗率（妊娠の確率）は3〜14％と高い方法です[3]．また，緊急避妊を必要とした理由の約6割がコンドームの破損や脱落といったコンドーム避妊の失敗によるものです[4]．よって，もう子どもを産むつもりはない場合は，コンドームでの避妊法だけではなく，確実に避妊できる方法を選択する必要があります．

2. 答えの根拠

- 産後の避妊方法については**表1**に，緊急避妊ピルに関しては**表2**に示します．

[*1] IUD：子宮内避妊用具（intrauterine device）の略称
[*2] IUS：intrauterine contraceptive systemの略称．黄体ホルモンが付加されたIUDで，子宮内で黄体ホルモンが持続的に放出される子宮内避妊システム

表1　産後の避妊法

避妊法		妊娠する確率	適応・特徴	開始可能時期	授乳状況
子宮内避妊用具（IUD，IUS）		0.14%［黄体ホルモン含有IUD（IUS）］	・次子を希望しない場合は2～5年で交換 ・着脱に医師の診察を要し自然脱出がまれに起こる	月経発来後から（産褥6～8週以降）	・銅付加IUDは可 ・黄体ホルモン付加IUD（IUS）は授乳中は適さない
経口避妊薬（OC）		0.1%	・授乳していなければ産褥21日経過後 ・肝機能障害，血栓症などの副作用に留意し，血栓予防のため禁煙する	卒乳後から	授乳中は適さない
男性コンドーム		3～14%	・すべての女性 ・男性主導型の避妊法	性生活再開時から	
不妊手術（永久避妊法）	卵管結紮法	0.5%	・希望するすべての女性 ・術後，妊娠を希望しても元に戻せない	・帝王切開時は手術中に同時に行われる ・経腟分娩では産後2～3日頃行う	
	精管結紮法	0.1～0.15%	・希望するすべての男性 ・術後，妊娠を希望しても元に戻せない	出産に関係なくいつでも実施可能	

女性用コンドームおよび殺精子剤は現在日本では販売中止となっています．

（文献3，5～7より作成）

表2　緊急避妊ピル

適応・特徴	内服時期	授乳状況
・避妊をしないセックスや，コンドーム破損などの避妊の失敗が起こった場合に，妊娠を回避する方法	・性行為が行われてから72時間（3日）以内に服用	・服用直前に授乳し，24時間は搾乳（捨て乳）することで対応できるため，授乳中を理由に緊急避妊を避ける必要はない

（文献2～4より作成）

伝えるときのポイント

- 「もしも」のときには緊急避妊薬があるという情報を提供し，近隣に緊急避妊ピルを処方してくれる医療機関があるかどうかを事前に確認しておくことを推奨しましょう．
- 緊急避妊ピルを処方可能な医療機関は，「思春期・FPホットライン」（電話03-3235-2638，月～金10～16時）で確認できます．

文献

1) 国立社会保障・人口問題研究所：第11回出生動向基本調査「結婚と出産に関する全国調査（夫婦調査の結果概要）」．http://www.ipss.go.jp/ps-doukou/j/doukou11/doukou11.html
2) 松本龍子：助産師と緊急避妊：産後のかかわりで知っておきたいこと．助産誌 65（4）：312-315，2011
3) 大久保智治ほか：避妊法．日産婦会誌 61（10）：510-519，2009
4) 北村邦夫：緊急避妊法とプロゲスチン．HORM FRONT GYNECOL 17（2）：140-149，2010
5) 長尾 憲：家族計画．ナースの産科学，杉本充弘（編著），中外医学社，東京，p420-423，2013
6) 五十嵐ゆかり：分娩後の避妊指導．産と婦 79（11）：1407-1412，2012
7) 産婦人科の基礎知識：避妊．http://www.san-kiso.com/sonota-hininn.html

第11章 産後の身体に関する質問

■コラム　ガスケ・アプローチの効果

　フランスでは，女性の社会進出による問題の表面化や外科的治療費の増大などの背景から，1980年代後半から国の主導により産後の骨盤底筋訓練の普及に力が入れられ，その訓練費用を国民健康保険で10回分まで全額カバーできるという制度ができました[i]．

　骨盤底筋の訓練方法は，腟内コーン，バイオフィードバック法，電気刺激法などさまざまなものがありますが，その一つのガスケ・アプローチ（ガスケ法）はフランスの産婦人科医でヨガ指導者のド・ガスケ医師が開発した，骨盤底を含む会陰全体（perinee，ペリネ）に対する姿勢と呼吸によるアプローチ法[i]で，妊娠中や分娩時の身体姿勢の工夫により骨盤底筋への負荷が軽減されることに着目し，妊娠中から産褥期までの長期にわたるケアを推奨しています[ii]．

　ガスケ・アプローチの基盤となる理論には，腹式呼吸と会陰部の関連，姿勢と腹式呼吸と脊柱伸展の関連，骨盤の傾き，横隔膜の位置，大転子の回転，砕石位やその他の体位と胎児の位置関係に基づく分娩時の姿勢などに関するものが含まれます[ii]．効果が実証されていないことが多い[ii]とされていますが，骨盤底医学をはじめ物理学，胃腸病学，泌尿器科学，産婦人科学の専門家とともに研究を進められている包括的なペリネへのアプローチ方法であり，フランス国内の約半数の参加施設で同アプローチが取り入れられ，世界各地で研修会や講習会が開催されているという背景から，産後の骨盤底筋の訓練に関して有意義な方法であると思われます．

　近年は日本でも研修会が行われており，研修を受けた助産師へのインタビュー調査では，助産師が研修を受けてペリネへの理解を深めることにより，分娩時のケア，特にアクティブバースやフリースタイル分娩について再考察する機会になったことが報告されています[ii]．日本での同アプローチの活用としては，母親の産後の骨盤底筋訓練のみならず，産科領域における専門職が骨盤底のメカニズムを理解し，妊娠中や分娩期の関わりを考えるうえでも有用なようです．

（篠原枝里子）

文献

i) ベルナデット・ド・ガスケ：赤ちゃんと一緒に！ペリネのエクササイズ：お産の前から知っておきたい産後の骨盤底筋群とボディのトリートメント，シャラン山内由紀（訳），メディカ出版，大阪，2011
ii) 喜多里己ほか：妊娠期からの骨盤底筋機能不全予防アプローチ（ド・ガスケアプローチ）の日本女性への活用性の検討．日赤看大紀 **24**：77-86，2010

第12章

漢方に関する質問

第12章 漢方に関する質問

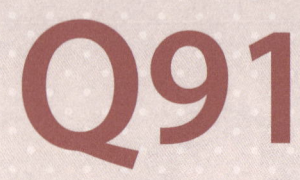

Q91 妊娠中に漢方薬を飲むと，胎児への影響や危険性はありますか？

Answer

- 妊娠中に投与する漢方薬には安胎薬，慎用薬および禁忌薬があります．
- 器官形成期（〜妊娠12週）では，漢方薬といえども薬物であるため慎重に使用する必要があります．これが原則です．
- 西洋薬と同様，漢方薬の成分も経胎盤的に胎児に移行するので，胎児に影響を及ぼすことを考慮する必要があります．a）危険性もありますが（慎用薬，禁忌薬の使用），b）有益性もある（安胎薬の使用）薬なのです．
- 漢方薬のうち148種類の医療用漢方エキス製剤には，催奇形性の報告はなく，禁忌薬もないため，比較的安全に使用することができます．

(岡村麻子)

1. 疑問の背景や傾向

- 妊娠中に漢方薬を内服する機会は多いです．妊娠中のためできるだけ薬は飲みたくないものの体調が思わしくない場合は，妊婦は漢方薬を選択することが多いからです．そこで，漢方薬が胎盤や母体の状態を通して胎児に与える影響を考えることになります．
- 妊娠中は母親の体質や状態（証）が変化しやすいので，漢方薬内服により非妊時にはみられない副作用がみられることもあり注意を要します．誤治（間違った漢方処方）で母体が体調不良になった場合，胎児に悪影響を与えるのはいうまでもありません．

2. 答えの根拠

- いくつかの論文はありますが，すべての種類の漢方薬が大規模臨床試験で証明されたわけではなく，何千年もの歴史のなかで危険性は淘汰され，蓄積されてきた「エビデンス」があります．

a 妊娠中に漢方薬を内服した場合の危険性（慎用薬，禁忌薬）

- 漢方薬はいくつかの生薬で構成されています．慎用薬，禁忌薬はそれぞれ慎重投与，投与禁忌の生薬を含むかどうかで分類されます．危険性を考える場合はどの生薬が含有されているかをみることが大切です．使用禁忌の生薬は医療用漢方エキス製剤には使用されておりませんので，安心して使用できるかと思います［巻末資料4「妊娠中の生薬および漢方製剤のリスク」（241ページ）参照］．
- 妊娠中の漢方薬の影響については，①器官形成期（〜妊娠12週）の催奇形性の問題と，②妊娠全般にわたる胎児への影響の大きく2つに分けて考えるべきでしょう．それぞれについて以下にまとめます．

①器官形成期（〜妊娠12週）の催奇形性の問題

- 医療用漢方エキス製剤には催奇形性の報告はなく[1]，比較的安全に使用できますが，器官形成期（〜妊娠12週）の漢方薬投与はやはり慎重に行う必要があると考えます．しかし，漢

表1　漢方薬の副作用軽減対策

- ある程度の証を把握できる医療従事者の育成
- 患者が服用中の薬をチェックできる薬歴の作成
- アレルギー歴の確認
- 副作用情報の入手

表2　漢方薬の主な副作用と原因として可能性のある生薬

副作用の種類	具体的症状	原因として考えられる生薬
皮膚症状	発疹, 瘙痒感など	桂皮, 独活
胃腸症状	食欲不振, 胃部不快感, 下痢, 便秘, 腹痛, 胸やけ	地黄, 大黄, 芒硝, 石膏, 当帰
精神神経症状	頭痛, めまい, のぼせ, ほてり, 動揺, 痺れ, 不眠	麻黄, 附子（動悸, 不整脈）
その他	偽アルドステロン症, 浮腫, 高血圧, 間質性肺炎, 薬剤性肝障害, アレルギー	甘草, 人参, 柴胡, 黄芩（間質性肺炎）

方薬で妊娠が成立した場合などは，相談のうえ，あえて漢方薬の内服を継続し流産率の低下を目指す場合もあります．習慣性流産に使用する柴苓湯はこの時期に使用する代表的な漢方薬です[2]．悪阻に使用する小半夏加茯苓湯，絨毛膜下血腫に使用する芎帰膠艾湯[3]も同様です．また，安胎薬といわれる当帰芍薬散は催奇形性がないことが報告されています[4,5]．当帰という生薬は，胃腸に負担がかかりますので，つわりが終了してからの内服が一般的です．

②妊娠全般にわたる胎児への影響

- 胎児に対する影響については，流・早産を誘発する可能性を中心に考えます．駆瘀血作用[*1]，利水作用[*2]，瀉下作用[*3]のある生薬を含む漢方薬の使用には注意が必要です［巻末資料4「妊娠中の生薬および漢方製剤のリスク」（241ページ）参照］．
- 妊娠は一種の瘀血（血の巡りの滞った状態）といわれており，瘀血をとる駆瘀血薬の使用は流・早産を引き起こすといわれています．駆瘀血薬の代表である桂枝茯苓丸は，昔は「催生薬」といわれており分娩の促進に使用されていました[6]．ただし中医学の古典『金匱要略』には，「子宮筋腫のある者が妊娠し出血している場合は桂枝茯苓丸を使う」とあり，妊娠中でも証がある場合は使用してもよいことが示されています．
- 漢方薬は複合系薬剤であり有害事象は起こりづらく，妊婦における有害事象は，最近の10年間で茯苓飲合半夏厚朴湯による肝障害の1例の報告のみです[7]．
- 妊婦特有の注意すべき点は前述しましたが，妊婦は急速に成長する胎児に常に酸素と栄養を供給しなければならない（養胎優先）ため，虚証に傾きやすく，一般的な副作用が出やすくなっています．アレルギーを含め，人参による浮腫や高血圧，甘草による偽アルドステロン症，柴胡や黄芩による間質性肺炎，麻黄による動悸や頭痛など，漢方薬でよく知られた副作用（表1，2）にも注意が必要です[8]．なお，麻黄を含む代表的な漢方薬は葛根湯です．

[*1] 駆瘀血作用：瘀血（血の巡りの滞った状態）を改善する作用
[*2] 利水作用：体内水分のバランスを整える作用
[*3] 瀉下作用：下剤（便を排出させる）作用

第12章　漢方に関する質問

b 妊娠中に漢方薬を内服した場合の有益性（安胎薬）

①歴史的な安胎薬

- 前述の『金匱要略』の妊娠病篇には，「婦人懐妊腹中下疗痛スルハ当帰芍薬散之ヲ主ル（婦人が妊娠して，腹中がきりきり痛むときは，当帰芍薬散を使用する）」，また「妊娠下血スル者アリ，モシ妊娠腹中痛ムハ胞阻トナス，膠艾湯之ヲ主ル（妊娠中出血し，腹痛を伴う切迫流産の者には，芎帰膠艾湯を使用する）」とあります．

- 当帰芍薬散は安胎薬の代表的なものです．生薬構成は，血虚（貧血）を改善する「当帰」「芍薬」「川芎」と，水滞（浮腫）を改善する「茯苓」「沢瀉」「朮」です．妊娠中は，最大45％循環血液量が増え（水滞），血球の増加率より血漿の増加率が大きいことによる相対的な貧血状態が生じるとともに，胎児への供給により鉄分が消費されて鉄欠乏性貧血になりやすい[9]（血虚）ことを考えると，当帰芍薬散が有効であることが理解できます．基礎実験でも，当帰芍薬散は妊娠時の血液流動性を改善し，妊娠高血圧症候群などの合併症の発症予防に有効で，胎盤血流量を増し，胎仔体重を増加させる［胎児発育遅延（FGR）に有効］などの報告があります[10]．切迫流・早産や塩酸リトドリンの副作用である動悸の軽減にも有効とされています．直接的な効果として，子宮筋の弛緩作用も証明されています[11]．

- 芎帰膠艾湯は，止血作用のある「艾葉」「阿膠」，血を巡らし血虚に効く「地黄」「当帰」「芍薬」「川芎」の四物湯で成り立っており，出血を伴う切迫流・早産，絨毛膜下血腫に有効とされます．

②妊娠中のさまざまな症状に使用する漢方薬

- **妊娠悪阻**：小半夏加茯苓湯を処方します．内服しづらい場合は，お湯で溶かして冷蔵庫で冷やし，ショウガの切片を加えて6分割するなどの飲む工夫も大切です．六君子湯や半夏厚朴湯，茯苓飲，人参湯のほか，脱水がある場合は五苓散も使用されます．適宜，補液やビタミンB群の投与が必要なのはいうまでもありません．

- **切迫流・早産**：一般的には切迫流・早産には当帰芍薬散を用いますが，「筋肉の痙攣を伴う疼痛」に有効な芍薬甘草湯が子宮収縮を抑制し，切迫流・早産の管理に有効であると報告されています[12]．

- **不育症，習慣性流産**：妊娠中も免疫学的検査をしながら，柴苓湯[2]，当帰芍薬散や芍薬甘草湯を使います．

- **風邪症候群**：風邪のひき始めの第一選択は香蘇散や参蘇飲，桂枝湯を使いますが，葛根湯や麻黄湯も証によっては使用可能です．乾いた咳が出る場合は麦門冬湯，鼻汁が多い場合は小青竜湯，咽頭痛が激しければ桔梗湯を使用します．葛根湯，麻黄湯，小青竜湯には麻黄が含まれており，胎児に悪影響はないものの，証が去った場合は発汗し過ぎて虚脱しないよう直ちに中止することが必要です．インフルエンザには一般的に麻黄湯が処方されますが，妊婦への処方では発汗が過度にならないように麻黄湯と桂枝湯を半分ずつ合わせた桂麻各半湯とすると安全です[13]．

- **便秘**：大黄を多量に含む峻下薬は，流・早産の危険性があるので慎重投与となります．特に

大便が柔らかく気持ちよく出ない症例は胃腸虚弱を示すため，少量の大黄，または大黄を含まない漢方薬を少量より始めて，徐々に増量するとよいです．過敏性大腸炎にも使用される桂枝加芍薬大黄湯，高齢者に頻用される麻子仁丸，潤腸湯などの漢方薬が選択されます．

- **頭痛**：常習性頭痛（筋緊張性，血管性）を訴える妊婦は多いです．妊婦は漢方医学的には水滞，気虚，脾虚，血虚であることを考慮します．筋緊張性頭痛には精神神経症状，ストレスが大きく関与していることがあり，「柴胡」の入った加味逍遙散などの漢方薬を選ぶこともあります．水滞には五苓散や呉茱萸湯，半夏白朮天麻湯，気虚には桂枝人参湯，血虚には当帰芍薬散，当帰四逆加呉茱萸生姜湯を用います．胃が弱いときは，これに六君子湯や四君子湯を追加します[14,15]．

- **不眠**：前述までの各症状と同様に，水滞，気虚，脾虚，血虚を考えます．代表的な漢方薬は酸棗仁湯ですが，胃腸障害が心配されるので量を減らし，証に合わせて五苓散や柴胡桂枝乾姜湯などを追加します．

- **皮膚トラブル**：妊婦には妊娠線，アトピー性皮膚炎の悪化，日光過敏症などの皮膚トラブルが多くみられます．妊娠性皮膚瘙痒症には保湿剤やステロイド軟膏に加え，血虚，皮膚の修復に効果のある四物湯を使います．同時に食事や衣類にも注意が必要です．

- **浮腫，妊娠高血圧症候群**：いずれも利水作用のある当帰芍薬散，柴苓湯，五苓散，防已黄耆湯などを使用します．越婢加朮湯などの麻黄配合薬は浮腫を取る作用が急激なため，流産の危険性があるといわれています．

- **痔疾**：乙字湯の内服や，紫雲膏の塗布を行います．紫雲膏に含まれる「紫根」の色は落ちにくいので患部にガーゼを使用するとよいです．

- **頸管熟化作用**：冷えに有効な五積散には，冷え症合併の妊婦への頸管熟化作用があり，それが分娩誘発効果につながります．陣痛促進薬の使い方が変え，帝王切開術の件数を減少させる可能性のある薬と考えられます[16]．

③妊娠中に有効であった漢方薬の症例紹介

- ⅰ）妊娠性皮膚瘙痒症に当帰芍薬散が有効であった1症例，ⅱ）白衣性高血圧による子癇様発作に柴胡加竜骨牡蠣湯が有効だった1症例，ⅲ）不安神経症の妊婦に半夏厚朴湯が有効だった1症例などの自験例があります．西洋医学で対処できない症状を漢方薬が助ける場面は少なくありません．

C まとめ

- 中国に現存する最も古い医書の一つである『黄帝内経素問』では，「有故内殞，亦無殞也（妊娠中でもその薬の目標となる病があれば危険はなく，また胎児にも害を及ぼさない）」，「衰其大半而止（大半が治ったら投与を中止すべき）」とあるように，時に使用薬剤量の減量も考慮しながら，いたずらな長期投与を避けることは非妊娠期と同様に大切であり，証に合った漢方薬を使うことが漢方薬を安全に有効に使ううえで大事なこととしています[17]．比較的長期に使用する場合は，全身状態やバイタルの確認，尿検査，血液検査を施行することはいうまでもありません．危険性，有益性を含めて，妊婦に対する漢方薬の影響は，今後

第12章 漢方に関する質問

さらなる研究や症例の集積が期待される分野です．
- 漢方薬は，妊娠中のマイナートラブルから治療まで，妊婦のQOLの向上に大変役に立ちます．漢方薬を上手に使い，「妊婦だから様子をみましょう」という言葉がなくなる診療を目指したいものです．

伝えるときのポイント

- 漢方薬は薬です．危険性・有益性のどちらもがあることを伝えましょう．
- 妊娠中に漢方薬を内服するときは，構成生薬に注意する必要があることを伝えましょう．
- 証（自分の体質や状態）に合った漢方薬を選択する必要があることを伝えましょう．
- いたずらに長期服用をしないようにアドバイスしましょう．

こんなとき医師にコンサルテーション

- 母親の状態により危険な生薬が含有されていても内服が必要と考えられる場合や，市販の漢方薬を内服しても症状が軽快しない場合のほか，漢方的な診察を行ったうえで漢方薬の処方を決めたり，精査のうえ西洋医学的治療が必要になったりする場合は，医師に相談しましょう．

文献

1) 早川　智：妊婦における漢方の使い方．産婦の実際 56（7）：1037-1044，2007
2) 高桑好一ほか：不育症・習慣流産．産婦の実際 63（3）：363-371，2014
3) 後山尚久ほか：子宮出血を伴う切迫流産に対する芎帰膠艾湯の臨床効果．産婦漢方研のあゆみ 23：100-103，2006
4) 中田敬吾：妊娠時当帰芍薬散服用患者の追跡調査．日東洋医誌 34（1）：43-46，1983
5) 油田正樹ほか：当帰芍薬散のラットにおける催奇形性試験．応用薬理 23（6）：981-997，1982
6) 小川恵子：漢方方剤の有害事象．産婦の実際 63（3）：293-298，2014
7) 吉窪誠司ほか：茯苓飲合半夏厚朴湯による薬剤性肝障害の1例．日消誌 94（8）：564-568，1997
8) 赤瀬朋秀ほか：副作用・妊娠に対する注意点．薬事 36（7）：175-182，1999
9) Whittaker PG et al: Serial hematologic changes and pregnancy outcome. Obstet Gynecol 88（1）：33-39, 1996
10) 仮野隆司ほか：不妊症治療ならびに安胎薬として漢方方剤を投与した分娩200例の予後の臨床的研究．日不妊会誌 36（3）：612-620，1991
11) 貝原　学ほか：妊娠中毒症の病態と漢方血液流動性の観点から．腎と透析 37（5）：929-933，1994
12) 渡邊直子ほか：切迫早産の漢方治療．産婦の実際 63（3）：357-362，2014
13) 大野修嗣：漢方エキス製剤の妊婦・産婦・授乳婦への投与．漢方医薬誌 18（4）：132，2010
14) 青山廉平：妊婦に漢方薬を処方するにあたり，禁忌すべき事項について．現代東洋医 15（1）：132-134，1994
15) 菊谷豊彦：妊婦の感冒，頭痛，不眠に対する漢方治療．周産期医 23（11）：1558-1560，1993
16) 蔭山　充ほか：妊娠39週以降の子宮頸管成熟不全に熟化剤五積散の試み．Methods in Kampo Pharmacology, vol 6, 天然薬物研究方法論アカデミー（編），ライフサイエンス・メディカ，東京，p69-71，2000
17) 村田高明：処方的にみる妊婦の漢方治療上の諸注意．現代東洋医 13（1）：11-17，1992

第12章　漢方に関する質問

■ コラム　**妊娠中の禁忌生薬の漢詩**

　昔中国では，妊娠中の禁忌生薬を歌にして表していました．およそ800年前の宋の時代の有名な医家，陳自明が詠んだ歌です．そこでは，巻末資料4「妊娠中の生薬および漢方製剤のリスク」（241ページ）に掲載されている禁忌生薬の動物，植物，鉱物が歌われています[i]．

『孕婦薬忌歌－婦人大全良方』
　　［『妊婦禁忌生薬の歌－婦人良才大全』（1237年）］

蚖斑水蛭地胆虫，乌头附子配天雄／踯躅野葛蝼蛄类，乌喙侧子及虻虫
　　［トカゲ・ヒル・ヒメツチハンミョウ，ウズ・ブシ・テンユウ（いずれもトリカブトの根）／アザレア・クズ・オケラ，トリカブトからアブまで］

牛黄水银并巴豆，大戟蛇蜕及蜈蚣／牛膝藜芦并薏苡，金石锡粉及雌雄
　　［ゴオウ・スイギン・ハズ，ダイゲキ・ヘビの抜け殻・ムカデ／ゴシツ・リロ・ヨクイニン，金石・鈴粉・雌黄や雄黄（ヒ素化合物）］

牙硝芒硝牡丹桂，蜥蜴飞生及（庶瓦）虫／代赭蚱蝉胡粉麝，荛花薇衔草三棱
　　［硫酸ナトリウム・牡丹・月桂樹，トカゲ・モモンガ・サツマゴキブリ／タイシャ・セミ・コフン・麝香（じゃこう），ゲンカ・ビガン・サンリョウ（いずれも植物）］

槐子牵牛并皂角，桃仁蛴螬和茅根／檽根硇砂与干漆，亭长波流荫草中
　　（エンジュ・アサガオ・ソウカク，トウニン・ウジムシ・チガヤ／トウジン・塩化アンモニウム・ウルシ，それからススキ）

瞿麦（闺）茹蟹爪甲，猬皮赤箭赤头红／马刀石蚕衣鱼等，半夏南星通草同
　　（ナデシコの種子・闾茹（ロジョ）＊・カニノツメ，ハリネズミの皮・シャクゼン・野生の牡丹／マテガイ・チョロギ・セイヨウシミなど，ハンゲ・ナンテンショウ・アケビも同じ）

干姜蒜鸡及鸡子，驢肉兔肉不顺供／切忌妇人产前忌，此歌宜记在心胸
　　（乾姜・ニンニク・鶏肉・鶏卵，ロバ肉・ウサギ肉は当然使わない／妊娠中に使ってはいけない漢方薬については，必ず心に留めておきましょう）

＊トウダイグサ科の植物で，排膿殺菌作用がある．『神農本草経』の下品（毒性が強いので長期連用不可のもの）に収載されている．

　　　　　　　　　　　　　　　［岡村麻子；岡村宏章（島根大学東アジア・太平洋歴史文化プロジェクトセンター長）共訳］

文献
i ）吉元昭治：妊婦と漢方薬．産婦の世界 **42**（増刊）：25-33，1990

第12章 漢方に関する質問

Q92 授乳中に漢方薬を飲むと，赤ちゃんへの影響や危険性はありますか？

Answer

　西洋薬と同様，漢方薬の成分も乳汁中に移行します．新生児，乳児に影響を及ぼすことも考慮する必要があります．危険性[1]もありますが，有益性[2,3]もあります．母親に漢方薬を内服してもらい，その後に授乳することにより児の治療をすることもあります．

（岡村麻子）

1. 疑問の背景や傾向

- 授乳中に漢方薬を内服する機会は多いです．授乳中のため，できるだけ薬は飲みたくないものの体調が思わしくない場合，漢方薬を選択する母親が多いからです．そこで，漢方薬が乳汁を通して児に与える影響を考えることになります．
- もちろん母親の体質や状態をみて漢方薬を選択する（随証治療）のは当然です．母親が漢方薬を内服することによって体調が回復する必要はありますが，誤治（間違った漢方処方）で体調不良になっては児に悪影響を与えるのはいうまでもないからです．なお，各種の報告では，母親の体調が良くなることにより児の体調も良くなることが認められています．

2. 答えの根拠

- 妊娠中の漢方薬の影響（Q91参照）と同様に，授乳中の漢方薬の影響に関しても大規模臨床試験でエビデンスが証明されたわけではありません．しかし，何千年もの歴史のなかで危険性は淘汰され，蓄積されてきた「エビデンス」があります．

a 授乳中に漢方薬を内服した場合の危険性[1]

- 漢方薬はいくつかの生薬で構成されています．危険性を考える場合はどの生薬が含有されているかをみることが大切です．授乳中に特に注意する生薬は，大黄，麻黄，牛黄です．
- 大黄の成分のアントラキノン誘導体は乳汁中に移行し，哺乳児に下痢を起こします．
- 麻黄に含まれるエフェドリンは交感神経興奮作用があるため，哺乳児に興奮やほてりを誘発します．
- 牛黄は牛の胆嚢や胆道にできた結石です．医療用漢方エキス製剤には使用されていませんが，強心・解熱解毒作用があり，児には興奮，血圧上昇を起こすとされています．
- 以上の生薬の危険性に関する詳細は，巻末資料5「授乳中の生薬および漢方製剤のリスク」（243ページ）を参考にしてください．

b 授乳中に漢方薬を内服した場合の有益性[2,3]

- 育児・家事，そして仕事に介護と，現代の日本の母親はストレスを多く抱えています．不眠，イライラ，動悸を訴えてきた母親に加味逍遙散を内服してもらったところ，母親の症状の改善と同時に，児のアトピー性皮膚炎が軽快した自験例があります．アトピー性皮膚炎の

第12章　漢方に関する質問

症状は母親の心理状態が関係しているといわれます．それを裏づけた症例といえます．

- 抑肝散は，虚弱で神経がたかぶるような症状，小児夜泣き，小児疳症に使用される漢方薬です．原典は中国の明の時代の小児科教科書である『保嬰撮要』ですが，「（抑肝散は）子母同じく服す」と記載があり，母児同服を行う有名な漢方薬です．児の夜泣きがおさまり，母親の精神も安定する一挙両得の薬といえます．
- 産後は気血両虚（元気がなくなり貧血気味）となります．元気を取り戻し貧血を治す意味で，補剤である十全大補湯，補中益気湯などは育児のパワーアップにつながり有益です．

伝えるときのポイント

- 漢方薬は薬です．危険性・有益性のどちらもがあることを伝えましょう．
- 授乳中に漢方薬を内服するときは，構成生薬に注意する必要があることを伝えましょう．
- 医師の診察を受けたうえで漢方薬を選択しなければいけない場合もあることを伝えましょう．
- いたずらに長期服用をしないようにアドバイスしましょう．

こんなとき医師にコンサルテーション

- 母親の状態により危険な生薬が含有されていても内服が必要と考えられる場合や，市販の漢方薬を内服しても症状が軽快しない場合のほか，漢方的な診察を行ったうえで漢方薬の処方を決めたり，精査のうえ西洋医学的治療が必要になったりする場合は，医師に相談しましょう．

文献

1) 大野修嗣：漢方エキス製剤の妊婦・産婦・授乳婦への投与．漢方医薬誌 **18**（4）：24-27，2010
2) 秋葉哲生：抑肝散．活用自在の処方解説，ライフ・サイエンス，東京，p114-115，2009
3) 西田慎二：イライラ・不安感．はじめての漢方治療，後山尚久（編），診断と治療社，東京，p254-257，2013

コラム　東洋医学，中医学，韓医学，漢方医学とは

「東洋医学」は，起源とする場所から分類すれば，東洋を起源とする伝統医学を意味します．「東洋」をどこまでと捉えるかで，「中医学」（中国），「漢方医学」（日本），「韓医学」（韓国）などの中国起源の東アジアの伝統医学のみとするか，アーユルヴェーダ（インド）やユナニ医学（アラビア）などを含めて考えるかに分かれます．日本では，漢方薬を使用した薬物療法の「漢方医学」と「鍼灸医学・按摩」を併せた伝統医学を「東洋医学」と称する一方で，中国では東洋は日本を示すため，東洋医学とは日本の「漢方医学」を意味します．東洋医学一つとってもさまざまな捉え方があるのです．

「中医学」は，中国伝統医学を中華人民共和国設立以降に統一した名称で，それ以前の医学を「中国医学」と呼んで区別する場合もあります．中薬（中国の漢方薬）を使用し，薬膳，鍼灸，推拿（中国整体），気功などで治療を行います．

「韓医学」は，中国医学を源流に朝鮮半島で発展した医学を意味します．以前は，「漢医学」「漢方医学」「韓方医学」とも呼ばれていました．鍼灸が盛んで，動物性生薬を多用します．「一鍼二灸三薬」ともいわれます．

「漢方医学」は，7世紀以降「遣隋使」「遣唐使」により導入された中国医学が日本独自に発展してきた日本の伝統医学です．江戸中期に出島を通してオランダから入ってきた西洋医学を「蘭方」と呼ぶのに対し，明治時代になってそうした伝統医学は「漢方」と名付けられました．したがって，「中国漢方」「韓国漢方」という使い方は誤りです．

東洋医学の各医学では，重視する理論や診断法，使用する生薬やその量に違いはありますが，基本思想は共通しています．東洋医学では，ヒトを体全体で捉え，ヒトの体を自然の一部として考え，常に流れ，変動していくと考えます．ヒトを物として捉え，部品の集合体と捉える唯物論的な西洋医学とは対照的です．西洋医学は，各臓器や骨，筋肉の機能を詳細に分析したうえで治療を行いますが，東洋医学は，陰陽五行思想を根底とした「気血水」「六病位」「五臓六腑」「八綱弁証（陰陽，虚実，表裏，寒熱）」の理論に基づき，「四診（望診，聞診，問診，切診）」という診察を通して，患者各人の体の変動やバランスの崩れを診断し治療方法を決めます（これを「随証治療」といいます）．特に，切診は東洋医学独特の診察で，脈をみる「脈診」，腹をみる「腹診」，舌をみる「舌診」があります．腹診は日本漢方独特の診察方法であり，中医学にはない方法です．

これからの医療は，西洋医学の唯物論的な考え方と東洋医学のヒトを全体として捉える考え方の双方をうまく融合すること（洋漢統合医療）がより望まれます．治療はもちろん，予防医学，健康医学を推進するためにも役立つ治療法です．特に奇跡ともいえる生命の誕生を援助する助産の現場では，唯物論だけでは説明できないことが多々あると感じます．どちらか片方の医療では，ピカソの顔は半分です．

（岡村麻子）

付　録

資料 1	妊娠中・授乳中の薬のリスク（症状別薬剤一覧）	230
資料 2	妊娠前・妊娠中・授乳中の予防接種可否・推奨一覧	236
資料 3	妊娠中・授乳中の薬剤服用リスクに関する情報が得られる主なウェブサイト等	239
資料 4	妊娠中の生薬および漢方製剤のリスク	241
資料 5	授乳中の生薬および漢方製剤のリスク	243

資料1　妊娠中・授乳中の薬のリスク（症状別薬剤一覧）

　下記の表は，妊娠中および授乳中に質問の多い症状ごとに，日本の臨床で使用されている主な薬剤とそのリスクを一覧にしたものです（薬剤名の選択にあたっては末尾に挙げた文献1，2を参考にしています）．

　日本では，各薬剤ごとに製薬会社が作成した添付文書が存在するものの，胎児へのリスクを示す公的なカテゴリー基準はなく，また授乳中の薬剤使用は，母乳中に成分が移行する薬剤については児への影響の如何を問わず，すべて授乳中止と記載されています．

　そこで，本表では添付文書中のカテゴリーは用いず，海外の主要な妊娠中と授乳中のリスクカテゴリー，および厚生労働省の事業である「妊娠と薬情報センター」による「安全に使用できると思われる薬」一覧の内容を記載しています（各リスクカテゴリーの詳細と参照元情報については末尾に記載しています）．ただし，これら内外のカテゴリーのいずれにおいても，分類されていない薬剤に関しては空欄のままとしています．

（遠藤亜貴子，加藤千穂，八重ゆかり）

症状	分類	一般名	代表的な商品名	妊娠期 FDA基準[1]	オーストラリア基準[2]	授乳期 AAP[3]	Dr. Hale's Lactation Risk Category[4]	妊娠と薬情報センター[5]
頭痛・腰痛・発熱・炎症・感冒症状など	解熱・鎮痛・抗炎症薬	アセトアミノフェン	パラセタモール		A	6	L1	可
		チアラミド塩酸塩	ソランタール	海外未発売				
		アスピリン	バファリン	C			L2	
			アスピリン		C			
		メフェナム酸	ポンタール	C	C			
		インドメタシン	インダシン		C	6	L3	可
		ジクロフェナクナトリウム	ボルタレン	C	C		L2	可
		ロキソプロフェンナトリウム水和物	ロキソニン					
		イブプロフェン	ブルフェン	C (30週以降D)		6	L1	可
		ナプロキセン	ナイキサン	C	C		L3	可
		ピロキシカム	フェルデン	C	C		L2	
			バキソ					可
		メロキシカム	モービック	C (30週以降D)	C		L3	
		セレコキシブ	セレコックス	C (30週以降D)	B3		L2	
		アンピロキシカム	フルカム					
		イソプロピルアンチピリン	ヨシピリン					
		エトドラク	ハイペン	C			L3	
			オステラック					
		オキサプロジン	アルボ	C			L3	

資料1

症状	分類	一般名	代表的な商品名	妊娠期 FDA基準*1	妊娠期 オーストラリア基準*2	授乳期 AAP*3	授乳期 Dr. Hale's Lactation Risk Category*4	妊娠と薬情報センター*5
頭痛・腰痛・発熱・炎症・感冒症状など	解熱・鎮痛・抗炎症薬	ケトプロフェン	モーラステープ	B（妊娠後期D）	C			
			エパテック		C			
			カスピテン		C			可
			ミルタックス		C			
		ザルトプロフェン	ソレトン					
			ペオン					
		スリンダク	クリノリル	C	C			
		スルピリン水和物	スルピリン					
			メチロン					
		チアプロフェン酸	スルガム		C			
		プラノプロフェン	ニフラン	海外未発売				
		フルルビプロフェン	フロベン	C	B2		L2	可
		モフェゾラク	ジソペイン	海外未発売				
		ロルノキシカム	ロルカム					
		イソプロピルアンリピリン・アセトアミノフェン・アリルイソプロピルアセチル尿素・無水カフェイン	SG顆粒					
片頭痛	片頭痛薬	エルゴタミン	ジヒデルゴット	X	C	5	L4	
		スマトリプタン	イミグラン	C	B3	6	L3	可
		ゾルミトリプタン	ゾーミッグ	C	B3		L3	
		エレトリプタン	レルパックス	C	B1		L3	可
		リザトリプタン	マクサルト	C	B1		L3	
		ロメリジン塩酸塩	ミグシス					
		プロプラノロール	インデラル	C	C		L2	
		バルプロ酸ナトリウム	デパケン	D（てんかん、双極性障害の躁状態）X（片頭痛予防）	D		L4	
花粉症・アトピーなどによるアレルギー症状（鼻炎・眼や皮膚の瘙痒など）	抗ヒスタミン薬（第一世代）	ジフェンヒドラミン塩酸塩	レスタミン		A		L2	
			ベナ		A		L2	可
		ジフェニルピラリン塩酸塩	ハイスタミン		B2			
		クレマスチンフマル酸塩	タベジール	B	A	5	L4	
		d-クロルフェニラミンマレイン酸塩	ポララミン	B	A		L3	
		トリプロリジン塩酸塩	ベネン		A	6	L1	可
		ヒベンズ酸プロメタジン	ヒベルナ	C	C		L3	
		アリメマジン酒石酸塩	アリメジン		C		L4	
		ヒドロキシジン塩酸塩	アタラックス		A		L2	
		ホモクロルシクリジン塩酸塩	ホモクロミン					
		シプロヘプタジン塩酸塩水和物	ペリアクチン		A		L3	

（次ページに続く）

資料1

症状	分類	一般名	代表的な商品名	妊娠期 FDA基準[1]	妊娠期 オーストラリア基準[2]	授乳期 AAP[3]	授乳期 Dr. Hale's Lactation Risk Category[4]	妊娠と薬情報センター[5]
花粉症・アトピーなどによるアレルギー症状（鼻炎・眼や皮膚の瘙痒など）	抗アレルギー薬（第二世代抗ヒスタミン薬含む）	ケトチフェンフマル酸塩	ザジテン	C	B1		L3	
		アゼラスチン塩酸塩	アゼプチン	C	B3		L3	
		オキサトミド	セルテクト					
		メキタジン	ゼスラン					
			ニポラジン					
		フェキソフェナジン塩酸塩	アレグラ	C	B2	6	L2	可
		エピナスチン塩酸塩	アレジオン					
		エバスチン	エバステル					
		セチリジン塩酸塩	ジルテック	B	B2		L2	
		ベポタスチンベシル酸塩	タリオン					
		エメダスチンフマル酸塩	レミカット					
			ダレン					
		オロパタジン	アレロック	C	B1		L2（点眼使用）	
			パタノール					
		ロラタジン	クラリチン	B	B1	6	L1	可
		クロモグリク酸ナトリウム	インタール	B	A			
		トラニラスト	リザベン					
		アンレキサノクス	ソルファ	海外未発売				
		イブジラスト	ケタス					
		ペミロラストカリウム	アレギサール					
			ペミラストン					
		プランルカスト水和物	オノン					
		ザフィルルカスト	アコレート	B	B1		L3	
		モンテルカスト	シングレア	B	B1		L3	
			キプレス					
		オザグレル塩酸塩	ベガ	海外未発売				
			ドメナン					
		セラトロダスト	ブロニカ	海外未発売				
		ラマトロバン	バイナス	海外未発売				
		スプラタストトシル酸塩	アイピーディ	海外未発売				
	ステロイド外用薬	ベタメタゾン吉草酸エステル	リンデロン-V		A		L3	
		モメタゾンフランカルボン酸エステル	フルメタ		B3		L3	
		ジフロラゾン酢酸エステル	ジフラール	C				
		クロベタゾールプロピオン酸エステル	デルモベート				L3	
		ベタメタゾンジプロピオン酸エステル	リンデロン-DP		A			

資料1

症状	分類	一般名	代表的な商品名	妊娠期 FDA基準*1	妊娠期 オーストラリア基準*2	授乳期 AAP*3	授乳期 Dr. Hale's Lactation Risk Category*4	授乳期 妊娠と薬情報センター*5
花粉症・アトピーなどによるアレルギー症状（鼻炎・眼や皮膚の瘙痒など）	ステロイド配合剤	ヒドロコルチゾン・ジフェンヒドラミン	強力レスタミンコーチゾン		A			
		フラジオマイシン			D			
	アトピー治療薬（免疫抑制薬）	タクロリムス水和物	プロトピック	C	C		L2	
咳嗽・痰	鎮咳薬・去痰薬	コデインリン酸塩	コデインリン酸塩		A	6	L4	
		ジヒドロコデインリン酸塩	ジヒドロコデインリン酸塩		A			
		チペピジンヒベンズ酸塩	アスベリン	海外未発売				
		デキストロメトルファン臭化水素酸塩	メジコン	C	A		L1	
		ノスカピン	ナルコチン			6		
		ジメモルファンリン酸塩	アストミン					
		エプラジノン塩酸塩	レスプレン					
		ペントキシベリンクエン酸塩	トクレス					
		クロペラスチン塩酸塩	フスタゾール					
		ベンプロペリンリン酸塩	フラベリック					
		クロフェダノール塩酸塩	コルドリン					
		ブロムヘキシン塩酸塩	ビソルボン		A			
		桜皮エキス	ブロチン					
		アセチルシステイン	ムコフィリン	B	B2			
		L-メチルシステイン塩酸塩	ペクタイト					
		L-エチルシステイン塩酸塩	チスタニン	海外未発売				
		カルボシステイン	ムコダイン					
		フドステイン	クリアナール	海外未発売				
		アンブロキソール塩酸塩	ムコソルバン					
		チロキサポール	アレベール					
		ペントキシベリンクエン酸塩	トクレススパンスール					
便秘・下痢	整腸・止瀉薬・下剤	酸化マグネシウム	マグラックス				L1	
		ピコスルファートナトリウム	ラキソベロン					
		センナエキス	アローゼン	C	A	6	L3	
		センノシド	プルゼニド				L3	
		ビサコジル	テレミンソフト		A		L2	
		ロペミラド塩酸塩	ロペミン	C	B3	6	L2	可

（次ページに続く）

資料1

症状	分類	一般名	代表的な商品名	妊娠期 FDA基準*1	妊娠期 オーストラリア基準*2	授乳期 AAP*3	授乳期 Dr. Hale's Lactation Risk Category*4	妊娠と薬情報センター*5
痔	痔疾用薬	大腸菌死菌・ヒドロコルチゾン	ポステリザン					
			ポステリザンF	・痔疾用薬はいずれもカテゴリー分類されていない ・ポステリザン軟膏はヒドロコルチゾンを含有しないが,強力ポステリザン軟膏とポステリザンF座薬は含有する ・ヒドロコルチゾン外用薬および座薬使用によるヒトでの催奇形性は報告されていない[1]				
			強力ポステリザン					
		ヒドロコルチゾン・フラジオマイシン・ジブカイン塩酸塩・エスクロシド配合剤	プロクトセディル					
不眠	睡眠薬	ペントバルビタール	ラボナ		C			
		アモバルビタール	イソミタール					
		フェノバルビタール	フェノバール	D	D	5	L4	
		ブロモバレリル尿素	ブロバリン					
		トリクロホス	トリクロリール					
		抱水クロラール	エスクレ		A		L3	
		トリアゾラム	ハルシオン	X			L3	
		ブロチゾラム	レンドルミン					
		ロルメタゼパム	エバミール	DX	C			
		リルマザホン塩酸塩	リスミー					
		フルニトラゼパム	サイレース		C		L4	
			ロヒプノール					
		ニメタゼパム	エリミン	海外未発売				
		エスタゾラム	ユーロジン	X			L3	
		ニトラゼパム	ベンザリン		C		L2	
			ネルボン					
		フルラゼパム塩酸塩	ダルメート		C		L4	
		ハロキサゾラム	ソメリン	海外未発売				
		クアゼパム	ドラール	C		4	L2	
		ゾピクロン	アモバン		C		L2	
		ゾルピデム酒石酸塩	マイスリー	C	B3	6	L3	
インフルエンザ（治療）		オセルタミビル	タミフル	C	B1		L2	可
		ザナミビル	リレンザ	C	B1		L2	
		ペラミビル水和物	ラピアクタ					
		アマンタジン塩酸塩	シンメトレル	C	B3		L3	
ワクチン		インフルエンザHAワクチン	インフルエンザHAワクチン	妊娠前・妊娠中・授乳中の接種推奨 （資料2「妊娠前・妊娠中・授乳中の予防接種可否・推奨一覧」参照）				

■妊娠期のリスクカテゴリー

*¹ **米国食品医薬品局（FDA）（FDA Pregnancy Categories）：**
A：ヒト妊婦への対照試験結果で危険性なし．
B：動物生殖試験で危険性は否定されているが，ヒト妊婦への対照試験データはない．
C：動物生殖試験で危険性を否定できない．
D：ヒト胎児への危険性を示すエビデンスがある．
X：妊娠中の投与禁忌

（カテゴリー参照元）
- FDA Pregnancy Categories 〈http://chemm.nlm.nih.gov/pregnancycategories.htm〉
- 21 CFR Part 201 Content and Format of Labeling for Human Prescription Drug and Biological Products; Requirements for Pregnancy and Lactation Labeling 〈http://www.gpo.gov/fdsys/pkg/FR-2008-05-29/pdf/E8-11806.pdf〉

（検索サイト）FDA＠Drugs 〈http://www.accessdata.fda.gov/scripts/cder/drugsatfda〉；各薬剤のLabel情報および一部薬剤は日本のインタビューフォームを参照．

*² **オーストラリア基準（The Australian Categories for Prescribing Medicines in Pregnancy）：**
A：使用実績からほぼ安全．
B1：使用実績は限定的だが，ヒトおよび動物試験で危険性示されず．
B2：使用実績は限定的で動物試験データも少ないが，危険性は示されていない．
B3：使用実績は限定的で，動物試験データでは胎仔への危険性が示されている．
C：胎児や新生児への有害作用が疑われるが，催奇形性は報告されていない．
D：胎児の奇形や非可逆的な障害発生頻度を増やす．
X：妊娠中の投与禁忌

（カテゴリー参照元）Australian Categorisation System for Prescribing Medicines in Pregnancy 〈https://www.tga.gov.au/australian-categorisation-system-prescribing-medicines-pregnancy〉

（検索サイト）Prescribing Medicines in Pregnancy Database（15 December 2014）〈http://www.tga.gov.au/prescribing-medicines-pregnancy-database〉：一部薬剤は日本のインタビューフォームを参照．

■授乳期のリスクカテゴリー

*³ **米国小児科学会（AAP）：**
6：通常，母乳育児中の母親へ投与可能な薬剤
5：授乳中の乳児に重大な影響を与える場合があり，母親への投与に注意を要する薬剤
4：授乳中の乳児に対する影響は不明であるが，懸念のある薬剤
3：一時的に授乳の中止を必要とする薬剤
2：母乳育児中の乳児に有害な作用が報告されている薬剤
1：細胞毒性があり，乳児の細胞代謝を阻害する可能性のある薬剤

（カテゴリー参照元）American Academy of Pediatrics（AAP）Committee on Drugs: The transfer of drugs and other chemicals into human milk. Pediatrics **108**: 776-789, 2001

*⁴ **Dr. Hale's Lactation Risk Category：**
L1：適している（Compatible）；授乳婦への使用実績があり，乳児への有害報告もない．
L2：概ね適している（Probably compatible）；研究数は少ないが，乳児への有害報告はない．
L3：概ね適している（Probably compatible）；乳児に有害な作用を及ぼす可能性が否定できない（ヒト授乳婦への対照試験はなし）．
L4：有害の可能性（Probably hazardous）；乳児，もしくは乳汁分泌へのリスクを示す明らかなエビデンスがある．
L5：有害（Hazardous）；ヒト授乳婦への研究で，乳児に重大な有害作用が及ぶことが実証されている．

（カテゴリー参照元）Thomas WH: Medications and Mothers' Milk, 16th ed, 2014

*⁵ **妊娠と薬情報センター（「授乳中に安全に使用できると思われる薬」）：**

（カテゴリー参照元）国立成育医療研究センター（妊娠と薬情報センター）〈http://www.ncchd.go.jp/kusuri/lactation/druglist.html〉

文献

1) 林　昌洋ほか（編）：実践 妊娠と薬，第2版，じほう，東京，2010
2) 伊藤昌也ほか（編）：薬物治療コンサルテーション：妊娠と授乳，南山堂，東京，2011
3) 大分県『母乳と薬剤』研究会（編）：母乳とくすりハンドブック：Mother's Milk and Medications Handbook for a medical profession 2010. http://www.oitaog.jp/syoko/binyutokusuri.pdf

資料2 妊娠前・妊娠中・授乳中の予防接種可否・推奨一覧

(遠藤亜貴子,加藤千穂,八重ゆかり)

表1 日本で接種可能なワクチンの種類(2015年5月18日現在)

定期接種 (対象者年齢は政令で規定)	**生ワクチン** ・BCG ・麻疹・風疹混合(MR) ・麻疹(はしか) ・風疹 ・水痘 **不活化ワクチン・トキソイド** ・百日咳・ジフテリア・破傷風混合(DPT) ・ジフテリア・破傷風混合トキソイド(DT) ・ポリオ(IPV) ・百日咳・ジフテリア・破傷風・不活化ポリオ混合(DPT-IPV) ・日本脳炎 ・インフルエンザ ・肺炎球菌(13価結合型) ・インフルエンザ菌b型(Hib) ・ヒトパピローマウイルス(HPV):2価,4価 ・肺炎球菌(23価多糖体)
任意接種	**生ワクチン** ・ポリオ ・流行性耳下腺炎(おたふくかぜ) ・黄 熱 ・ロタウイルス:1価,5価 **不活化ワクチン・トキソイド** ・B型肝炎 ・破傷風トキソイド ・成人用ジフテリアトキソイド ・A型肝炎 ・狂犬病 ・髄膜炎菌:4価 ＊定期接種を対象年齢以外で受ける場合

(国立感染症研究所:日本で接種可能なワクチンの種類.http://www.nih.go.jp/niid/ja/vaccine-j/249-vaccine/589-atpcs003.html より引用)
(筆者注)最新情報については国立感染症研究所ホームページを随時ご確認下さい.

表2 妊娠可能年齢女性が対象となり得るワクチン

ワクチンの種類		接種の可否・推奨		
		妊娠前[*1]	妊娠中[*2]	授乳中[*2]
生ワクチン	ポリオ	必要時	禁忌	有益性投与
	麻疹風疹混合（MR）	接種を考慮		
	麻疹			
	風疹			
	流行性耳下腺炎			
	水痘			
	黄熱	必要時	有益性投与	接種禁希望/授乳回避[*4]
不活化ワクチン	日本脳炎	必要時	有益性投与	有益性投与
	髄膜炎菌（4価結合型）			
	三種混合（ジフテリア・百日咳・破傷風）			
	HPV ガーダシル	欄外参照[*3]		
	HPV サーバリックス		接種延期	
	インフルエンザ	接種を考慮	接種可能	接種可能
	B型肝炎	必要時	有益性投与	有益性投与
	A型肝炎			
	狂犬病			
トキソイド	ジフテリアトキソイド	必要時	有益性投与	有益性投与
	破傷風トキソイド			

（筆者注）表中のワクチンは，文献6（次ページ参照）の413ページの表を基に，現在わが国で接種可能なワクチンを加筆したものです．

[*1] 妊娠前について：
- 妊娠前の生ワクチン（麻疹，風疹，流行性耳下腺炎，水痘）およびインフルエンザワクチンの接種に関しては文献1, 5, 6を参考としました．これらの文献中では「適応がある（接種未完了，罹患歴なし，低抗体）場合」「必要性が高い（周囲で流行，罹患者に接触機会あり）と判断される場合」に接種するもしくは接種を考慮する，といった表現となっていますが，本表では「接種を考慮」に統一しました．
- 「必要時」とは，①規定回数の接種を完了していない，②流行地域への渡航時，③抗原へのばく露時（HBe抗原陽性血液の針刺しや咬傷後の予防など），④感染により重症化する合併症を有している，などのケースを想定しています．

[*2] 妊娠中・授乳中について：
- 生ワクチンおよびHPVワクチンについては，各ワクチンの添付文書中の表現を記載しています．その他のワクチンに関しては，『産婦人科診療ガイドライン産科編2014』[7]中の基準を参考にしました．なお，インフルエンザワクチンは，『産婦人科診療ガイドライン産科編2014』では妊婦および授乳婦への「接種可能」と表現されていますが，国外においては妊娠前・中・後を通じて「推奨」の扱いです[1,5,8]．
- 妊娠中の生ワクチン接種の原則「禁忌」に関しては国外の基準とも合致しています[1,4]．ただし「有益性投与」に関しては，「治療上の有益性が危険性を上回ると判断される場合にのみ投与すること」を意味し，日本の医薬品の約半数がこれに該当しますが，国外の状況とは必ずしも一致していません．たとえば，米国疾病予防管理センター（CDC）によれば，生ワクチン・不活化ワクチン・トキソイドのいずれのワクチンも授乳中に安全に接種可能とされています[3]．また，米国では新生児の百日咳感染予防のために，妊婦への三種混合ワクチンの追加接種が推奨されており，麻疹・流行性耳下腺炎・風疹ワクチンおよび水痘ワクチンについては産褥入院中の接種が推奨されています[4,5]．

[*3] HPVワクチンについて：
- 2013年4月より定期接種の対象となっていますが，ワクチンとの因果関係を否定できない重篤な副反応症例が接種後にみられたことから，同年6月より積極的な接種勧奨を一時差し控えることが厚生労働省から勧告されています（2016年8月末現在）．

[*4] 黄熱病ワクチンについて：
- 接種後の母親から母乳を介して乳児へ感染した例が報告されていることから，CDCでは流行地への渡航が避けられない場合を除いてできるだけ接種を行わないよう勧告しています[2]．表中の「接種禁希望/授乳回避」は黄熱ワクチンの添付文書中の表現で，「接種しないことが望ましい/接種する場合は授乳を避けること」を意味します．

資料2

文献

1) Australian Technical Advisory Group on Immunisation (ATAGI): The Australian Immunisation Handbook, 10th ed (updated June 2015). http://www.immunise.health.gov.au/internet/immunise/publishing.nsf/Content/handbook10-home
2) Staples JE et al: Yellow fever vaccine: Recommendations of the Advisory Committee on Immunization Practices (ACIP). MMWR Recomm Rep **59** (RR-07): 1-27, 2010
3) Centers for Disease Control and Prevention (CDC): General Recommendations on Immunization, Recommendations of the Advisory Committee on Immunization Practices (ACIP), 2011. http://www.cdc.gov/mmwr/pdf/rr/rr6002.pdf
4) Centers for Disease Control and Prevention (CDC): Guidelines for Vaccinating Pregnant Women (March 2014). http://www.cdc.gov/vaccines/pregnancy/hcp/guidlines.html#mening
5) Centers for Disease Control and Prevention (CDC): Immunization and Pregnancy Vaccines Chart. http://www.cdc.gov/vaccines/pubs/downloads/f_preg_chart.pdf
6) 伊藤昌也ほか（編）：薬物治療コンサルテーション：妊娠と授乳，第2版，南山堂，東京，2014
7) 日本産科婦人科学会・日本産婦人科医会（編・監）：産婦人科診療ガイドライン産科編2014，杏林舎，東京，2014
8) World Health Organization (WHO): WHO position paper on vaccines against influenza 2012. http://www.who.int/wer/2012/wer8747.pdf

資料3　妊娠中・授乳中の薬剤服用リスクに関する情報が得られる主なウェブサイト等

（遠藤亜貴子，加藤千穂，八重ゆかり）

■ 妊娠中・授乳中の薬に関するリスク情報

- **おくすり110番：妊娠と薬**　*http://www.okusuri110.com/kinki/ninpukin/ninpukin_00top.html*

　　NPO団体である医薬品情報研究会「ファーマフレンド」によって運営されているサイトで，薬剤関連の網羅的な情報が平易な言葉で解説されています．妊娠中および授乳中に使われる主要薬剤が，国内外の薬剤評価基準に基づいた一覧で示されています．

■ 授乳中の薬に関するリスク情報

- **LactMed**　*http://toxnet.nlm.nih.gov/newtoxnet/lactmed.htm*

　　米国の National Library of Medicine が運営する TOXNET（toxicology data network）に含まれるデータベースの一つで，授乳中の母親が服用あるいはばく露する可能性のある薬剤や化学物質に関する情報が名称から検索できます．

- **国立成育医療研究センター「妊娠と薬情報センター」**　*http://www.ncchd.go.jp/kusuri/*

　　「ママのためのお薬情報」として，「安全に使用できると思われる薬」「授乳中の治療に適さないと判断される薬」の表が公開されています．

■ 薬の添付文書情報

- **医薬品医療機器情報提供ホームページ**　*http://www.info.pmda.go.jp/*

　　各薬品の添付文書情報を一般名および商品名から検索可能です．厚生労働省が原則月1回発行している「医薬品・医療機器等安全性情報」，および製薬会社が発表する「緊急安全性情報」「安全性速報」なども掲載されています．

- **FDA@Drugs**　*http://www.accessdata.fda.gov/scripts/cder/drugsatfda/index.cfm*

　　米国で承認された医薬品の添付文書検索サイトです．各医薬品の添付文書に，米国食品医薬品局（FDA）による妊娠中のリスクカテゴリーが示されています．

資料3

■ 妊娠中・授乳中の薬に関する相談窓口がある医療機関

- **国立成育医療研究センター「妊娠と薬情報センター」と28拠点病院**
  http://www.ncchd.go.jp/kusuri/about/index.html

  厚生労働省の事業として，全国28ヵ所（2015年3月現在）の拠点医療機関およびトロント大学と連携し，妊婦と胎児への医薬品の影響に関して国内外のデータや既存文献を集積し，医療従事者および妊婦（妊娠前の相談も可能）に対する個別相談事業を行っています．相談方法には，電話，外来，主治医経由の文書の3通りがあり，相談の手順は上記ウェブサイト上に詳述されています．

- **虎の門病院「妊娠と薬外来」**　*http://www.toranomon.gr.jp/departments/technical/pharmaceutical/*

  虎の門病院では，薬剤部医薬情報科が産婦人科と共同で「妊娠と薬外来」を開設し，妊娠中の胎児への薬剤の影響を心配する妊婦に対し，催奇形性の有無に関する根拠情報を提供し，カウンセリングを行っています．

資料 4　妊娠中の生薬および漢方製剤のリスク

(岡村麻子)

1. 妊娠中禁忌の生薬とその作用

医療用漢方エキス製剤には，以下の生薬は含有されていません．

a 瀉下作用（強力な下剤作用）のある生薬

下剤作用は流産を誘発する危険性があります．
①巴豆（ハズ），②牽牛子（ケンゴシ）（アサガオの種），③大戟（ダイゲキ），④商陸（ショウリク），⑤甘遂（カンツイ）

b 破血活血作用（強力な駆瘀血作用）のある生薬

破血薬は妊娠中絶に用いられます．
⑥水蛭（スイテツ）（ヒル），⑦䗪虫（シャチュウ）（ゴキブリ），⑧三稜（サンリョウ），⑨莪朮（ガジュツ）（紫ウコン）

2. 妊娠中慎重投与の生薬とその作用

利水薬はほぼ安全ですが，時に利尿に働き，脱水傾向に導く可能性があります．以下の生薬が含有されている漢方薬（次ページ参照）の使用には注意を要します．しかし，生薬の相互作用で毒性が緩和されることもあるため，使用可能な場合もあります．

- 大黄（ダイオウ）[*1]→瀉下，子宮収縮，骨盤内充血促進
- 芒硝（ボウショウ）（硫酸ナトリウム）→瀉下，利水
- 桃仁（トウニン）（桃の種）→子宮興奮，駆瘀血
- 紅花（コウカ）（べにばな）→駆瘀血，子宮筋緊張
- 牡丹皮（ボタンピ）→子宮内膜充血，駆瘀血
- 牛膝（ゴシツ）→子宮収縮，駆瘀血
- 附子（ブシ）→頻脈，利水

■ 上記以外で古典的に妊娠中慎重投与とされている生薬

- 呉茱萸（ゴシュユ）→子宮興奮，利水作用
- 厚朴（コウボク）→子宮収縮
- 薏苡仁（ヨクイニン）（はと麦）[*2]→子宮興奮，軟堅消腫，利水作用
- 半夏（ハンゲ）[*3]→利水作用
- 枳実（キジツ）（夏みかん）→子宮収縮
- 蘇木（ソボク）→駆瘀血作用

[*1] 大黄：主成分のセンノシドは腸管で分解されレインアンスロンとなり，腸管運動を亢進させます．
[*2] 薏苡仁：軟堅消腫作用（腫瘍を柔らかく，小さくする作用）を有し，胎児を排除することが危惧されるため禁忌とする古典もあります［コラム「薏苡仁（はと麦）」（17ページ）参照］．
[*3] 半夏：生姜と併用することで毒性が緩和され禁忌とはならないと解釈されていますが，妊娠禁忌生薬を詠んだ漢詩には禁忌としているものもあります［コラム「妊娠中の禁忌生薬の漢詩」（225ページ）参照］．

3. 妊娠中慎重投与の生薬を含有する医療用漢方エキス製剤の一覧

表中の数字は各生薬の配合グラム数（ツムラ医療用漢方製剤による）を示しています．

	妊娠中慎重投与の生薬の種類						
	大黄	芒硝	桃仁	紅花	牛膝	牡丹皮	附子
茵蔯蒿湯	1.0						
温経湯						2.0	
乙字湯	0.5						
加味逍遙散						2.0	
桂枝加芍薬大黄湯	2.0						
桂枝加朮附湯							0.5
桂枝茯苓丸			3.0			3.0	
桂枝茯苓丸加薏苡仁			4.0			4.0	
牛車腎気丸					3.0	3.0	1.0
三黄瀉心湯	3.0						
潤腸湯	2.0		2.0				
真武湯							0.5
疎経活血湯			2.0	1.5			
大黄甘草湯	4.0						
大黄牡丹皮湯	2.0	1.8	4.0			4.0	
大柴胡湯	1.0						
大承気湯	2.0	1.3					
大防風湯					1.5		1.0
治打撲一方	1.0						
治頭瘡一方	0.5			1.0			
調胃承気湯	2.0	0.5					
通導散	3.0	1.8		2.0			
桃核承気湯	3.0	0.9	5.0				
八味地黄丸						2.5	0.5
防風通聖散	1.5	0.7					
麻黄附子細辛湯							1.0
麻子仁丸	4.0						
六味丸						3.0	

資料5 授乳中の生薬および漢方製剤のリスク表

(岡村麻子)

下記の括弧内の数値は各生薬の配合グラム数（ツムラ医療用漢方製剤による）を示しています．各成分が多く含まれる漢方薬を医療用漢方エキス製剤の範疇で記載しています．現在148種類の医療用漢方エキス製剤が健康保険の適用となっています．

- 大黄（ダイオウ）→主成分のセンノシドが腸管で分解されレインアンスロンになり，レインアンスロンなどのアントラキノン誘導体が乳汁に分泌され，乳児に下痢を誘発します．以下の医療用漢方エキス製剤に含まれています；大黄甘草湯（4.0），麻子仁丸（4.0），桃核承気湯（3.0），通導散（3.0），三黄瀉心湯（3.0）．
- 麻黄（マオウ）→主成分のエフェドリンが乳児に興奮やほてりを誘発します．以下の医療用漢方エキス製剤に含まれています；麻黄湯（5.0），神秘湯（5.0），麻杏甘石湯（4.0），五虎湯（4.0），葛根湯（3.0），小青竜湯（3.0）．
- 牛黄（ゴオウ）（牛の胆嚢胆道結石）→乳児に興奮，血圧上昇を誘発します．主成分は牛のビリルビンです．牛黄は日本薬局方に記載はあるものの，医療用漢方エキス製剤には使用されていません．解熱鎮痛，健康維持のためにカプセルなどの剤形で市販されています．

索引

欧文

alcohol-related birth defects（ARBD） 28
alcohol-related neurodevelopmental disorder（ARND） 28

body mass index（BMI） 124, 140
Braxton Hicks contractions 48

congenital rubella syndrome（CRS） 7
cranial neural crest defects 14

developmental origins of health and disease（DOHaD） 94
DHA（ドコサヘキサエン酸） 18, 169

EPA（エイコサペンタエン酸） 18, 169
EPIC（間欠的空気圧迫機器） 86

fetal alcohol spectrum disorders（FASDs） 28
fetal alcohol syndrome（FAS） 28
folate 11
folic acid 10

hCG（ヒト絨毛性ゴナドトロピン） 38

intrauterine contraceptive system（IUS） 216
intrauterine device（IUD） 216

large-for-gestational age（LGA） 98, 124

neural tube defects（NTDs） 10
PCB（ポリ塩化ビフェニル） 18
pelvic floor muscle training（PFMT） 210
perinee 218
provisional tolerable weekly intake（PTWI） 18

rating of perceived exertion（RPE） 83, 212
REEDA スコア 209

skin-to-skin contact 138
small-forgestational age（SGA） 98
St. John's wort 12
sudden infant death syndrome（SIDS） 154

Toxoplasma gondii 20

X線検査（妊婦） 114

和文

あ

アイスジェルパッド 208
アイスパック 208
阿膠 222
アセトアミノフェン 3
アトピー性皮膚炎 144
アルコール関連神経発達障害 28
アルコール関連先天異常 28
アルコール摂取 28, 196
　——（妊婦） 28
　——（授乳婦） 196
アレルギー 158, 192
アロマセラピー 80
安胎薬 220, 222

い

息切れ 56
医師主導ケア 123
胃食道逆流 142
溢乳 142
一般用医薬品 3
遺伝 31
　——カウンセリング 112
胃の軸捻転 142
イメジェリー 83, 180
医療用医薬品 3
飲酒 28, 30, 196
　——（妊婦） 28, 30
　——（授乳婦） 196
インスタントコーヒー 27
インドメタシン 3

う

ウォーキング 70

索引

うっ滞性乳腺炎（乳汁うっ滞） 186, 190
産み分け（男女の） 78
運動 83, 212
　——（妊婦） 83
　——（産後） 212
運動強度 83, 212

え

エイコサペンタエン酸（EPA） 18, 169
会陰切開 90, 206, 208
会陰損傷 206
会陰マッサージ 90
会陰裂傷 90, 206, 208
エストロゲン 40
エッセンシャルオイル 80
越脾加朮湯 223
エトレチナート 2
エナメル質形成不全 3
エルゴタミン 5

お

黄芩 221
黄疸（新生児） 150
嘔吐（新生児） 142
オキシトシン 168
乙字湯 223
おりもの 40
温罨法 208
温泉 55

か

外回転術 118
海外旅行（妊婦） 74
外部被ばく 76
艾葉 222
下肢浮腫 86
ガスケ・アプローチ 218
風邪 188, 222
　——（妊婦） 222
　——（授乳婦） 188
肩こり（授乳婦） 201
葛根湯 4, 221, 222
化膿性乳腺炎 186

カフェイン 26
カベルゴリン 5
加味逍遙散 223, 226
韓医学 228
カンガルーケア 138
間欠的空気圧迫機器 86
カンジダ腟炎 41
感染性乳腺炎 186, 190
甘草 221
浣腸（新生児） 152
漢方医学 228
漢方薬 220, 226
　——の副作用 221

き

桔梗湯 222
喫煙 32, 34, 194
　——（妊婦） 32, 34
　——（授乳婦） 194
喫煙率 32
芎帰膠艾湯 221, 222
灸治療 116, 118
魚介類の摂取 18
禁忌薬（妊婦） 220, 225
緊急避妊ピル 217

く

駆瘀血作用 221
クランベリー 12
クリグラー・ナジャー症候群 150
車 72

け

経口避妊薬 216
桂枝加芍薬大黄湯 223
桂枝湯 222
桂枝人参湯 223
桂枝茯苓丸 221
桂皮 221
桂麻各半湯 222
痙攣性便秘 24
月経 214
げっぷ 142
ケトプロフェン 3

下痢 75

こ

交差横抱き 183
光線療法 151
香蘇散 222
紅茶 27
後天の気 25
高年初産婦 100
高年齢妊娠 98, 102
高ビリルビン血症（新生児） 150
高齢初産 98, 100
牛黄 226
コーヒー 26
五積散 223
呉茱萸湯 223
誤治 226
骨盤痛 52, 54, 82
骨盤底筋運動 210, 218
骨盤ベルト 52
小麦ブラン 24, 44
こむら返り 50
五苓散 223
コンドーム 216

さ

柴胡 221, 223
柴胡桂枝乾姜湯 223
在胎不当過大 124
催眠療法 83
柴苓湯 221, 222
逆子 118
　——体操 118
ざ瘡 148
サリドマイド 3
産後の体型 212
酸棗仁湯 223
三大アレルゲン 158, 192
暫定耐容週間摂取量 18

し

痔 42, 223
指圧 38
シートベルト 72

索引

紫雲膏　223
地黄　221
自覚的（主観的）運動強度（RPE）
　　83, 212
歯牙着色　3
弛緩性便秘　24
磁気治療器具　92
子宮収縮　48
子宮内避妊用具　216
四君子湯　223
自己血貯血　126
紫根　223
死産　98
歯周病　96
自然放射線　76
自然流産　110
自転車　70
自動車　22
ジメンヒドリナート　12
四物湯　222
芍薬　222
芍薬甘草湯　222
瀉下作用　221
習慣性流産　222
周産期心筋症　57
周産期水痘　7
十全大補湯　223
主観的（自覚的）運動強度（RPE）
　　83, 212
縮胎瘠胎　67
朮　222
出生前遺伝学的検査　108, 110
受動喫煙　34
授乳中の肩こり　201
潤腸湯　223
ショウガ　12, 38
小青竜湯　222
小半夏加茯苓湯　221
静脈瘤　88
食事性葉酸　11
食物アレルギー　158, 192
食物繊維　24, 44
助産師主導ケア　122
自律訓練法　83
脂漏性湿疹　148
新型出生前診断　108
腎気　25

鍼灸治療　38, 89, 116, 118
神経管閉鎖障害　10
人工妊娠中絶　216
新生児ざ瘡　148
新生児の胃　178
新生児落屑　146
参蘇飲　222
慎用薬　220

す

水銀　18
随証　226, 228
水中運動　52
水中出産　134, 136
水痘　7
座月子　170
スキューバダイビング　83
頭痛　223
ストレス　180
スポーツ（妊婦）　83

せ

性交　68, 215, 216
――（妊婦）　68
――（産後）　215, 216
成人病胎児期発症説　94
制吐薬　38
セイヨウオトギリソウ　12
生理的黄疸（新生児）　150
生理的水血症（妊婦）　56
石膏　221
切迫早産　48
遷延分娩　62
前期破水　60
川芎　222
煎茶　27
先天性水痘症候群　7
先天性トキソプラズマ症　20
先天性風疹症候群　7
先天の気　25

そ

早産　58, 98, 102, 222
瘙痒感（妊婦）　46

瘙痒性湿疹（新生児）　144
卒乳　198, 200

た

第8脳神経障害　3
胎位異常　118
胎位矯正法　118
大黄　221, 222, 226
帯下　40
胎児性アルコール症候群　28
胎児性アルコール・スペクトラム障害　28
体重増加（妊婦）　94, 140
体操（授乳婦）　201
ダウン症候群　104
多価不飽和脂肪酸　18
多虚多瘀　176
沢瀉　222
ダナゾール　2
たばこ　32, 34, 194
男女の産み分け　78
弾性ストッキング　89
断乳　198, 200
タンポポ　177

ち

中医学　228

つ

土　21
つぼ療法　116
つわり　38

て

帝王切開　98, 100, 126
鉄欠乏性貧血　22
鉄サプリメント　22

と

当帰　221, 222
動悸　56
当帰四逆加呉茱萸生姜湯　223

247

索引

当帰芍薬散　221, 222
頭部神経堤欠損　14
東洋医学　25, 170, 228
トキソプラズマ　20
トキソプラズマ症　20
ドコサヘキサエン酸（DHA）　18, 169
独活　221
吐乳　142
トリコモナス症腟炎　41
呑気　142

な

内部被ばく　76
生肉　20
生ハム　20
生ワクチン　6
軟産道強靱　100

に

ニキビ　148
乳液タイプ保湿剤　144
乳汁うっ滞（うっ滞性乳腺炎）　186, 190
乳汁生成過程　168, 175, 179
乳腺炎　166, 185, 190
乳頭刺激　130
乳頭清拭　166
乳頭損傷　182
乳頭痛　182
乳房マッサージ　174
乳幼児突然死症候群　154
乳幼児の栄養に関するイノチェンティ宣言　200
尿失禁　210
妊産婦の労働　85
人参　221
妊娠悪阻　222
妊娠高血圧　98
妊娠高血圧腎症　82, 98
妊娠性皮膚瘙痒症　46, 223
妊娠糖尿病　83, 98
ニンニク　12

ね

ネコの糞　21
ネトル　177

は

ハーブ　12
ハーブティー　176
排便障害　24
排卵　214
麦門冬湯　222
破水　132
はと麦　17
ハマメリス水　208
腹帯　66, 67
鍼治療　38, 116
半夏白朮天麻湯　223
晩産性高年初産婦　99

ひ

冷え症　58, 60, 62, 66, 223
非加熱肉　20
非感染性乳腺炎　186, 190
飛行機の搭乗　74
微弱陣痛　62
非ステロイド系消炎鎮痛薬　3
ビタミンA　14
ビタミンB_6　12, 38
必須脂肪酸　169
ピップエレキバン®　92
ヒト絨毛性ゴナドトロピン（hCG）　38
避妊　216
被ばく　76, 114
肥満妊婦　124
ビリルビン脳症　150
疲労姿勢　212
貧血　22, 56

ふ

不育症　222
風疹　7
フェヌグリーク　177
フェンネル　177
不活化ワクチン　6

腹部膨満（新生児）　152
茯苓　222
茯苓飲合半夏厚朴湯　221
附子　221
浮腫　86
フットボール抱き　183
プテロイルモノグルタミン酸　11
不妊手術　216
不眠　223
ブラクストン・ヒックス収縮　48
フリースタイル出産　128
プロゲステロン　46, 56
ブロモクリプチン　5
プロラクチン　168
分娩誘発　130, 132

へ

ペリネ　218
便秘　24, 42, 44, 222
　——（妊婦）　24, 42, 44, 222
　——（新生児）　152

ほ

防已黄耆湯　223
芳香浴　80
放射線　76, 114
　——被ばく　114
芒硝　221
保湿剤　144, 146
母性健康管理指導事項連絡カード　85
補中益気湯　223
母乳育児　162, 164
母乳移行　5, 77
母乳性黄疸　150
母乳摂取不足　171
母乳分泌　168, 175, 176, 178
母乳分泌不全　171, 178
母乳分泌不足感　171, 178
ポリ塩化ビフェニル（PCB）　18

ま

麻黄　221, 226
麻黄湯　222

索引

マグネシウム　50
麻子仁丸　223
麻疹　7
マタニティブルーズ尺度　123
マタニティビクス　89
マッサージ　80, 86

み
ミソプロストール　3

め
瞑想　83
メチル水銀　18
面疱　148

や
やせ妊婦　140
夜間授乳回数　156

ゆ
有機水銀　18
有酸素運動　82, 180, 212
　——（妊婦）　82
　——（産後）　180, 212

よ
葉酸　10
羊水検査　110
腰痛　52, 66, 82
ヨガ　83
薏苡仁　17
抑肝散　227
横抱き　183
夜泣き　156, 227
予防接種　6

ら
ラズベリーリーフ　12
ラッチ・オン　183
ラベンダー精油　80

り
利水作用　221
六君子湯　223
離乳　158
離乳食　149, 158
リバビリン　2, 3
リフレクソロジー　86
流行性耳下腺炎　7
流産　98, 110, 222

緑茶　27
旅行計画　74
旅行中のトラブル　75

る
ルトシド　88

れ
冷罨法　208
レナリドミド　3
レモングラス　177

ろ
ロタウイルスワクチン　8

わ
脇抱き　183
ワクチン接種　6

エビデンスをもとに答える妊産婦・授乳婦の疑問92

2015年6月1日　第1刷発行	総編集　堀内成子
2023年5月22日　第4刷発行	発行者　小立健太
	発行所　株式会社 南江堂
	〒113-8410 東京都文京区本郷三丁目42番6号
	☎(出版)03-3811-7236　(営業)03-3811-7239
	ホームページ https://www.nankodo.co.jp/
	印刷・製本　小宮山印刷工業
	装丁　前原千春(Ladybird)

Evidence-Based Solutions to 92 Clinical Questions from Pregnant and Breastfeeding Women
© Nankodo Co., Ltd., 2015

定価は表紙に表示してあります．
落丁・乱丁の場合はお取り替えいたします．

Printed and Bound in Japan
ISBN978-4-524-26177-2

本書の無断複製を禁じます．

|JCOPY|〈出版者著作権管理機構 委託出版物〉

本書の無断複製は，著作権法上での例外を除き禁じられています．複製される場合は，そのつど事前に，出版者著作権管理機構(TEL 03-5244-5088, FAX 03-5244-5089, e-mail: info@jcopy.or.jp)の許諾を得てください．

本書の複製(複写，スキャン，デジタルデータ化等)を無許諾で行う行為は，著作権法上での限られた例外(「私的使用のための複製」等)を除き禁じられています．大学，病院，企業等の内部において，業務上使用する目的で上記の行為を行うことは私的使用には該当せず違法です．また私的使用であっても，代行業者等の第三者に依頼して上記の行為を行うことは違法です．